Kate Moore

THE RADIUM GIRLS

鐳女孩

凱特・穆爾 —— 著　高紫文 —— 譯

The Dark Story of America's Shining Women

推薦序

燃燒自己照亮別人

林宜平
（陽明交通大學科技與社會研究所副教授）

「燃燒自己照亮別人」常用來描述辛苦工作的女性，不過在歷史上真有一群女性，她們因為暴露鐳，身體會發光發亮，她們用生命，讓我們進一步瞭解游離輻射的健康危害。

這幾年國際公衛學界倡議「預警原則」（Precautionary Principle），建議在科學研究發現健康危害時，縱有科學不確定，為保護大眾健康，要立刻進行風險管制。不過製造業對預警原則有很大的抗拒，多半要求有「明確的科學證據」，政府部門才能進行管制。游離輻射就是「早有警訊，但是太晚採取管制行動」的著名案例。

第一次聽聞「鐳女孩」（Radium Girls）是我剛取得博士學位，在台大公衛學院擔任專案教師時，王榮德教授告訴我的。鐳？瑪麗．居禮發現的鐳？王教授點點頭，做一個口舔筆尖的動作，說明當年美國的女工，為了把鐳塗在夜光手錶的錶面上，重複「舔、沾、畫」，因為暴露游離輻射罹患職業病，有三分之一的女工死於癌症的故事。

這真是令人難以置信的悲傷故事。我後來在陽明交通大學開設「環境、社會與健康」通識課程，在「游離輻射」的單元，總不忘說鐳女孩的故事，提醒畢業之後許多需要接觸游離輻射的陽明校區大學部學生，要保護自己，預防職業病的發生。其實不只是製造夜光手錶的鐳女孩罹患職業病，發現與研究鐳，得到兩座諾貝爾獎的瑪麗・居禮，以及跟她同樣研究游離輻射，並且也得到諾貝爾獎的女兒伊倫・約里奧・居禮，也都死於過度暴露游離輻射的貧血與白血病。

在新冠病毒蔓延的二〇二一年夏天，我接到出版社送來的《鐳女孩》譯稿，一口氣讀完，心情久久無法平復。這個故事實在太駭人了！當年竟然會有這麼多無辜的受害者，竟然會有長期隱匿事實的工廠，面對罹病女工求償的訴訟，先是否認暴露，然後又否認有因果關係，敗訴之後，並且一再提起上訴，一直告到美國最高法院，才終於定讞。

這是一百年前的美國？我對這樣的法庭劇太熟悉了！我研究及參與多年的台灣美國無線電公司（RCA）女工罹癌案，爭議的不是鐳會不會致癌，而是三氯乙烯與四氯乙烯等有機溶劑會不會致癌，但是在法庭裡上演的，是一模一樣的戲碼啊！在氣溫攝氏三十六度的盛夏裡，一陣寒意襲來，我比原本的悲傷，更悲傷了。

雖然從一次大戰之後，到二次大戰之前，鐳女孩在伊利諾州的求償終於勝訴，醫學界已經不再爭議鐳的暴露是否會造成健康風險，美國的職業安全法令也修改，保障鐳暴露勞工的職業健康。但是這個故事最令人悲傷的是，同樣的悲劇（如台灣的RCA案），至今在世界各國持續發生，並且在「鐳女孩」之前，也發生過。在閱讀的過程中，我赫然發現，一九二〇年代鐳女孩開始出現口腔病變，當年醫界爭辯的是「有無磷暴露」。磷？磷的暴露會導致什麼樣的職業病？我查閱資料才知道，原來在「鐳女孩」之前，還有「火柴女孩」。不是安徒生童話裡，賣火柴的女孩，而是十九世紀，製造火柴的年輕女性勞工。

十九世紀英國的火柴工廠，是典型的工業革命工廠，雇用許多十四到十八歲的年輕女性。這些勞工吸入製程中的磷煙霧，牙齒與下巴開始壞死，形成「銀顎」，受害勞工的臉，在黑暗中閃閃發出磷光。因為「磷毒性頜疽症」(「磷頜骨」)職業病的發生，丹麥在一八七四年率先禁止使用磷製作火柴，不過一直到十九世紀末，儘管醫學知識增長，工人不滿，但是含磷火柴因為不易變質，並且能適應不同氣候條件，廣受消費者喜愛，多數國家仍繼續生產含磷的火柴。一八八八年英國的火柴女孩罷工，引起民眾對火柴職業危害的關注，不過英國火柴廠直到二十世紀初才停止使用磷製造火柴。直到整個歐洲禁止火柴製造使用磷，磷頜骨的職業病才逐漸消失。

因為製造夜光手錶，暴露游離輻射的鐳女孩，跟當年的火柴女孩一樣，身體也會發光，並且鐳的半衰期是一千六百年，這些鐳女孩歷經病痛，過世之後，因為病因不明，有幾位死後解剖，甚至開棺化驗，才終於讓生物醫學真正「看到」與檢測到游離輻射在人體內的分布。

《鐳女孩》的作者凱特．穆爾是英國人，因為執導關於鐳女孩的紀錄片《這些閃亮的人生》，進而書寫鐳女孩的生命故事。專書出版之後，得獎無數，美國普立茲獎得主梅根．馬歇爾形容「穆爾點亮一盞新的光，照亮美國勞工史的一段黑暗篇章」。感謝台灣的商周出版社翻譯及出版這本好書，讓我們對這段重要的職業醫學與女性勞工史，終於有更多瞭解。

安徒生童話裡賣火柴的女孩，在寒夜裡擦亮一支支的火柴，照亮寒冷夜空。但是從火柴女孩、鐳女孩到RCA女工，在女性勞工史上，發光發亮的不是火柴，也不是蠟燭，而是她們年輕的生命。她們真正「燃燒自己」，用病痛讓我們認識各種化學毒物的危害。在現代公民社會，不只選修大學通識課的學生需要多認識職業病，指定閱讀《鐳女孩》。預防職業病的發生，也是現代公民的必修課。因為在我們日常生活的各種消費產品背後，包括衣褲鞋襪、手機、筆電，可能都有開發中國家年輕女性勞工的身影。重大的職業病曾經發生在英國、美國與台灣，也會發生在中國、越南與泰國。我們決不能讓悲劇一再發生。

推薦序

黑暗與亮光

顧玉玲
（北藝大文學所助理教授，北捷潛水夫症戰友團召集人）

借鑑歷史，從來不是促成我們「珍惜現在」，而是汲取前人的抵抗精神，面對當下的困境。「鐳女孩」這面鏡子，照見悲傷，也映現勇氣，在暗夜中發出瑩瑩微光。

預知死亡紀事

就在二十世紀前半葉的兩次世界大戰之間，因應戰爭需求而大發利市的鐳夜光塗料工廠，散布在美國奧蘭治、渥太華、沃特伯里，畫盤女工因工作長期接觸含鐳塗料，導致輻射物質積沉體內，吞噬牙齒、侵蝕顎骨、關節處長出腫脹肉瘤。鐳女孩們付出沉重的健康與性命代價，接二連三挺身對抗大企業，挑戰受資本挹注而隱蔽真相的科學證據，最終留給後世重要的科學與勞安資產，影響至今。

作者凱特・穆爾（Kate Moore）收集大量剪報、影像、訴狀等史料，採訪相關人物的後代，以這些閃閃發亮的鐳女孩作為敘事主體，細筆寫下她們的性格、外貌、夢想、身世，以及工廠裡的勞動流程，發病求醫的脈絡。陸續登場的還有企業幹部、科學家、雇主、醫師、律師、調查人員、勞動官員、民間團體、新聞媒體、社區居民、工人家屬等，各有不同的實質介入。作者以科學論證、訴訟過程編織為推動故事的情節，將這個發生於百年前的職業災害案例，留下清晰動人的敘事，每個人物及場景皆歷歷如繪。

雖然鎖定個別女工歷經勞動、發病、訴訟，但作者不忘將人物鑲嵌在歷史脈絡中。鐳女孩進入工廠的時機，咆哮的二〇年代（roaring twenties）即將展開，當時經濟繁榮，人們信仰科學，再過幾年，女性也將擁有投票權了。她們多半來自貧窮家庭，部分是移民第二代，她們掙錢養家，時髦活潑，懷抱夢想，自由戀愛，渴望外出見見世面。鐳所象徵的高科技、萬靈丹，甚至因美國參與一戰後鼓吹民眾支援戰事，生產戰爭設備的飛機、潛水艇、戰艦、士兵手錶所需的含鐳塗料畫盤，都隱含了為國貢獻的愛國情操，帶來榮耀。

但讀者從序言裡早已讀到，一九〇一年巴黎的科學家被背心口袋裡試管內的微量鐳燙傷，暗示這個發光元素雖然蘊藏神力，也可能釀成災厄。我們彷彿親眼目睹了這些青春美麗的少女們，毫不知情地以舌舔舐含鐳塗料的筆尖，對身體及衣服上沾滿發光塗料不以為意地相互取笑，讀者忍不住心驚膽跳、憂心忡忡。幾年後，剛滿二十歲的少女們，因牙齒掉落、顎骨碎裂、關節腫脹而四處求醫、治療無效，每個過程都令人心碎。等到女工死亡促成一九二三年禁止鐳工廠的舔尖勞動，但遠在八百哩外的鐳工廠卻蒙蔽新知，新一代的畫盤女工仍繼續「舔、沾、畫」的致命流程……。我們宛如預知死亡紀事，一切都無法挽回。

歷史近在眼前

距今百年前的美國鐳災害案例，對於台灣工人來說，竟是如此熟悉。上個世紀末，台灣陸續爆發兩起重大職業病案例：一九九六年台北捷運潛水夫症工人走上街頭，一九九八年RCA（美國無線電公司）罹癌員工集結抗爭。彼時我正擔任「工作傷害受害人協會」的秘書長，直接參與工人的組織與行動，全程見證了跨國財團的傲慢卸責、科學證據的曖昧多義，及官方反應的遲緩被動。二十多年來，仰賴工人奮戰不懈的莫大勇氣，訴訟求償的官司跨越新世紀，至今猶未結束。

閱讀楷瑟琳．伍夫在法庭上提出證言，不斷以手帕拭嘴以抹去嘴裡流出的膿水，我也禁不住落淚，無法不想起因RCA工作而罹患鼻咽癌的黃春窕，在法庭上邊擦拭嘴角不由自主流出的口水，邊用力說出：「我非常願意作證！」一次又一次。還有那些來不及等待判決已然逝去的工人們。不管是台北捷運工人在異常氣壓作業中，因減壓不當而造成氮氣泡無以排除，導致骨壞死；還是RCA工人因有機溶劑在封閉廠區積聚，長期飲用受污染的地下水，造成流產、死胎、罹患癌症，彷彿歷史從未遠去，傷害近在眼前。

工人付出不可言喻的痛苦代價，但正義從來不曾兌現，除非卯盡全力從行動中破碎不全地提領。鐳女孩拖著病體堅持訴訟的勇氣，將自身經歷轉換為集體教材的意志，也是我所經驗的台灣工殤史。在勞資不對等的權力結構下，工人職業病面對的難題百年來不變，以下提出數點作為參照：

1．勞動控管，謀財害命

在書中，畫盤女工以舌舔尖畫毛的鏡頭，一再重複出現。那近乎自殺的勞動模式，卻在工廠裡代代相傳，即便後來出現清水、擦布、玻璃筆等替代方式，都因其效率不佳、浪費塗料，還是被棄用了。最終在法庭上，雇主將過錯推給女工個人行為導致自身受害。這幾乎是我在職災爭議時，最常面對的卸責說辭，而台灣針對重大職災的勞動檢查，也記錄著大半事故肇因於「工人的不當勞動行為」。事實上，資方以薪資結構、工作流程所形塑的「勞動控管」，才是關鍵。不管是生產線的速度控制，還是「論件計酬」催促工人追求效率，選擇「好用」而非「安全」的工作模式，幾乎是內建在勞動控管中的必然結果。如果，女工們都知道鐳的危險，誰還會舔尖自殺呢？如果，玻璃筆拖慢生產效率，調升單件酬勞以維持工資水平，不就是自由勞力市場的必然嗎？說到底，只要工安資訊不透明，知識片面由雇主掌握，工人無法決定勞動流程，商品生產終究是「謀財害命」：謀財團利益，害工人性命。

2．因果關係，證據就藏在人體中

科學並不客觀。許多研究者都拿了鐳公司的經費，不利於資方的研究報告若非延遲公開，就是隱匿真相，官方也未積極全面調查，致使女工在不知情的狀況下繼續受害。微量鐳的使用，消費面與生產面並不相同。因為年輕的女工們死了，科學家才發現，鐳的趨骨性使其沉積在工人的骨頭與牙齒中，破壞紅血球，造成貧血及白血症，最終造成鐳肉瘤。新藥上市尚且經過多次測試與嚴格規定，但生產製造的過程中使用的新科技、新元素，卻經常是由於工人抗爭後，才被暴露危險性。聯合國早在一九八一年就指出，至少需要八十年的試驗研究，才能確定當前電子業中廣泛使用的五萬多種化學元素對健康的危害。職業病是持續的、長期的、隱藏的傷害，損害因子埋進個別工人身體，當工人離廠四散，更是難以追蹤。若要在法庭上取得因果關係的證明，恐怕要屍橫遍野才得以達到科學上有意義的數據。

3．追訴期限，有傷害就有時效

追訴期的設定，未曾考慮疾病的後發性。一場礦災、氨氣外洩、鷹架倒塌的集體職災，死傷者眾，容易引發矚目，資方相對不易逃脫責任，但損害賠償也相對可以估算。職業病則不然，時間拉得很長，個案零星出現，資方若承認一次錯誤，只怕引發工人串連的滾雪球效應，沒完沒了，如書中的鐳企業，若不是以私下個別和解方式掩人耳目，就是要求協助團體或律師承諾未來不再涉入，這些都是北捷案長達四分之一世紀的抗爭中，具體發生過的。台灣的職業病案例，幾乎在提起訴訟時，首要面對的就是資方律師質疑有效期限。書中的貝克斯法官，很早就提出極具啟發性的見解：「在鐳造成傷害的每一刻，追訴時效都必須重新計算。」也就是說，職業病的追訴期不只是當事人「知悉」那一刻開始計算，只要持續在人體造成傷害，每一刻都有效。

暗面與亮面的多重隱喻

本書的副標，將黑暗歷史與閃亮女孩對照，形成多重隱喻。

黑暗，指的是商人發戰爭財，漆光錶在兩次的世界大戰中大發利市，用於殘酷的戰備需求。黑暗也同時指涉，工廠為求生產效率，鼓勵女工們舔尖工作，同時隱匿科學證據、體檢資料以迴避責任，為維護資本利益而扭曲事實，連驗屍報告都是假造的。

亮光，顯性的是鐳粉帶來的渾身發亮，在暗房，在夜間街頭，在家中臥室，甚至到臨終時皮膚仍透出微光，乃至於茉莉下葬五年後開棺驗屍，棺木也散發鐳光，每一處組織和骨頭都找得到輻射的證據。隱性的閃亮則貫徹全書，來自鐳女孩堅持為求真相而戰，將遺體貢獻給科學研究，對後人有用。

表盤畫工的抗爭，使大眾了解鐳的危害，促成美國制定「職業安全與健康管理法」，也啟發了二戰後對核彈危害的研究。一如台灣的職業病工人抗爭，促成二〇〇三年「職災勞工保護法」實施，以及勞保條例、勞安法的修訂。當楷瑟琳訴訟成功時，正值二戰爆發，美國參戰後，鐳表盤塗繪工業較一戰時更為興盛，但鑑於鐳女孩案，工廠設立較高標的安全準則以保護畫盤工人。而台北捷運的異常氣壓作業，導致高達六成以上的工人罹患潛水夫症，也帶動相關作業標準的修訂，數年後開挖的高雄捷運，依北捷經驗而大幅降低工人入坑時間，並提供足夠的加減壓時間，從而沒有罹病記錄。

可惜的是，當鐳女孩成為美國的「科學資訊的蓄水池」，北捷和RCA的罹病工人多年要求建立健康資料庫，定期健檢追蹤以作為未來相關行業的防治職業病指標，卻未能如願。長久以來，台灣職業病一直是勞動現場最不可深究的大黑洞，在勞保局的統計數據中，每年只有寥寥百例。相較於台灣每年高達五、六萬例的職業災害，職業病少得離奇；對照歐美日各國每年上萬病例，台灣職病率更是少得可疑。究其原因，主要在於官方疏於調查、從嚴認定，既未建立工人長期健康追蹤，也沒有完整勞動環境檢查，職業傷病的因果關係難以佐證，受害工人求償無門。

鐳女孩們將受傷的身體，貢獻給未來的集體健康。新科技、新的化學元素永遠沒有足夠的安全指標，因為那超乎人類的經驗值，當受害者成為行動者，個人生命便內含多重的公共意義，他們既追究職災責任，釐清勞動現場真相，也轉化自身經歷成為未來的警訊。黑暗與亮光的對照，無非是打開一點出口，讓整個社會面對，集體發展的不平等代價。

獻給所有的表盤畫工
以及愛她們的人

我永遠不會忘記妳們……

了解妳們、疼愛妳們的心

以及與妳們一起歡笑的嘴

都化為一輩子的悲傷與玫瑰

尋找著她們失去的夢想

在與妳們的牆相隔遙遠的那個世界。

一九二五年渥太華高中年鑑

目錄

關鍵角色列表

紐澤西州紐華克和奧蘭治

雅爾碧娜·馬賈·雷瑞斯

雅蜜莉亞·馬賈，綽號「茉莉」，**雅爾碧娜·馬賈·雷瑞斯的妹妹**

愛娜·博識·赫斯曼

依麗娜·艾克，綽號「愛拉」

◎表盤畫工

潔妮薇·史密斯，**喬瑟芬·史密斯的妹妹**

桂思·傅來爾

海澤·文森·庫澤

海倫·坤藍

愛琳·寇比·勒·波特

愛琳·魯道夫，**凱薩琳·蕭的表姊妹**

珍・史塔克，綽號「珍妮」
喬瑟芬・史密斯，**潔妮薇・史密斯的姊姊**
凱薩琳・蕭，**愛琳・魯道夫的表姊妹**
梅・考柏利・坎菲爾，**指導員**
瑪桂麗特・卡羅，**莎拉・卡羅・梅勒佛的妹妹**
琨塔・馬賈・麥當勞，雅爾碧娜和雅蜜莉亞的妹妹
莎拉・卡羅・梅勒佛，**瑪桂麗特・卡羅的姊姊**

◎美國鐳企業的幹部
安娜・魯尼，**領班**
亞瑟・羅德，**財務長**
克雷倫斯・李，**副總裁**
艾敦・雷門，**首席化學家**
喬治・威利斯，**與賽斌・馮・索侯奇共同創立公司**
海洛・韋特，**副總裁**
豪爾・巴克，**化學家兼副總裁**
賽斌・馮・索侯奇，**創辦人兼塗料發明者**

瑟沃伊先生，**作坊主管**

◎**醫生**

法蘭西斯．麥卡非醫生，**紐約專科醫生，治療桂思．傅來爾**

費德瑞克．福林醫生，**公司醫生**

海瑞森．馬藍醫生，**紐華克的醫生**

詹姆斯．艾文醫生、羅伊．奎佛醫生、愛德華．寬霸醫生，**委員會的醫生**

喬瑟夫．內夫醫生、華特．巴瑞醫生、詹姆斯．大衛森醫生，**當地的牙醫**

羅伯．漢非斯醫生，**奧蘭治骨科醫院的醫生**

西奧多．布藍醫生，**紐約的牙醫**

◎**調查人員**

愛麗絲．漢彌爾頓博士，**哈佛公共衛生學院，凱薩琳．懷利的盟友，賽索．尊克的同事**

安德魯．麥布萊，**勞動局局長**

賽索．尊克博士，**哈佛公共衛生學院生理學教授，凱薩琳．尊克的丈夫**

艾索伯．史都華，**華盛頓特區勞動統計局局長**

費德瑞克．霍夫曼博士，**保德信保險公司的調查統計學家**

約翰·羅奇，**勞動局副局長**
凱薩琳·尊克博士，**哈佛公共衛生學院，賽索·尊克的妻子**
凱薩琳·懷利，**紐澤西州消費者聯盟的執行祕書**
樂諾兒·楊，**奧蘭治的衛生官員**
史班·凱，**華盛頓特區勞動統計局的全國調查員**
薩馬托斯基博士，**勞動局的化學顧問**

伊利諾州渥太華

◎表盤畫工
楷瑟琳·伍夫·達諾胡
夏洛特·內文思·波瑟
法蘭西絲·葛雷辛斯基·歐卡諾，**瑪桂麗特·葛雷辛斯基的姊姊**
海倫·曼奇
伊內絲·寇可倫·威樂
瑪格麗特·路尼，綽號「小佩」
瑪桂麗特·葛雷辛斯基，**法蘭西絲·葛雷辛斯基·歐卡諾的妹妹**

瑪麗·貝克·羅希特
瑪莉·達非·羅賓森
瑪莉·愛倫·克魯斯，綽號「愛拉」
瑪莉·維奇尼·托尼利
奧莉薇·韋斯特·魏特
玻爾·潘

◎鐳表盤公司的幹部

喬瑟夫·凱利，**總裁**
拉蒂·莫瑞，**總監**
梅賽德絲·瑞德，**指導員，魯佛斯·瑞德的妻子**
魯佛斯·福戴斯，**副總裁**
魯佛斯·瑞德，**副總監，梅賽德絲·瑞德的丈夫**
威廉·甘利，**高階主管**

◎醫生

查爾斯·拉夫樂醫生，**芝加哥的醫生**

勞倫斯·唐，**楷瑟琳·達諾胡的主治醫師**

悉尼·魏樂醫生，**X光專科醫師**

華特·達利奇醫生，**專科牙醫**

序言

法國巴黎
一九〇一年

科學家把鐳忘得一乾二淨了，鐳謹慎地放在他的背心口袋摺層裡，封裝在一支細玻璃試管裡，量十分少，輕得他根本感覺不到重量。他要去英國倫敦演講，橫渡海洋的整個旅途中，裝著鐳的小試管始終放在那個陰暗的口袋裡。

世界上持有鐳的人屈指可數，他是其中一人。瑪麗·居禮和皮耶·居禮夫婦倆在一八九八年十二月底發現了鐳，鐳極難從原料中提煉，全球可以取得的鐳加總起來，也不過區區幾公克。他實在很幸運，居禮氏夫婦竟然願意給他微量的鐳在演講中使用，夫婦倆自己繼續做實驗都快不敷使用了。

鐳的數量有限，但是居禮氏夫婦的研究進展並沒有因此受到影響，還是天天都會發現關於鐳元素的新鮮事：「鐳透過黑紙能夠在感光底片上顯影。」居禮氏夫婦的女兒後來寫道，「鐳具有腐蝕性，會漸漸把包裝鐳的紙或藥棉腐蝕成粉末……鐳有什麼辦不到？」瑪麗稱之為「我美麗的鐳」，因為鐳真的很美。鐳在科學家的漆黑口袋裡，發出無盡的詭異亮光，劃破了口袋深處的幽暗。「那亮光，」瑪麗這樣描寫鐳的夜光，「看似懸在黑暗之中，彷彿蘊藏著神力，看了令人耳目一新，怦然悸動。」

神力……總是令人想到法術，宛如超能力般的法術，難怪美國醫務總監這樣說鐳：「鐳總是讓人想到神話裡那些法力無邊的角色。」一位英國內科醫師更說，鐳的強大輻射是「未知的神」。

雖然神明總是寬容、博愛、慈祥，但是劇作家蕭伯納（George Bernard Shaw）曾經寫過這麼一句話：「古代的神明老是要求人類犧牲奉獻。」所以神力——不論是在過去或現在的故事裡——也可能會釀成災厄。

言歸正傳，雖然科學家忘了鐳的存在，但鐳可是沒忘記他。他前往彼岸異國的旅途中，鐳從始至終散發著能量強大的光芒，照射著他蒼白柔軟的肌膚。幾天後，他摸不著頭腦地盯著肚皮瞧，肚皮上出現了神祕的紅斑，看起來像灼傷，但是他不記得曾經接近會燙出這種傷勢的火源。隨著一個鐘頭又一個鐘頭過去，紅斑愈發疼痛，雖然範圍沒有擴大，但是不知怎的，傷勢卻看似愈來愈深，彷彿他的身體仍舊碰觸著造成灼傷的火源，繼續被火燒灼。皮膚起了水泡，連肉也燙傷了，疼痛不斷加劇，最後他痛得猛然吸一口氣，尋思著到底是什麼東西燒出這麼痛的傷，他竟然絲毫沒有覺察。

就在此時，他才想起了鏽。

第一部分
知識

第一章

美國紐澤西州紐華克
一九一七年

凱薩琳·蕭(Katherine Schaub)步行短短四個街區去上班，步伐輕快雀躍。這天是一九一七年二月一日，天氣寒冷，但是她全然不以為意，因為她一直都很喜歡家鄉的冬雪。然而，在這個天寒地凍的早晨，她並不是因為遍地結霜才興致高昂：今天，她即將開始嶄新的工作，要前往紐澤西州紐華克的第三街，到鐳夜光塗料公司(Radium Luminous Materials Corporation)的表盤工廠上班。

告訴她有這個職缺的，是她的閨密；凱薩琳個性活潑，喜愛交友，交友廣闊。她後來自己回憶說：「當時有個朋友告訴我，那間『表盤作坊』在招人，負責在表盤上的數字和指針塗夜光塗料，讓人在黑暗中也能判讀時間。她細說那份工作多麼有趣，而且比一般的工廠工作高檔許多。」光是這麼簡短的描述，聽起來就令人心神嚮往——畢竟那可不是一般的工廠，是「作坊」。聽在凱薩琳這種「想像力天馬行空」的女孩耳裡，作坊裡彷彿無奇不有，絕對好過她的舊業，在班伯格百貨（Bamberger's）包裝包裹；凱薩琳抱負遠大，才不想要只當個包裝人員。

她容貌美麗，才十四歲，再過五個星期就是她的十五歲生日。她身高將近五呎四吋，約一百六十二公分，「是個金髮小美女」，藍色的眼眸閃閃動人，留著時尚的短髮，五官標緻。儘管她取得文法學校的文憑就沒有繼續升學——「在那個年代，像她一樣的勞動階級女孩，大多只讀到文法學校畢業」——但卻十分聰穎。「終其一生，」《大眾科學》（*Popular Science*）雜誌後來寫道，「凱薩琳・蕭始終渴望以文學為志業。」她十分積極進取；她後來寫道，朋友告知她表盤作坊有職缺之後，「我馬上去找負責人談，一位姓瑟沃伊（Savoy）的先生，拜託他給我工作。」

這就是為什麼她會來到位於第三街的這間工廠外頭。她敲了敲門，獲准進入，有許多年輕女性想要來這裡工作。她跟著帶路的人穿越作坊，要去見領班安娜・魯尼（Anna Rooney），簡直就像劉姥姥進了大觀園，盯著認真工作的表盤畫工直瞧。女工們坐成一排排，穿著平常的服裝，手飛快塗著表盤，外行的凱薩琳看得眼花撩亂。每個畫工身旁都擺著一個裝著表盤的木製平底托盤——預先印好的表盤紙已經貼在黑色錶面上，數字保留白色，準備塗上夜光塗料——不過讓凱薩琳盯得目不轉睛的不是表盤，而是她們用的塗料，也就是鐳。

鐳，是一種神奇的元素，這無人不知。凱薩琳讀過許多相關報導，報章雜誌老是誇讚鐳的優點，宣傳使用鐳的新商品——不過那些商品對凱薩琳這樣出身清寒的女孩而言，全都貴得遙不可及。她以前從來沒有這麼近看鐳。鐳可是地球上最貴重的物質，一公克當時要價十二萬美元，相當於現在的兩百二十萬美元。鐳比她想像的還要美，令她看得心花怒放。

每個表盤畫工都有自己的原料，自己調配塗料，倒一些鐳粉到白色小坩堝裡，再添加微量的水和阿拉伯膠黏著劑，這樣就能調配出一種白綠色的夜光塗料，叫作「Undark」。這種黃色的細粉裡只含微量的鐳，攙著硫化鋅，鐳跟硫化鋅反應，會發出美麗的亮光，美得令人屏息。

凱薩琳看得見粉末四處飄散，作坊到處都覆著粉塵。即便在她觀看的當下，一縷縷微量的粉末彷彿飄懸於空氣之中，最後落到表盤畫工的肩膀或頭髮上，粉末讓工作中的女工們都發亮了起來，令她看得嘖嘖稱奇。

凱薩琳，跟她之前的許多人一樣，看得心馳神往，不只被夜光所吸引，也為鐳無所不能的名氣而著迷。幾乎打從一開始，這種新元素就被譽為「史上最偉大的發現」。在世紀交替之際，科學家發現鐳能夠破壞人體組織，鐳立即被用於對抗癌症腫瘤，效果卓著。因此——鐳既然能救命，大家理所當然以為鐳是有益健康的元素——快速衍生出其他用途。凱薩琳從小到大都以為鐳是神奇的靈丹妙藥，不僅治得了癌症，也能治花粉症、痛風、便祕……舉凡想得到的病症都能治。藥商賣起具有輻射性的藥膏和藥丸；還有用鐳治病的診所和溫泉浴場，供負擔得起的人享用。大家都讚頌鐳的到來在《聖經》中早有預言：「必有公義的日頭出現，其光線有醫治之能。你們必出來跳躍如圈裡的肥犢。」

又有一說，鐳能讓老人恢復活力，也就是「返老還童」。有個喜愛鐳的狂熱分子寫道：「有時候我半信半疑地被說服了，我似乎能感覺到身體裡活力充沛。」鐳散發萬丈光芒，「宛如濁世中的善行」。

企業家迅即利用鐳的魅力，凱薩琳看過一些廣告，宣傳一種成功熱銷的產品，一種襯鐳的水瓶，倒水進去，水就能產生輻射：有錢的顧客把鐳水當成補藥來喝；建議飲用量是每日五到七杯。不過有些款式零售價是兩百美元（折合現在的三千七百美元），這類的產品凱薩琳根本買不起。鐳水是有錢的名人在喝的，不是來自紐華克的勞動階級女孩。

然而，她確實感受到鐳無孔不入地滲透美國人的生活，燒起一股狂熱，真的只能用狂熱來形容。這個元素被稱為「液態陽光」，不只照亮美國的醫院和客廳，還有劇院、音樂廳、百貨商行和書架。以鐳為主題的卡通和小說多不勝數，喜愛唱歌與彈鋼琴的凱薩琳八成對〈鐳舞〉（Radium Dance）這首歌耳熟能詳。百老匯音樂劇《呸！啪！啵！》（*Piff! Paff! Pouf!*）以〈鐳舞〉為主題曲，使得這首歌成為熱門金曲。市面上有販售鐳護檔和女用內衣褲、鐳黃油、鐳奶、鐳牙膏（保證越刷笑容越燦爛），甚至還有五花八門的「Tho-Radia」牌化妝品，像是摻了鐳的眼影、口紅和面霜。還有比較普及的商品，像是「鐳蝕殺蟲劑（The Radium Eclipse Sprayer）」，有一則廣告宣稱，「能快速消滅所有蒼蠅、蚊子、蟑螂。還能清潔家具、瓷器、磁磚，效果無可比擬。對人體無害，使用簡單。」

這些商品並非全都真的含鐳——因為鐳價格昂貴，而且十分稀罕——不過各行各業的製造商都宣稱自家的產品含有鐳，因為人人都想要搶食鐳這塊大餅。

此刻，凱薩琳興奮無比，這項工作將能讓她坐上工作桌前的寶座，她目不轉睛地看著眼前令她眼花撩亂的場景。但是接著，她旋即大失所望，魯尼小姐帶她進去一間房間，跟作坊的主工作區分隔開來，跟鐳和發亮的女工分隔開來。這一天凱薩琳還不會開始畫表盤——隔天也還不會，她好想到隔壁的工作區，跟那些令人欣羨的畫工一起工作。然而，她必須先見習，擔任檢查員，那些發出夜光的女工埋首畫表盤，她則負責檢查她們的工作成品。

這項工作很重要，魯尼小姐解釋道。這家公司雖然專門繪製錶面，但是也和政府簽了有賺頭的合約，供應飛機用的夜光儀器。由於歐洲戰火連天，公司生意興隆；也用鐳漆讓槍械的瞄具、船艦的指南針等物品能在漆黑中發亮。對於攸關人命的表盤，就得畫得完美無缺。「我負責確保數字輪廓畫得平平整整，以及修改小缺失。」凱薩琳回憶道。

魯尼小姐把她引見給訓練員梅・考柏利（Mae Cubberley）之後，旋即離開兩人，繼續在一排排的女畫工之間慢步走來走去，從女工背後察看。

凱薩琳說了聲哈囉，梅回以微笑。梅是二十六歲的表盤畫工，去年秋天就來到公司，雖然她剛入行時對這一行完全陌生，但是此時已經是個優秀的畫工，名號響亮，每天總是可以交八到十個托盤的表盤；每個小托盤裝二十四個表盤，大托盤裝四十八個。她很快就獲得拔擢，負責訓練其他女工，公司希望大家畫的表盤都能跟她一樣多。此時，在這間小側室裡，她拿起一支畫筆，教導凱薩琳每個表盤畫工和檢查員都必須學的繪畫技術。

她們用的是纖細的駱駝毛畫筆，木質筆桿也很細。一名表盤畫工回憶道：「我當時從來沒看過毛那麼細的畫毛，要我說，八成只有大概三十根毛，而且毛細得不得了。」畫毛雖然纖細，但卻容易岔開，拖慢女工的塗畫速度。在她們畫的懷錶中，錶面最小的只有三點五公分，這表示最小的畫毛只有一公釐寬。女工不能畫超出這些細小數字的邊緣，否則將會受到嚴厲的懲罰。因此她們必須把畫毛弄得細一點，而她們只知道一個辦法可以把畫毛弄細。

「我們把畫毛放進嘴裡。」凱薩琳直截了當地說。這個技巧叫作舔尖，是在這一行工作的第一批女工傳承下來的，她們是從陶器繪製工廠來的。

女工並不知道，歐洲人並不是這樣做，畫表盤在歐洲已經發展超過十年，不同的國家採用不同的技術，但是沒有一個國家採用舔尖，極有可能是因為歐洲國家根本就不使用畫毛：瑞士採用堅硬的玻璃棒；法國採用末端有棉花團的小棒子；歐洲其他國家的作坊則採用削尖的木筆或金屬針。

然而，美國的女工也不是盲目就採信舔尖的作法。梅說她初入行時，也就是作坊在一九一六年成立不久後，她和同事們就曾經質疑這樣的作法，對於是否能把鐳吞下肚「心存疑慮」。「我們問的第一個問題，」她回憶道，「就是：『這個東西會不會傷身？』公司的人說：『不會。』瑟沃伊先生說鐳沒有危險性，叫我們不用怕。」畢竟鐳可是靈丹妙藥；女工搞不好還會因為碰觸鐳而受益呢。女工很快就習以為常，把畫毛放進嘴裡，不再多慮。

不過凱薩琳第一天上班，負責修正有缺失的表盤，不斷反復舔尖時，倒是覺得不舒服。但是堅持下去是值得的：她老是會被提醒，為什麼想要在那裡工作。她的工作負責兩項檢查，日光檢查和暗房檢查，而在暗房裡，會發生神奇的事。她必須請女工到暗房裡，討論表盤哪裡沒畫好，就在此時，她發現：「在暗房裡，沒有日光，我可以看得一清二楚，女工身上到處都有夜光漆，衣服上、臉上、嘴脣上、手上，這裡一點，那裡一塊。有些女工站在暗房裡，在黑暗中發出明亮的夜光。」她們看起來好美，宛如來自天界的天使。

隨著時間過去，她跟同事日益熟識。有一個同事叫喬瑟芬・史密斯（Josephine Smith），十六歲，圓圓的臉蛋，褐色短髮，獅子鼻。她也在班伯格百貨工作過，當銷售員，離職來當表盤畫工，薪酬高了許多。女工不是按月領薪，而是依照女工畫完的表盤數量論件計酬，平均每個表盤一點五美分，技術高超的女工收入驚人，有些女工賺的錢超過一般工廠工人的三倍；有些女工甚至賺得比父親還要多，在女性勞工裡，她們的薪酬排名前百分之五，平均每個星期的稅後實得薪酬是二十美元（折合現在的三百七十美元），繪畫速度頂尖的畫工輕輕鬆鬆就能賺更多，有時候多一倍，最會賺的女工年薪高達兩千零八十美元（差不多折合現在的四萬美元）。幸運得到這項工作的女工都欣喜若狂。

凱薩琳從聊天中得知，喬瑟芬是德國裔，跟凱薩琳一樣。其實，表盤畫工的母親或祖母大多是移民。紐華克滿是移民，來自德國、義大利、愛爾蘭等國家；這是這家公司在這座城市開設作坊的其中一個原因，因為龐大的移民族群能為各種工廠提供勞動力。紐澤西州因為農產豐隆，被暱稱為「花園之州」，不過其實紐澤西州的工業產能也十分強大。在世紀交替之際，紐華克的企業領袖們稱之為「機會之城」，女工們發現，這裡名符其實。

紐華克漸漸發展成繁榮的大都會，工廠關門之後，夜生活熱鬧；紐華克是個啤酒之城，酒館對比人口的比率居全美城市之冠，勞工充分運用休息時間，表盤畫工喜歡隨性交際：大家在紐華克工廠的作坊裡，坐在一起吃午餐，在覆滿粉塵的桌子，分享三明治和八卦。

經過幾個星期後，凱薩琳看明白了畫表盤這項工作的困難之處和誘人之處：魯尼小姐會在作坊走來走去，不斷監視；女工無時無刻都提心吊膽，害怕表盤畫得不好，被叫進暗房訓斥。女工最擔心的，莫過於被指控浪費昂貴的塗料，嚴重的話，可是會被炒魷魚。雖然凱薩琳看得出來有缺點，但是她仍舊渴望到主工作室，加入女工的行列。她也想要成為渾身發亮的女工。

凱薩琳學得很快，很快就把檢查工作做得出色，不僅能技巧純熟地把畫筆舔尖，修正有缺失的表盤；也能熟練地赤手撥掉粉塵，或者根據所學的技術，用指甲摳掉過多的塗漆。她工作十分認真，渴望獲得升遷。

最後，接近三月底的時候，她的努力不懈終於獲得回報。「上級問我能不能畫表盤，」她興奮寫道，「我說我願意試試看。」

凱薩琳透過優異的表現實現了抱負——但是一九一七年那年春天還有更廣大的力量在運作。表盤畫工的需求量即將衝破歷史新高：這家公司此時必須全力招募女工。

第二章

過去兩年半，歐洲戰火連天，美國不僅大多毫髮無傷，經濟反而更加興盛。大西洋對岸爆發可怕的塹壕戰，大多數的美國人都慶幸自己沒有被捲入。戰場上的故事如實地傳到他們的耳裡，沒有因為距離遙遠而淡化。但是就在一九一七年，美國再也守不住中立的立場。四月六日，凱薩琳升遷才一個星期左右之後，國會就投票贊成美國參戰。美國總統威爾遜說，這是要「以戰止戰」。

在第三街的表盤繪製作坊立刻受到這個決定影響，需求量暴漲，位於紐華克的作坊太小了，無法生產訂單所需要的數量，因此凱薩琳的上司們在紐澤西州奧蘭治（Orange）開設了一座專門用來繪製表盤的工廠，位置就在紐華克附近，並且把第三街的那座工廠關掉。這座新的工廠裡不只有表盤畫工，由於公司大幅成長，即將自行提煉鐳，因此需要實驗室與加工廠。鐳夜光塗料公司大幅拓展，新廠裡有幾棟建築，全都位於住宅區裡。

凱薩琳是第一批進入這棟兩層樓磚砌建築的女工，塗繪部門就在這裡。她和其他的表盤畫工發現這裡環境宜人，都很開心。不只因為奧蘭治景致迷人，經濟繁榮，也因為二樓的作坊環境舒適，四面八方都有巨大的窗戶，屋頂還有天窗，春天的陽光流瀉而進，給予表盤畫工明亮的採光。

工廠徵求新工人，呼籲大家支援戰事，宣戰四天之後，桂思・傅來爾（Grace Fryer）就響應號召。她比多數人更有理由想要伸出援手，她的兩個哥哥即將加入數百萬美國軍人，前往法國打仗。許多表盤畫工會進入這一行，都是出於想支援國軍：「許多人透過工作『貢獻一己之力』，」凱薩琳寫道，「表盤畫工只是其中的一小部分而已。」

桂思是個格外熱心公益的少女。「桂思還是學生的時候，」她的一位童年玩伴寫道，「她就打算長大之後要當個真正的公民。」她的家人熱愛政治，父親丹尼爾（Daniel）是木工工會的代表，在那樣的家庭中長大，多少會學到父親的原則。他時常失業，因為工會主義當時並不受歡迎。雖然傅來爾家並不富裕，但是卻充滿愛。桂思家裡有十個小孩，她排行第四，跟母親特別親近，母親也叫桂思；或許是因為她是最年長的女孩。家中總共有六個男孩，四個女孩，桂思跟兄弟和妹妹們很親近，尤其是年紀跟她最接近的妹妹雅德蕾德（Adelaide），還有弟弟亞特（Art）。

得知工廠徵求畫工時，桂思已經有工作了，賺的錢跟表盤畫工差不多，但是她還是離職，加入奧蘭治的鐳公司，她就住在奧蘭治。她聰明絕頂，貌美如花，栗色的捲髮，淡褐色的眼珠，五官輪廓鮮明。許多人都誇讚桂思美貌出眾，但是她對自己的長相並不怎麼感興趣，她一心只想打拚事業，才十八歲就飛黃騰達。簡而言之，她「對生活充滿熱情」。她很快就在繪製表盤上表現優異，成為公司裡速度最快的畫工之一，平均每天能畫完兩百五十個表盤。

那年春天，名叫愛琳・寇比（Irene Corby）的少女也入行，她是當地製帽工匠的女兒，性情開朗，年約十七歲。「她個性非常幽默，」她的姊妹瑪莉（Mary）說，「真的很幽默。」愛琳馬上跟同事相處融洽，跟桂思更是一拍即合，同事都認為她的技術高人一等。

梅．考柏利和喬瑟芬．史密斯負責訓練新人，女工肩並肩坐在與作坊的寬度一樣長的長桌，長桌之間有走道，好讓魯尼小姐能夠從女工背後查看。指導員教女工如何把微量的物質（女工總是把鐳粉稱為物質）倒進坩堝裡，「彷彿空氣中的一縷細煙」，接著小心混合成塗料。然而，不管攪拌得再輕，女工大多還是會把塗料濺到赤裸的雙手上。

塗料攪拌好後，指導員就教女工如何舔尖。「她叫我看她做，然後依樣畫葫蘆。」凱薩琳回想自己所接受的訓練。就像白天乖乖跟從黑夜一樣，桂思、凱薩琳和愛琳乖乖聽從指導，她們把畫毛放到嘴唇上……沾一些鐳……塗繪表盤。步驟就是「舔、沾、畫」：所有的女工互相模仿；大家彷彿鏡像一般，整天就是反覆不斷舔、沾、畫。

女工很快就發現畫毛上的鐳會變硬，此時幹部就會給女工第二個坩堝，表面上是用來清潔畫毛，不過水一天才換一次，而且很快就會變得混濁。這樣不只沒辦法澈底洗乾淨畫毛，畫毛反而會散開，讓女工覺得很礙事；於是女工索性直接用嘴巴把畫毛舔溼。然而，有些女工始終都用水：「我一直都用水來洗畫毛，」有一名女工說，「因為我實在沒辦法忍受嘴巴裡有像沙子的味道。」

塗料的味道引發了爭論。「味道不奇怪呀。」桂思說，「根本沒有任何味道。」甚至有人因為喜歡塗料的味道而特意吃塗料。

那年夏天還有另一個新畫工品嚐了這種神奇的元素，那就是十六歲的愛娜．博識（Edna

Bolz)。「她打從出生，」《大眾科學》後來這樣描述她，「個性就樂觀開朗。」她雖然只有五呎五吋，約一百六十五公分，但是仍舊比許多同事還要高。她生性優雅，綽號叫作「德勒斯登娃娃」，因為她有漂亮的金髮和白皙的肌膚；她還有一口完美的貝齒，或許正是因為如此，笑容才會那麼燦爛。上班一段時間之後，她跟領班魯尼小姐變得親近，魯尼小姐說她「是個非常乖巧的女孩，生活嚴謹，家世良好」。愛娜熱愛音樂，而且信仰虔誠。她在七月加入，當時戰時需求龐大，產能暴增。

那年夏天工廠十分繁忙：「當時廠裡忙得不可開交吶！」一名女工興奮地說。女工拚命加班，好讓產量趕上需求量，一星期工作七天；就在此時，作坊開始日夜不停趕工。窗外一片漆黑時，渾身沾滿鐳的表盤畫工就會發出更加明亮的光芒，彷彿一群渾身發亮的精靈，在作坊裡徹夜趕工。

雖然工作速度要求嚴苛，但是工作環境對女工而言卻是趣味橫生，每天長時間工作，為國家繪製表盤，為國家大事貢獻心力，個個樂在其中。大多數的女工都只有十幾歲，「總是嘻嘻笑笑，笑口常開」，喜歡搞怪玩鬧。女工最喜歡的一個遊戲就是把自己的姓名和住址刻到錶上，讓戴那支錶的軍人知道表盤是誰畫的，有時候軍人會回信給女工。時時刻刻都有新女工加入，因此在工作中能廣交朋友。在紐華克，有約莫七十名女工在作坊工作；戰爭期間人數增加超過兩倍。此時桌子的兩個長邊都坐滿女工，彼此只有相隔幾呎。

海澤・文森（Hazel Vincent）就在其中，她跟凱薩琳・蕭一樣，來自紐華克，鵝蛋臉，塌鼻子，梳理成最新造型的金髮。二十一歲的雅爾碧娜・馬賈（Albina Maggia）也是新來的畫工，她是義大利移民的女兒，家中有七個女孩，她排行老三。她身材矮胖，只有四呎八吋高，約一百四十二公分，擁有義大利人典型的深色頭髮和眼睛。她很開心能夠重新回到職場。在還沒結婚的女兒之中，她是最年長的，因此，她辭掉裝飾帽子的工作，去照顧母親。母親在去年去世了。她畫表盤的速度不算快，她覺得畫筆「非常難畫」，一天只能畫一個半的托盤。儘管如此，她仍舊畫得十分認真，她後來說：「我總是為那家公司盡心盡力。」

雅爾碧娜的妹妹雅蜜莉亞（Amelia）也跟姊姊一起坐在長木桌工作，大家都稱雅蜜莉亞為「茉莉」（Mollie）。她似乎在作坊找到了天職，畫得異常快。她比雅爾碧娜高一呎，約一百七十二公分，十九歲，喜歡交朋友，臉寬寬的，一頭蓬鬆的褐色頭髮，經常跟同事一起嘻笑玩鬧。她跟另一名新人依麗娜．艾克（Eleanor Eckert）處得特別好，依麗娜的綽號叫「愛拉」（Ella），兩人親密無間。愛拉很受歡迎，長得好看，金色的頭髮微微捲曲，笑容燦爛。不論是工作還是玩樂，她從來不會停止嬉戲。女工們會一起吃午餐，交朋友，在擁擠的桌子上分享食物時，手幾乎沒有停止工作。

公司也會舉辦社交活動，大家最愛的是野餐。表盤畫工穿著白色的夏季洋裝，戴著寬邊帽，吃著冰淇淋甜筒，在作坊臨時搭設在溪流上的窄橋上坐著，擺動雙腿，或者抓著彼此，深怕掉到水裡。所有員工都能參加野餐，所以在這些活動中，女工們能夠認識平常很少碰面的同事，也就是在實驗室裡和提煉室裡工作的男同事。不久後，就有人談起了奇特的「辦公室戀愛」；梅．考柏利開始跟實驗室人員雷．坎菲爾（Ray Canfield）交往。還有許多女工也談起戀愛，但是對象大多不是同事。比方說，海澤．文森跟青梅竹馬相戀，他叫西奧多．庫澤（Theodore Kuser），是一名技工，淡藍色的眼睛；淡金色的頭髮。

公司創辦人賽斌．馮．索侯奇（Sabin von Sochocky）是一名醫生，出生於奧地利，三十四歲。在這些野餐中，經常可以看見大家崇拜地圍繞著他，他會跟員工一起坐在地毯上，脫下上衣，一手拿著裝著冷飲的酒杯。女孩們鮮少在作坊看見他——他通常在實驗室裡埋首工作，極少出現在女工面前——因此女工難得有機會遇到他。女工使用的夜光漆就是他在一九一三年發明的，這無疑是他的一大成就。第一年，他只賣出兩千支夜光錶，現在公司的生產量高達數百萬支。在許多方面，他都是個令人跌破眼鏡的企業家，因為他是學醫的；起初，夜光漆只是他粗製濫造的發明，用來賺錢進行醫學研究，但是後來需求量增加，反倒逼得他認真經營。他結識了跟他志趣相投的喬治．威利斯（George Willis）醫生，這兩名內科醫師攜手創立了這家公司。

根據同事的說法，馮．索侯奇是個「出類拔萃的人」。大家都稱呼他為「醫生」。他勤奮不倦：「他喜歡很晚才開始工作，但總是馬不停蹄忙到很晚。」《美國雜誌》（*American Magazine*）稱讚他是「全球數一數二的鐳權威」，而且他向最頂尖的人拜師學藝：居禮氏夫婦本人。

向他們兩人學習，加上鑽研專業醫學文獻，馮．索侯奇了解鐳十分危險，大概在他向居禮氏夫婦學習的時候，聽說皮耶這樣說過：「我可不想待在有一公斤純鐳的房間裡，因為那麼多的純鐳，可是會把身體的皮膚全部燒光，把眼睛灼瞎，八成還會一命嗚呼。」那時候，居禮氏夫婦對鐳的危險性早就瞭若指掌，他們自己就被灼傷過許多次。千真萬確，鐳可以治療腫瘤，破壞不健康的組織，但是鐳的破壞力是不分青紅皂白的，也可能會摧毀健康的組織。馮．索侯奇自己也領教過鐳那沉默又凶惡的怒火：鐳鑽進了他的左手食指，他發現的時候，趕緊把指尖剁掉。現在那根食指看起來活像是「被動物咬斷的」。

當然，外行人對這一切根本一無所知，多數人只知道主流的觀念，認為鐳產生的作用都是好的；因為報章雜誌都報喜不報憂，產品的包裝與百老匯的表演也大肆美化。

儘管如此，馮．索侯奇還是有提供防護設備給實驗室人員，奧蘭治的工廠有發襯鉛的圍裙，還有象牙鉗子，用來夾裝鐳的試管。一九二一年一月，馮．索侯奇寫說，處理鐳的時候，「一定要採取嚴密的防護措施」。

然而，儘管知道鐳十分危險，加上自己的手指受過傷，但是馮．索侯奇顯然被鐳迷得神魂顛倒，所有報告都指出他一點都不小心。同事都知道他喜歡玩鐳，赤手拿試管，在黑暗中觀看夜光，或是把手臂伸進鐳溶液裡，深及手肘。公司的共同創辦人喬治．威利斯也很隨便，總是用食指和拇指拿裝鐳的試管，懶得用鉗子。同事們有樣學樣，跟著他們那樣做，或許這也是能夠理解的。當時湯瑪斯．愛迪生（Thomas Edison）就在幾哩外工作，從奧蘭治這座工廠就看得到，但是沒有人注意他的警告，他曾經這樣說：「鐳可能會造成不堪設想的後果，只是還沒發生而已。凡處理鐳的人都應該小心謹慎。」

二樓的作坊陽光充足，在那裡工作的女工絲毫沒有小心謹慎，這裡沒有襯鉛的圍裙，沒有尖端是象牙的鉗子，也沒有醫療專家。廠方認為鐳的數量很小，不需要採取那些防護措施。

當然，女工本身根本不曉得需要那些防護措施，她們使用的可是鐳啊，那可是靈丹妙藥。她們一邊嘻笑聊天，一邊低著頭做著精細的工作，心裡還以為自己好幸運。桂思和愛琳。茉莉和愛拉。雅爾碧娜和愛娜。海澤和凱薩琳和梅。

她們拿起畫筆，放進嘴裡轉了又轉，照著指導員教的那樣做。

舔……沾……畫。

第三章

戰爭是飢餓的機器——你餵越多，它就吃越多。一九一七年秋天一天一天過去，工廠的需求量絲毫沒有減少的跡象，在營運巔峰時期，工廠招募了多達三百七十五名女工繪製表盤。每當公司宣布需要招募更多女工，在職的女工就會趕緊向朋友、姊妹、親戚推薦職缺，不久後，就有一家子的姊妹全都肩並肩坐在一起，開心畫表盤。馬賈家十六歲的琨塔（Quinta）很快就加入兩個姊姊雅爾碧娜和茉莉。

琨塔長得美麗動人，灰色的大眼眸，深色的長髮；她認為自己臉上最好看的地方是那口貝齒。她個性樸實善良，最喜歡的娛樂是紙牌遊戲、西洋棋和骨牌。她也厚著臉皮承認：「我應該每個星期都去教堂，但是超過一半的時間我都沒去。」她跟桂思．傅來爾一拍即合，兩人變得「形影不離」。

桂思也把妹妹帶去工作：雅德蕾德．傅來爾喜歡那裡可以認識很多朋友，她非常喜歡交朋友，跟朋友在一起，但是她不像姊姊一樣敏銳，最後，她因為太愛講話而被炒魷魚。女工確實可以交朋友，但是得把工作做好才行，如果不認真工作，就得捲鋪蓋走路。

要把工作做好可不容易。凱薩琳．蕭在紐華克發現，女工其實承受巨大的壓力，畫工如果沒跟上工作進度，就會遭到責罵，如果三番兩次落後，最後就會丟飯碗。瑟沃伊先生的辦公室在樓下，女工只有在他來罵人的時候，才會看見他。

最大的問題是浪費塗料。每天，魯尼小姐都會發固定量的粉末給女工，用於完成特定數量的表盤——不能還沒畫完就把粉末用完。女工不能再額外要粉末，但是也不能因為粉末不夠而節省過頭，如果物質沒有完全塗滿數字，檢查的時候就會被抓到。於是女工們就互相幫忙，如果有人有剩下多餘的粉末，就會分給不夠的人用。還有女工的水碟，裡頭有許多沉澱的鐳，也可以從這裡取得額外的物質。

不過公司的主管們自然也注意到那些混濁的水，不久後，用來清洗畫毛的坩堝就收掉了，公司的解釋是，太多貴重的物質浪費在水裡。現在女工別無選擇，只能舔尖，因為沒有別的方法可以清掉畫毛上硬掉的鐳。愛娜．博識說：「如果不把硬掉的鐳清除，就沒辦法畫太多表盤。」

在減少浪費的行動中，女工本身也被鎖定為目標。女工上完班準備回家之前，會被叫到暗房，把身體撣乾淨：接著地板上的「發光微粒」就會被掃到畚箕，隔天繼續使用。

不過再怎麼撣也無法把粉塵全部撣掉，女工身上還是覆著粉塵：「表盤畫工的手心、手背、手臂、脖子、衣服、內衣褲，甚至連束腹，都會發出夜光。」愛娜．博識記得，就算撣完粉塵，「晚上我回到家，衣服在黑暗中還是會發光……你可以看見我在哪裡——我的頭髮、我的臉」。女工發出夜光，「跟暗房裡的錶一樣」，彷彿她們自己就是錶，倒數著經過的每一秒。女工回家途中走在奧蘭治的大街小巷上，像鬼魂一樣發亮。

她們不可能被錯過。無懈可擊。鎮上的居民注意到的不只是像鬼魅般的夜光，還有昂貴迷人的衣服，因為女工都穿絲質和有皮毛的服裝，「比較像要去看下午場戲劇電影的閒人，不像工廠工人」，這是高薪帶來的福利。

然而，儘管這份差事有許多吸引人的優點，但並非人人都適合做，有些人發現塗料會讓她們身體不適；有一名女工在那裡工作一個月，嘴巴就出現潰瘍。雖然女工們全都舔尖，但每個人舔尖的頻率不盡相同，或許這就是為什麼每個人出現的反應也不盡相同吧。桂思．傅來爾說：「我畫大概兩個數字，畫毛才會乾掉。」愛娜．博識則是每畫一個數字，就舔尖一次，有時候畫一個數字甚至要舔兩、三次。琨塔．馬賈也一樣，即便她討厭那味道：「我還記得嚼塗料的感覺，很像沙子，塗料會卡在牙縫裡。我記得很清楚。」

凱薩琳舔尖的頻率算是比較少；每畫一個表盤，她只會把畫毛放進嘴裡四、五次。儘管如此，當她突然長滿面皰（可能是賀爾蒙造成的，因為她才十五歲而已），或許是注意到有些同事出現負面的反應，她還是決定去看醫生。

醫生問她工作時，是否會接觸到磷，這令她不禁擔憂了起來，磷在紐華克是眾所周知的工業毒物，這樣的懷疑很合理——但是凱薩琳聽了卻一點也不覺得合理，更無法冷靜下來。因為讓醫生擔心的，不只是面皰：醫生還說凱薩琳的血液出現改變。她確定自己在工作時不會接觸到磷嗎？

女工並不完全清楚塗料裡含什麼。凱薩琳聽了醫生的問題後，著實大惑不解，於是尋求同事解惑。她把醫生說的話告訴同事，同事聽了都心生恐懼，於是她們一起去找瑟沃伊先生問個明白，瑟沃伊先生試圖消除她們的恐懼，一樣說塗料不會傷身，但是這次女工們都充耳不聞。

於是，他跟一般中階管理人員一樣，向上司求救。不久後，喬治．威利斯便從紐約前來，向女工講解關於鐳的知識，說服她們相信鐳沒有危險性；馮．索侯奇也有出面。塗料裡不含有害的物質，兩位醫生信誓旦旦保證：鐳的使用量微乎其微，不可能對女工造成傷害。

於是女工回去繼續工作，肩膀上的壓力稍微輕了一些，凱薩琳八成覺得難為情，自己的青春痘竟然惹出這麼大的麻煩。後來她皮膚上的面皰消失了，表盤畫工心裡的疙瘩也跟著消失。世界上數一數二的鐳權威叫你不用擔心，你就乖乖聽話，別擔心。於是，她們笑談粉塵在身上產生的作用。「以前我手帕上的鼻涕在黑暗中會發光呢。」桂思．傅來爾回憶道。有一名表盤畫工，大家都說她是「活潑的義大利女孩」，有一天晚上約會之前，她在牙齒上塗滿物質，想要讓自己笑起來牙齒發亮，讓男方大開眼界。

女工們初萌芽的戀情，漸漸長成盛開的花朵。海澤和西奧一如以往，如膠似漆。琨塔開始追求名叫詹姆斯．麥當勞（James McDonald）的少年——但是在一九一七年十二月二十三日成為冬季新娘的是梅．考柏利。她想要遵循傳統，馬上辭掉工作，但是瑟沃伊先生請她再待一陣子，於是她繼續留在作坊。就在這個月，莎拉．梅勒佛（Sarah Maillefer）加入。

莎拉跟其他女工有些不一樣。第一，她年紀比較大，二十八歲了；個性害羞、體態發福，似乎經常跟十幾歲的少女有點疏離，不過大家其實都把她當自己人。莎拉肩膀寬闊，一頭深色短髮——她的肩膀必須寬闊，因為她也是單親媽媽。她有一個六歲的女兒，瑪桂麗特（Marguerite），跟她自己的妹妹同名。

莎拉在一九〇九年結婚，丈夫亨利．梅勒佛（Henry Maillefer）身材高大，具有法國和愛爾蘭血統，是一名教堂司事，黑色頭髮，黑色眼睛。但是亨利失蹤了，他現在在哪，沒有人知道。所以，莎拉和女兒瑪桂麗特仍舊跟母親莎拉．卡羅（Sarah Carlough）和父親史蒂芬．卡羅（Stephen Carlough）以及十六歲的妹妹瑪桂麗特住在一起。史蒂芬是油漆工和裝潢工，一家人「工作勤奮，通情達理」。莎拉也是工作勤奮，後來變成了這家鐳公司最忠心耿耿的員工之一。

然而，梅．考柏利．坎菲爾卻不再忠心，她結婚不久之後就懷孕，因此在一九一八年初遞上辭呈，她人生的那個篇章就此劃下句點。

她的職缺很快就有人填補。那年，美國生產的鐳，估計有百分之九十五用於製造鐳塗料，用於繪製軍事用錶；工廠全力生產。到了年底，有六分之一的美國軍人擁有夜光錶——其中許多都是奧蘭治的女工繪製的。綽號「珍妮」（Jennie）的珍．史塔克（Jane Stocker）是新進人員；七月的時候，有個叫海倫．坤藍（Helen Quinlan）的女孩加入，身材苗條，臉蛋長得像精靈。她充滿活力，公司頗為嗤之以鼻地說她「太愛亂跑，工作不力」。她有男朋友，經常帶男朋友參加女工的野餐，她的男朋友聰明年輕，一頭金黃色的頭髮，參加聚會都會穿襯衫、打領帶。他和海倫曾經在一次野餐中擺姿勢合照：海倫嬉鬧個不停，裙襬在膝蓋附近擺動，男友沒有看著照相機，萬分迷戀地看著三生有幸相識的那個愛嬉戲的可人兒。

女工繼續推薦家人來跟她們一起工作，一九一八年九月，凱薩琳驕傲地寫道：「我幫愛琳在工廠裡爭取到職務了。」愛琳．魯道夫（Irene Rudolph）是她的表親，沒有父母，和凱薩琳同年，跟蕭家一家人住在一起。愛琳是個個性謹慎、心思細膩的少女，或許從她年幼就失去雙親，就可以理解為什麼。有些女工喜歡拿薪餉去買絲質和皮毛裝飾的服飾，她不會，她總是把錢存到銀行戶頭裡。她的臉蛋和鼻子都窄窄的，眼睛和頭髮都是深色的。她的照片只剩一張還留著，照片裡的她看起來有點鬱鬱寡歡。

愛琳上班一個月之後，又有一名新員工加入，不過這位可不是新入行的表盤畫工：他是亞瑟．羅德（Arthur Roeder），成就斐然的生意人，他是公司的新財務長。他已經展現過自己的長才，擅於抓住事業機會：雖然他沒有拿到學位就離開大學，但是他在自己選擇的事業中飛黃騰達，步步高陞。他臉圓圓的，一臉聰明樣，鷹鉤鼻，薄嘴唇。他偏愛蝶形領結和髮油，喜歡用髮油把深色的頭髮抹得油亮，壓得緊貼在頭皮上。他本來在紐約總部任職，現在負責管理表盤畫工。雖然他多次說過自己就在作坊裡，但是卻鮮少現身，他跟大部分的高階主管一樣，很少走進去作坊。其實，在公司的頂層主管中，桂思．傅來爾只記得馮．索侯奇曾經經過她工作的地方，就那麼一次。她當時並沒有太在意，不過這件事後來會變得十分重要。

那天她一如平常在桌子前，舔畫筆，沾塗料，跟所有女孩一樣。馮．索侯奇也一如平常，滿腦子想著各種想法和複雜的科學，步伐輕快地在工廠裡走來走去。這一次，他快速走過作坊時，駐足盯著桂思直瞧，看她在做什麼，彷彿第一次看到她那樣做。

桂思抬起頭來看他。他的長相很好記，鼻子挺拔，深色頭髮剪得很短，耳朵微微招風。她察覺周遭的同事都馬不停蹄趕工，於是又低下頭繼續工作，把畫毛放到雙脣之間。

「不要那樣做。」他突然對桂思說。

桂思停下來，抬起頭，一頭霧水。要舔畫毛才能畫呀，所有女工都這樣做呀。

「不要那樣做。」他又對桂思說了一遍，「妳會生病。」

說完他就離開了。

桂思丈二金剛摸不著頭腦。只要是她認為必須進一步問清楚的事，她就不會置之不理，於是她逕自去找魯尼小姐，但是魯尼小姐說的話，女工們早就聽過了。「她告訴我舔畫毛不要緊。」桂思後來回憶道，「她告訴我舔畫毛不會傷身。」

於是桂思又回去工作了：舔……沾……畫。畢竟國家還在打仗。

不過戰爭後來沒有持續太久。一九一八年十一月十一日，槍砲停火了。和平到來了。超過十一萬六千名美國軍人在戰爭中喪命，所有參戰國的死亡總人數大約一千七百萬，在宣布停戰的那一刻，鐳女孩、公司高階主管、全球世人，都由衷感激，殘酷血腥的衝突終於結束了。死的人夠多了。現在，他們認為，該好好過日子了。

第四章

停火剛好一個月之後，琨塔．馬賈實踐「今朝有酒今朝醉」原則，嫁給了詹姆斯．麥當勞。他是愛爾蘭人，個性活潑開朗，在連鎖商店當經理。這對新婚夫妻在一棟兩層樓的透天厝成家，一開始琨塔仍舊繼續畫表盤，但是並沒有待很久。她在一九一九年二月離開公司，很快就懷孕了，在感恩節過後兩天生下女兒海倫。

離職的表盤畫工不只有她，戰爭結束了，女孩們漸漸長大。愛琳．寇比也辭職了，在紐約市找到工作，擔任行政助理。後來，她嫁給風姿瀟灑的文森．勒．波特（Vincent La Porte），文森擁有一雙銳利的藍色眼睛，在廣告業工作。

離職畫工的職缺很快就有人填補。一九一九年八月莎拉．梅勒佛幫妹妹瑪桂麗特．卡羅找到工作。瑪桂麗特是個活潑好動的少女，喜歡擦胭脂、塗口紅，穿引人注目的服裝：量身訂做的時髦外套，翻領特別大；帽邊飾著羽毛的寬邊帽。瑪桂麗特與喬瑟芬．史密斯的妹妹潔妮薇（Genevieve）成了最要好的朋友，潔妮薇也是初到那裡工作；瑪桂麗特的另一名閨蜜是雅爾碧娜．

馬賈，雅爾碧娜仍舊埋首認真畫著托盤裡的表盤，眼睜睜看著妹妹比她早結婚。雅爾碧娜並沒有嫉妒琨塔的幸福，但是她總是不禁納悶，自己的姻緣什麼時候才會到來；那年夏天，她也決定離開了，回去做裝飾帽子的工作。

當時處處都在改變，那年夏天，國會通過《憲法》第十九條修正案，賦予婦女投票權，許多婦女，桂思．傅來爾就是其中之一，迫不及待想要行使投票權。工廠也在改變：不久後，一位新來的化學家到來，他就是未來的副總裁豪爾．巴克（Howard Barker）。他跟馮．索侯奇開始胡亂調整夜光漆的配方，用新釷來取代鐳。有一份備忘錄揭露：「巴克會把廠裡的東西全都拿來配，拿去賣，從百分之五十的新釷比百分之五十的鐳，到百分之十的新釷比百分之九十的鐳，不管什麼配方都試。」新釷是鐳的同位素（被稱為鐳二二八，以表明有別於「常態」的鐳二二六）。新釷也有輻射性，但是半衰期只有六點七年，不同於鐳二二六的一千六百年。新釷的腐蝕性比鐳還要強，但是便宜許多，公司認為這才是重點。

在此同時，不知為何，作坊要求女工試用新的作法。愛娜．博識回憶道：「公司發了一塊小布給我們，規定我們要用那塊小布擦畫毛，不能再把畫毛放進嘴裡。」但是用不到一個月，愛娜說：「公司就把布收走了，不准我們使用，因為用布浪費太多鐳了。」她總結道：「公司認為舔尖的作法比較好，於是重新採用。」

公司必需全力提高生產過程的效率，因為即便現在戰爭結束了，夜光產品的需求量仍舊沒有減緩的跡象。一九一九年，產量達到新高，兩百二十萬支夜光錶，令新財務長亞瑟．羅德欣喜若狂。難怪凱薩琳・蕭感到疲憊；那年秋天，她注意到「雙腿僵硬，經常發出喀喀聲」。她老是情緒低落，因為母親在那一年過世，凱薩琳與父親威廉同感悲痛，也因此跟父親變得親近。

然而，就算摯愛的人去世，我們生活還是照樣得過，這點凱薩琳那個沒有父母的表親愛琳・魯道夫再了解不過了。愛琳和凱薩琳只能認命，認真工作，同事們也仍舊在充斥著粉塵的作坊裡辛苦工作：瑪桂麗特・卡羅和姊姊莎拉・梅勒佛、愛娜・博識和桂思・傅來爾、海澤・文森和海倫・坤藍、珍妮・史塔克，還有依舊逗得每個人哈哈大笑的愛拉・艾克和茉莉・馬賈，愛拉和茉莉喜歡在公司的聯誼活動中嬉戲玩鬧，其實她們倆也是速度最快的兩名畫工，她們玩得很盡興，但工作起來也很拚命，要保住飯碗，工作就得拚命。

訂單依舊無止境地進來，公司開始考慮戰後的策略，決定提升在鐳醫學領域的占有率；亞瑟・羅德也負責督導註冊「Undark」這個商標。承平時期大家總是喜歡做些逗趣的事，客戶紛紛要求讓許多產品能在黑暗中發光：公司現在直接把塗漆賣給客戶和製造商，讓他們自行應用。這一切的發展讓這家鐳公司想到了新的點子，他們打算幫錶製造商，在公司內部開設作坊，這樣會大幅減少奧蘭治的表盤畫工人數，不過公司仍舊能夠靠供應塗料來賺錢。

其實，公司想要離開奧蘭治，或者至少縮小營運規模，理由十分充分。工廠位於住宅區裡，引發了問題，現在戰時的愛國熱血已然降溫，當地居民開始抱怨工廠的廢氣不只害曝曬的衣物變色，更影響了居民的健康。公司幹部採取不尋常的手段，私自安撫居民：有一名高階主管給一位居民五美元（折合現在的六十八點五美元），賠償衣物受損。

唉，這樣做是錯的，就像打開了水閘門，一發不可收拾，接下來，所有居民都會想要錢，這個貧窮社區的居民「巴不得向公司敲竹槓」。公司學到了教訓：立刻關緊荷包，不再付任何一毛錢。高階主管把注意力轉回到製錶公司的作坊，開設作坊的需求很明顯；一九二〇年，夜光錶產量超過四百萬支。公司很快就把事情都安排妥當，每個人都很開心——似乎每個人都很開心，唯獨原本的表盤畫工除外。

因為公司簽了新合同，大發利市，卻對女工棄如敝屣。工作量完全不夠，無法讓所有人都保住工作。奧蘭治的作坊需求量不斷減少，最後變成非全日營運。

表盤畫工是依照畫好的表盤數量來領薪酬，她們認為這種情況無法維持生計。女工人數不斷減少，最後剩下不到一百人。海倫・坤藍離職了，凱薩琳・蕭也離職了，去找薪酬更好的工作。海倫變成打字員，凱薩琳在滾珠軸承工廠找到辦公室的職務，做得很開心。「辦公室裡的女孩，」她寫道，「都喜歡交朋友；她們組了個社團，邀請我加入。她們大多會刺繡或鉤針編織，製作手工藝品收藏在希望箱裡。」

希望箱也叫作嫁妝箱，盼望嫁人的單身少女會把東西收藏在箱子裡頭。一九二〇年春天，凱薩琳十八歲，但是似乎不急著成家，因為她太喜歡夜生活了。「我沒有作任何東西收藏在希望箱裡。」她寫道，「所以別的女孩在刺繡編織的時候，我就彈鋼琴，唱當時流行的歌曲。」

桂思・傅來爾也夠機警，看出了不祥之兆。她早就知道，畫表盤頂多只能當暫時的工作：畫表盤是能為戰爭出力的大事，但是對於像她那樣才華出眾的人，不會想以畫表盤作為長久的志業。她志向遠大，後來在紐華克的高級銀行「富達銀行」（Fidelity）找到工作，欣喜若狂。去上班的時候，她喜歡把深色頭髮梳理整齊，脖子上戴著一串優美的珍珠項鍊，準備開始認真處理具有挑戰性的工作。

銀行裡的女孩如同凱薩琳的新同事一樣，喜歡交朋友；桂思「喜歡跳舞和嘻笑」，她和職場上的新朋友經常舉辦沒有酒的派對，因為禁酒令在一九二〇年一月就開始施行了。桂思閒暇之餘也喜歡游泳，到當地的室內游泳池游動靈活的身軀，保持健美。她認為未來看起來一片光明——不只有她這樣想。在奧蘭治，雅爾碧娜・馬賈終於遇見了白馬王子。

等待了這麼久，終於能夠談戀愛，她開心極了。二十五歲的她開始覺得自己真的老了，當時大部分的女孩都早好幾歲就嫁了，而且她的左膝還突然老是發出喀喀的聲響。就在這個時候，白馬王子終於現身了：詹姆斯・雷瑞斯（James Larice），他是砌磚工人，義大利移民，十七歲移民到美國。他是戰爭英雄，獲頒一枚紫心勛章和一枚橡葉簇勛章。雅爾碧娜開始准許自己夢想結婚生子，希望最後能搬離老家。

在此同時，她妹妹茉莉就沒有在等待與白馬王子相遇。茉莉思想獨立，充滿自信，還沒結婚，離家住在位於高地大道（Highland Avenue）的女子宿舍，奧蘭治的這條街上樹木沿街而立，還有許多獨棟住宅。茉莉還在鐳公司工作，留下來的女工寥寥無幾，但是她工作表現優異，不想要離職。每天早上她去上班都充滿活力與熱情，她認為有些同事就不是這樣了。原本喜歡帶給人歡笑的瑪桂麗特・卡羅，現在卻老是喊累；海澤・文森也覺得操勞疲憊，決定離職。她和西奧都還沒結婚，所以繼續到奇異電器公司（General Electric Company）謀職。

但是新環境並沒有改善她的情況，海澤不曉得自己出了什麼毛病：她體重下降，身體虛弱，顎骨疼痛，好像有什麼東西潰爛。她十分憂心，最後去給新公司的內部醫生看診，但是醫生診斷不出來她到底得了什麼病。

至少她可以確定一件事，病因不是以前工作接觸到鐳。一九二〇年十月，舊東家登上了當地的新聞。提煉鐳剩下的殘渣看起來很像海邊的沙子，公司想出一舉兩得的法子，把這些工業廢棄物賣給學校和遊樂園，用於填充兒童玩的沙坑；根據報導，小朋友的鞋子因為接觸到殘渣而變白，有一名小男童告訴母親，說手上出現燒灼感。不過，馮．索侯奇提出解釋，試圖讓讀者安心，聲稱沙子「十分衛生」，絕對適合給兒童玩，「比那些世界馳名、具有療效的沐浴泥更有益健康」。

一九二〇年十一月底，凱薩琳．蕭被挖角到製錶公司的作坊訓練新畫工，對於回到鐳公司工作，她心裡完全沒有疑慮。這些製錶公司大多位於康乃狄克州，包括沃特伯里鐘錶公司（Waterbury Clock Company）。凱薩琳向許多女工傳授過自己所學的方法：「我教她們，」她說，「把畫毛放進嘴裡。」

新女工很開心能在工作中接觸鐳，鐳的狂潮勢不可當，持續延燒；一九二一年瑪麗．居禮造訪美國，更是讓熱潮達到巔峰。那年一月，新聞不斷報導鐳元素，馮．索侯奇也幫《美國雜誌》寫了一篇文章。他這篇文章寫得嚴肅：「鐳裡頭封鎖著世界上最強大的力量。透過顯微鏡，你可以看到強大的隱形力量迴旋著，用途呢」──他承認──「我們還沒參透。」他故意吊讀者的胃口，補充道：「今日鐳對我們的意義，本質上就像是一齣精彩的愛情故事。但是明日鐳對我們的意義是什麼，就沒有人能夠預言了……」

其實，沒有人能夠預言太多事情，包括馮・索侯奇在內，有一件事這位醫生尤其沒料到：一九二一年夏天，他被自己的公司打入冷宮，永不錄用。共同創辦人喬治・威利斯把大部分的股份賣給公司的財務長亞瑟・羅德，不久後，公司被收購，威利斯和馮・索侯奇兩人都被粗暴地掃地出門。公司改名為「美國鐳企業」（United States Radium Corporation），在戰後的世界似乎注定生意興隆，但是馮・索侯奇無法掌舵帶領公司度過未來的層層關卡。

反之，亞瑟・羅德順理成章坐到總裁這個空位上。

第五章

茉莉・馬賈小心翼翼把舌頭伸進沒了牙齒的齒槽。哎呀。因為她牙痛，幾個星期前，牙醫幫她把那顆牙拔掉了，但是那裡依舊痛得不得了。她回過神來，繼續畫表盤。

作坊裡好安靜，她又陷入沉思；好多女工離職了。珍妮・史塔克和愛琳・魯道夫被解僱了，愛琳的表親凱薩琳二度離職了。她和愛娜・博識都跳槽到紐華克的另一家鐳公司「夜光公司」（Luminite Corporation）畫表盤。原來的女工裡，現在只剩下史密斯家和卡羅家的姊妹還在——還有茉莉自己。讓她最難過的是，愛拉・艾克辭職到班伯格百貨上班。自從羅德接管之後，這裡就完全變了樣。

茉莉畫完托盤裡的表盤，站起身要拿去給魯尼小姐。她又不由自主把舌頭伸到那個齒槽，那疼痛著實惱人。如果沒有馬上好轉，她暗忖，她就要再去看牙醫——不過這次要找別的牙醫，找個真的能治這個病的牙醫。

結果疼痛沒有馬上好轉。

於是，一九二一年十月，她跟喬瑟夫・內夫（Joseph Knef）醫生預約看診，有人向她推薦，說這位牙醫專治口腔疑難雜症。茉莉巴不得越快去看診越好。這幾個星期，她的下牙齦和下顎劇烈疼痛，幾乎忍無可忍。內夫引領她走進診間，她殷殷盼望醫生能夠幫得了她，上一名牙醫似乎反而讓病情更加惡化。

內夫是個身材高挑的中年男子，戴著龜殼眼鏡，橄欖色的皮膚。他輕輕觸碰茉莉的牙齦和牙齒，他檢視上一個牙醫拔掉牙齒的那個地方時，不禁搖了搖頭。牙齒都拔超過一個月了，齒槽卻仍舊還沒癒合。內夫觀察發炎的牙齦，輕輕碰觸牙齒，有幾顆牙似乎微微鬆動。他俐落地點點頭，確信自己找出了病因。「我幫她醫治齒槽膿漏。」他後來說。這是十分常見的炎症，會造成牙齒附近的組織發炎；所有症狀茉莉看起來都有。內夫篤定，經過他的專業治療，茉莉的狀況很快就會改善。

結果卻沒有改善。「治療不但沒有效果，」內夫回憶道，「那個女孩反而病情不斷惡化。」那實在是非常、非常痛。內夫當場嘗試阻斷感染，根除疼痛源，幫茉莉拔掉了更多牙齒——但是拔了牙的地方全部都沒有癒合，拔牙所留下的洞裡反而出現更折磨人的潰瘍，比沒拔牙的時候還要痛。

茉莉強忍痛楚，即便用嘴巴舔畫毛令她痛得難受，她還是繼續到作坊工作。此時瑪桂麗特・卡羅覺得自己恢復活力充沛了，想要跟茉莉閒聊，但是她卻反應冷淡。她滿腦子想的不只有牙齦疼痛，還有伴隨而來的口臭。每當她張開嘴巴，就會散發出難聞的惡臭，令她尷尬不已。

一九二一年十一月底，她的姊姊雅爾碧娜嫁給詹姆斯·雷瑞斯，婚禮在琨塔女兒兩歲生日的前一天舉辦，新娘出神地看著外甥女逗趣的滑稽舉止，露出了期待當新媽媽的神態。她心想，她和詹姆斯很快就會有自己的小孩到處東奔西跑。

然而，地平線上有一片烏雲，讓對新婚夫妻的喜事變得黯淡：茉莉。雅爾碧娜現在很少見到她，因為兩人住得離彼此很遠，縱使如此，茉莉的所有姊妹還是不禁擔心她每下愈況。過了這幾個星期，她不只嘴巴痛，完全不相關的地方也開始痛了起來。「我姊姊，」琨塔回憶道，「牙齒、顎骨、髖部、腳掌紛紛出現毛病。我們以為是患了風溼。」醫生開了阿斯匹靈消炎止痛，就請她回去位於高地大道的家。

幸好她跟一位專家住在一起，有一位名叫伊迪絲·米德（Edith Mead）的五十歲婦人跟她一起住在宿舍，伊迪絲是受過專業訓練的護士，總是全力照顧茉莉。但是她無法從自己所接受的專業訓練來判斷這是什麼病，因為她從來沒有看過像這樣的症狀。內夫、茉莉的家庭醫生和伊迪絲似乎都無法讓她好轉，每次去看醫生都必須支付昂貴的醫療費，但是不管茉莉花了多少錢，都治不好病。

其實，內夫越是嘗試幫忙——他採用一些「極端的治療方法」——茉莉的病情反而更加惡化：牙齒、潰瘍、牙齦都不斷惡化。有時候，內夫甚至不用拔，她的牙齒就自己掉落。他再怎麼治療，都絲毫無法阻止瓦解。

用瓦解來形容再貼切不過了，因為茉莉的嘴巴真的逐漸瓦解。她無時無刻都在痛，只有治標的緩和劑能幫她緩解疼痛。對茉莉這種總是愛開玩笑的女孩，這實在是無法忍受。她笑起來原本是會露出滿滿的牙齒，臉上堆滿笑意　，現在面目全非，牙齒越掉越多。唉，無所謂了；反正她也痛得笑不出來了。

聖誕節過去了，新的一年開始，醫生們認為自己終於診斷出她那神祕的症狀是什麼病造成的。嘴巴疼痛……關節痛……極度疲倦……一個單身少女離家住在外面……嗯，答案顯而易見。一九二二年一月二十四日，醫生幫她做梅毒檢查，梅毒又叫作邱比特病——是一種性傳染病。

不過檢查結果呈現陰性。醫生們得再想想了。

此時內夫醫生注意到她的某些病徵，不禁懷疑自己最初的診斷有誤。這病看起來「十分古怪」；簡直就像有東西從身體裡攻擊她，但是內夫醫生實在想不透是什麼。內夫根據受過訓練的鼻子斷定，她嘴裡發出的明顯臭味似乎「很奇特」，跟嘴巴那看似無法阻止的瓦解一樣：「那種味道明顯不同於一般顎骨壞死造成的口臭。」壞死是指骨頭腐爛。茉莉剩下的牙齒一顆顆都在嘴裡腐爛。

進一步研究之後，內夫做出了推論，推斷茉莉的症狀跟磷中毒相似。凱薩琳．蕭幾年前長滿青春痘的時候，醫生也診斷為磷中毒。

患者給磷中毒取了個可怕的別名，叫「磷毒顎」（phossy jaw），症狀跟茉莉的非常相似：掉牙、牙齦發炎、壞死和疼痛。所以，下一次看診，內夫問茉莉做什麼工作。

「畫表盤數字，讓數字在夜裡能發光。」她回話時動了舌頭，觸碰到嘴裡的潰瘍，痛得縮了一下。

聽到這句話，內夫更加懷疑了。內夫決定親自解答疑惑，他前去鐳工廠——但是廠方完全不配合。「我向鐳工廠的人詢問塗料的配方，」他回憶道，「但是對方拒絕回答。」畢竟「Undark」可是賺大錢的商業財產，公司可不能把最高機密的配方隨便告訴別人。然而，廠方倒是有告訴內夫，說沒有使用磷，並且保證在工廠工作不可能會造成那種病。

他自己的檢驗似乎證明了公司沒有說謊。「我本來以為塗料可能含磷，導致她生病。」他後來說道，「但是我做的所有檢驗全都顯示跟磷無關。」看起來他們還是沒找到病因。

這一切對茉莉毫無幫助。此時，疼痛已經到了難以忍受的地步，她的嘴巴滿是潰瘍，她幾乎快沒辦法說話，更別說吃東西，姊妹們看了都心驚膽寒。茉莉承受巨大的痛苦，琨塔說：「每次回想起來，都心有餘悸。」

牙齒長過膿瘍的人或許能夠稍微想像她所承受的疼痛吧。此時，茉莉的整個下顎、嘴巴頂部、甚至連耳朵的骨頭，可以說變成了一個巨大的膿瘍。病情惡化成這樣，她根本沒辦法工作，只好辭掉奧蘭治作坊的工作；她在那裡工作很久了，開心地塗繪表盤，但是現在卻被幽禁在家裡。不久後的某一天，醫生一定會找出問題所在，治好她，到時候她就能恢復正常生活了。

但是病始終治不好。五月，內夫建議她再回來看診，要幫她檢查，看有什麼進展。茉莉一跛一跛走進診間，髖部和腳掌上的風溼都惡化了，她幾乎瘸了。但是令她無時無刻滿腦子擔憂的是嘴巴，令她身心交瘁，完全無法逃避那劇痛。

她一跛一跛走到內夫醫生的牙科診療椅，躺到椅子上，小心打開嘴巴讓醫生檢查。醫生彎腰查看，準備檢查嘴巴裡面。

他一看發現，一顆牙都不剩了；嘴巴裡滿是紅腫的潰瘍。茉莉試著指出顎骨特別痛，內夫小心觸碰她嘴裡的骨頭。

結果他嚇得毛骨悚然，他的手指只是輕輕一碰，茉莉的顎骨就碎裂了。他把碎骨取出來，「不是動手術取出來，是直接把手指伸進嘴巴裡拿出來」。

約莫一個星期之後，茉莉的整個下顎都用這種方式拿掉了。

茉莉無法忍受疼痛，但是又無法緩解疼痛，所有醫生可以給的就只有止痛藥，但是止痛藥沒什麼效果。蓬鬆的褐色頭髮下面，整張臉都疼痛難耐。她出現貧血，身子更加虛弱。內夫雖然不是內科醫師（對於梅毒檢驗程序也不熟悉），但是仍舊在六月二十日再次幫她做梅毒檢驗，這次檢驗結果呈現陽性。

茉莉要是知道檢驗結果，肯定會震驚崩潰，但是當時許多醫生都不把診斷結果告訴病患，很可能內夫沒有告訴她，想讓她專心復原。要是她當時有聽到診斷結果，她就會知道自己不可能染上梅毒。但是她不知道真正的病因是什麼。她根本就沒道理生病，她應該健健康康才對啊——因為她年輕，才二十幾歲，而且在工作中接觸鐳好幾年，鐳可是有益健康呀。那年二月當地報紙才報導：「鐳可以吃……似乎再過幾年，就能買到鐳藥錠，延年益壽！」

但是，茉莉似乎快沒時間了。她的下顎沒了之後，醫生有了重大的發現。內夫總是希望，每拔一顆牙，或移除一片感染的骨頭，就能遏止這怪病繼續惡化，但是現在事實證明，「每次移除感染的骨頭，壞死不但不會停止，反而會加速惡化。」整個夏季，茉莉的病情繼續惡化。現在連喉嚨也發炎痛了起來，但是她不知道為什麼；她的顎部有時候會無緣無故流血，伊迪絲會拿白色棉花繃帶壓在她的臉上，幫忙止血。

一九二二年九月。在紐華克，茉莉以前的同事愛娜・博識準備結婚，她的未婚夫路易斯・赫斯曼（Louis Hussman）是德裔的水管工人，藍色眼睛，深色頭髮。他「深愛」愛娜。愛娜滿懷期待地把結婚服飾一一擺開：新娘禮服、絲襪、婚鞋。再過不了多久。

再過不了多久。這句話令人興奮。期待。對於飽受痛苦折磨的人而言，也令人安心。

再過不了多久。

一九二二年九月，折磨茉莉・馬賈不到一年的怪疾，蔓延到喉嚨組織，疾病「慢慢侵噬，切斷頸動脈」。九月十二日下午五點，她嘴巴血如泉湧，出血快得伊迪絲止都止不住。她嘴巴沒有牙齒，沒有顎骨，無法言語，滿口鮮血，最後血溢出嘴脣，流到病弱驚恐的臉龐。承受不住了。

她死了，她的妹妹琨塔說：「死得痛苦又淒慘。」

她當時才二十四歲。

家人不知所措，不知道她得了什麼病，怎麼會如此突然地離她們而去。「她死了，醫生們都說實在不曉得死因是什麼。」雅爾碧娜回憶道。

家人試著查明死因。雅爾碧娜補充道：「姊姊生前都到內夫醫生的診所看診，她死了之後，內夫醫生告訴我們，說她死於梅毒。」

梅毒。這個小祕密真是令人羞愧又難過。

最後的醫療帳單寄來了，寄給女孩們的父親韋雷利歐（Valerio），收件人寫「雅蜜莉亞」。家庭醫生答應她們的請求，少收一點醫藥費，這個善舉令一家人滿懷感激，可惜救不回茉莉。

一九二二年九月十四日星期四，家人把她埋葬在奧蘭治的羅斯戴爾墓園（Rosedale Cemetery），木棺上有銀色的名牌，上頭只刻著「雅蜜莉亞・馬賈」。

道別之前，愛她的家人把她的衣服擺好：白色洋裝、絲襪、黑色皮革高跟鞋。家人溫柔地幫她穿上衣服，接著就讓茉莉入土為安。

家人希望，現在她終於能夠安息。

第六章

美國伊利諾州渥太華
一九二二年九月

茉莉的葬禮過了兩天之後，在距離奧蘭治八百哩的伊利諾州，有個小鎮叫渥太華，當地的報紙上刊登一則小廣告。「誠徵女工。」廣告上這樣寫。接著說明條件：「女工數名，十八歲以上，負責精細繪畫。工作地點在作坊，工作內容乾淨健康，環境舒適。應徵請至哥倫布街（Columbus Street）一〇二二號舊高中校舍，找莫瑞小姐。」

聽起來很棒。

渥太華是一座小鎮，人口只有一萬零八百一十六人，位於芝加哥西南方八十五哩。鎮上的電話簿自稱這裡是「道地的美國社區」，這幾個字寫得十分貼切。在這種地方，銀行自稱推崇「親切至上」，當地的商行喜歡在廣告上寫說自己的位置在「郵局往北一個街區」。渥太華位於伊利諾州鄉村地區的中心，四周農地圍繞，上方是中西部廣闊無際的天空。在這裡，居民安居樂業：認真工作，養家活口，生活循規蹈矩。社區緊密團結，信仰虔誠。渥太華「這個小鎮上有許多教堂」，大多數的居民是天主教徒。「渥太華的居民，」鎮上的電話簿寫道，「思想自由，積極進取」。因此，鎮上的居民十分適合畫表盤的這個新機會。

在招人的不是美國鐳企業，不過他們對這家競爭對手瞭若指掌。雇主是鐳表盤公司（Radium Dial Company）；總裁是喬瑟夫・凱利（Joseph A. Kelly）。不過他在芝加哥的總部上班，所以渥太華的女孩要找作坊的總監莫瑞小姐應徵。

拉蒂・莫瑞（Lottie Murray）是忠心耿耿的員工，身材苗條，單身，四十四歲，在公司任職五年了，公司以前曾經把作坊開設在許多不同地方，現在落腳於渥太華。第一批應徵成功的人裡，有個名叫楷瑟琳・伍夫（Catherine Wolfe）的十九歲少女。她在渥太華出生長大，是聖哥倫巴教堂（St Columba Church）的虔誠教徒，聖哥倫巴教堂就在作坊的斜對面。楷瑟琳年紀雖輕，但人生卻飽經風霜。她年僅六歲的時候，母親布莉姬（Bridget）就去世，短短四年後，一九一三年，父親莫里斯（Maurice）又死於「肺病」。因此，楷瑟琳十歲就被送去跟年老的嬸嬸和叔叔瑪莉（Mary）和溫徹斯特・穆迪・畢格（Winchester Moody Biggart）同住，一起住在他們位於東優等街（East Superior Street）五百二十號的家。

楷瑟琳害羞文靜，謙虛內斂，頭髮濃密烏黑，皮膚非常蒼白。她十分愛好整潔，手腳總是保持乾淨，不喜歡做引人注目的舉動。在作坊的工作是她的第一份工作，負責塗繪鐘錶和航空儀器的表盤。「這工作很棒，薪酬優渥。」她興沖沖地說，「但是當時各行各業一定都是這樣。」

渥太華的女工使用「日式畫筆，像鉛筆一樣細」，要把畫毛弄尖，大家只知道一個作法。「拉蒂．莫瑞小姐教我們如何用舌頭把駱駝畫毛弄尖。」楷瑟琳回憶道，「我們先把畫毛沾水，接著沾粉末，最後在兩排牙齒之間把畫毛末端弄尖。」

這跟「舔、沾、畫的程序」如出一轍——只是畫工全部換新而已。

十六歲的夏洛特．內文思（Charlotte Nevins）也跟楷瑟琳一樣到作坊工作，廣告上雖然寫「十八歲以上」，但是她才不會讓這種小事阻撓她：她的朋友全都在那裡工作，她想要跟她們一起工作。夏洛特是六個兄弟姊妹裡年紀最小的，或許她只是想要快點長大。她個性開朗，有愛心，像楷瑟琳一樣，是虔誠的天主教徒。雖然她平常沉默寡言，但是必須出聲的時候，她絕對直言不諱。

謊報年齡的不只有夏洛特，還有另一名女工也謊報年齡，不過公司肯定知情，她叫瑪莉．維奇尼（Mary Vicini），是個討人喜歡的義大利裔女孩，還是嬰兒的時候就來到美國。一九二二年時她只有十三歲，但是仍舊擠進了這個人人稱羨的工作行列。其實，還沒到青春期的女孩手指靈活，反而適合畫表盤這種細活，根據記錄，有些女工只有十一歲而已。

幫莫瑞小姐處理應徵者的有瑞德氏夫婦。魯佛斯．瑞德（Rufus Reed）是副總監，三十九歲的紐約人，對公司忠貞不渝。他身材高挑，頂上無毛，體型中等，戴著深色鏡框的眼鏡。其實他是聾子，但是這不會妨礙到工作，或許正是因為身體有殘疾，他才更加感激公司如此善待他。魯佛斯和擔任指導員的妻子梅賽德絲（Mercedes）跟莫瑞小姐一樣，都在公司待好幾年了。

梅賽德絲．瑞德以誇張的方式指導女工，頗富聲名：「她會用鏟子舀夜光塗料來吃，向女工證明塗料『不會傷身』。」在女工面前舔塗料。夏洛特．內文思回憶道：「我在工廠工作、畫表盤的時候，他們老是告訴我說鐳絕對不會傷身。他們甚至慫恿我們用鐳塗手指上的戒指和洋裝上的鈕扣和飾扣。」

女工們就照他們教的那樣做，「玩得不亦樂乎」，經常練習塗繪，尤其是在時尚和藝術領域。許多女工把塗料帶回家，有一名女工甚至用塗料來畫牆壁，做與眾不同的室內裝飾。鐳表盤似乎不像美國鐳企業那麼擔心浪費物質：前員工指出，鐳表盤處理鐳很隨便，在奧蘭治，女工下班前必須把身上的鐳撢乾淨，鐳表盤則完全相反，「女工可以自己選擇要不要洗掉身上的鐳，多數畫工都懶得使用清洗設施」。

為什麼要洗——回家途中像天使一樣發亮，這不是挺好的嗎?「在伊利諾州的這個小鎮，人人都羨慕這些女工，晚上她們跟男朋友走在街上，洋裝和帽子，有時候連手和臉，都會發出夜光漆的磷光。」報紙這樣報導。一名當地少女回憶道：「我以前好希望能到那裡工作，對貧窮的勞動女性，那可是上等的工作。」表盤畫工到藥房買手工糖果或碳酸冰淇淋，總會在身後留下一道發光的粉塵。楷瑟琳回憶道：「我回家到黑暗的浴室裡洗手時，手會發亮，像鬼魂似的。我的衣服，掛在漆黑的衣櫥裡，會發出明亮的磷光。我走在街上，鐳粉會讓我渾身發亮。」女工被「戲稱為鬼女郎」。

她們一個星期工作六天，使用一種白綠色的塗料，跟奧蘭治使用的塗料相似，成分一模一樣，女工們「必須馬不停蹄工作」。她們吃午餐時可以休息，但是瑞德太太都在畫桌前吃午餐，所以雖然少數女工會回家或到附近的簡餐店吃，不過大部分的女工都選擇留在作坊吃，效法指導員的榜樣。楷瑟琳回憶道：「我們以前都在工作台吃午餐，我們使用的夜光漆和畫筆就放在附近，我們全速趕工。」畢竟：「這樣我們才能多賺一點錢。」

女工說：「我們對工作滿意極了。」鐳表盤也同樣滿意。鐳表盤的主要客戶是西鐘（Westclox），因此仿效西鐘的態度，兩家的《員工手冊》都寫道：「同仁認真工作，就能獲得優渥的薪酬……若不想認真謹慎工作，請另謀高就。」

但是對楷瑟琳、夏洛特和瑪莉而言，在這個地方工作就是十分理想的高就。

第七章

紐澤西州紐華克
一九二二年十一月

「愛琳．魯道夫小姐。」

愛琳聽到巴瑞醫生叫她的名字，猶豫著站起身，拖著腳步走進診療室。她的毛病一開始出現在腳丫子上，不過她現在最擔心的倒不是腳；慢慢走的話，還勉強能走。家人，包括表親凱薩琳．蕭幫了很多忙。現在嚴重的問題出現在她的嘴巴。

她從八月開始到這家牙醫診所看病，不過從一九二二年春天她就開始牙疼，她給很多牙醫治療過，症狀卻反而不斷惡化，變得十分嚴重。到了五月，她不得不辭掉在束腹工廠的工作。沒有了工作，醫藥費反而越來越高，愛琳很快就陷入經濟困境。幸好她當表盤畫工的時候很聰明，懂得把優渥的薪酬存起來，但是這場怪病卻還是耗盡了她辛苦賺來的積蓄。

每次花大錢去看診，她總是希望病情能夠好轉。她躺到巴瑞醫生的診療椅上，張大嘴巴，心裡祈禱著這次醫生能告訴她好消息。

華特．巴瑞（Walter Barry）是個經驗豐富的牙醫，四十二歲。他檢查著愛琳的嘴巴，心裡越來越困惑。他和合作夥伴詹姆斯．大衛森（James Davidson）醫生從夏天就一直幫愛琳動手術，但是他們每次嘗試治療，像是切除嘴裡感染的骨頭和拔牙，似乎只會讓她更加痛苦。他們的診所位於寬街（Broad Street）五百一十六號，就在紐華克公共圖書館（Newark Public Library）的對面，但是不管是在圖書館或他們自己的診所裡，書架上的教科書或醫學期刊似乎都沒有解答。這一次看診是在一九二二年十一月八日，巴瑞檢查著愛琳嚴重感染的嘴巴，發現感染的地方依舊越來越多，空空的牙齦發炎紅腫，發出不健康的黃色光澤。

詹姆斯．大衛森有治療磷毒顎的經驗，他和巴瑞現在確信，愛琳就是罹患磷毒顎。「我立刻開始詢問愛琳的職業是什麼。」巴瑞回憶道，「我設法查明她使用的那種物質裡是否含磷。」

他不知不覺步上了內夫醫生的後塵，內夫醫生治療過茉莉．馬賈——不過這兩位醫生的調查並沒有交叉，內夫也沒有機會分享他自己發現的結果：他切除越多，茉莉的顎骨就壞死得越快。愛琳現在也出現相同的情況，病症加速惡化。

巴瑞告訴愛琳，說認為她罹患的是「某種職業疾病」。但是誠如凱薩琳．蕭後來所指出：「醫生從來沒有提到鐳這個字。」鐳被認定是靈丹妙藥，幾乎沒有人敢怪罪鐳；沒有人敢質疑鐳。因此，縱然醫生有點懷疑夜光漆是造成愛琳生病的禍根，但是頭號嫌疑犯還是磷。

十二月時，愛琳病情急轉直下，住進了醫院。她臉色慘白，被發現得了貧血。就在住院的時候，她決定不要躺著默默受苦。

雖然愛琳的牙醫沒有與內夫相遇，但是表盤畫工的友誼是更強的網路。現在，愛琳已經耳聞茉莉．馬賈的死訊，那些愛說閒話的人都說她是死於梅毒，但是認識她的女工都難以置信。因此，在醫院的時候，愛琳告訴醫生，說有另一個女工出現跟她一模一樣的症狀，就在幾個月前死了。馬賈家試著釋懷，繼續過著沒有茉莉這個姊妹的生活——那年冬天，琨塔又懷孕了，雅爾碧娜也翹首盼望能盡快宣布相同的喜訊——但是對於虛弱坐在醫院病房裡的愛琳而言，茉莉的死絕對不是過去的事，而是現在正在發生的恐怖災難。

她還告訴醫生別的事。還有另一個女工，她說，也生病了。

她說的可能是海倫．坤藍。海倫生病了，喉嚨嚴重疼痛，臉部腫脹，那張像精靈的臉蛋發炎紅腫。她也有一顆牙齒在痛，而且開始出現貧血的症狀。但是海倫似乎跟愛琳屬於不同的社交圈；所以她說的應該是海澤．文森。

自從離開美國鐳企業之後，海澤就病得越來越厲害，醫生說她罹患貧血和齒槽膿漏；她的鼻子和嘴巴會流出黑色液體，散發「大蒜味」，根據這些症狀，醫生也懷疑是磷毒顎。海澤的青梅竹馬西奧十分擔心她。

愛琳認為，海澤和她的情況過於相似，絕非單純巧合。在醫院亞倫（Allen）醫生問診時，她仔細說明兩人類似的地方，希望他能明白事情並不單純。雖然醫生專心聆聽病患說話，但是他聽得夠多了，所有證據都指出這是職業病。一九二二年十二月二十六日，亞倫向工業衛生局（Industrial Hygiene Division）呈報愛琳．魯道夫為磷中毒案例——請他們展開調查。主管機關立刻展開行動，不出幾日，就有一名調查員到奧蘭治的工廠調查亞倫通報的工業中毒案件。

負責營運的美國鐳企業副總裁海洛．韋特（Harold Viedt）陪同調查員到表盤塗繪作坊。他們一起靜靜地觀察女工工作，那裡剩下的女工不多——奧蘭治的表盤塗繪幾乎變成季節性工作，女工不再全年工作。調查員注意到無法置信的事，所有女工都採用舔尖的作法。調查員請韋特先生注意這件事，韋特立刻提出辯解。調查員呈報，韋特告訴他說：「他一而再、再而三警告女工這樣做很危險，但是女工屢勸不聽。」

要是表盤畫工聽到這番對話，八成會萬分震驚。賽斌．馮．索侯奇僅僅一次提醒桂思．傅來爾舔尖會「害她生病」，除此之外，沒有任何表盤畫工，包括指導員和領班，說過自己聽過任何警告，根本沒有人警告女工舔尖是「危險的作法」。恰好相反，女工無數次聽到上司保證舔尖不會有危險；也就是公司屈尊來關心女工的工作流程時。整體而言，公司放任女工繼續工作，沒有加以干預。其實公司似乎根本不在乎女工怎麼畫表盤，只要不浪費物質，而且把工作做完就好了。

調查員繼續觀察女工們，他注意到一名相當福態的女性，年紀比其他人還要大，她把表盤拿去給最近升遷為新領班的喬瑟芬．史密斯，走路似乎一跛一跛。魯尼小姐即將離職，跳槽到夜光公司。

莎拉．梅勒佛走路一跛一跛，她認為是年老所致，她現在三十三歲，人老了，本來就會多些病痛。再說，當個職業媽媽令人精疲力竭，她的體力哪比得上妹妹瑪桂麗特，更不用跟十一歲的女兒比了。她感謝公司那麼體諒她跛行：「因為她不良於行，公司的一名男領班每天載她上下班。」

在這次調查行動的最後，調查員採集塗料樣本回去檢驗；他把樣本呈交給約翰．羅奇（John Roach），紐澤西州勞動局（Department of Labor）的副局長，建議羅奇的團隊「調查這間工廠，因為那裡不是我們的管轄範圍」。因此，接下來幾個星期，調查行動再度展開，調查員莉莉安．爾斯金（Lillian Erskine）一月二十五日把調查結果呈交給羅奇。

爾斯金採取的調查方式跟第一位調查員截然不同，在調查過程中，她向一位鐳權威請益後，告訴羅奇：「沒有報告指出用鐳治病會出現骨頭壞死。」因此她下了這樣的結論：「此案例（愛琳．魯道夫）以及第二通報案例（海澤．文森）可能是意外巧合，係牙齒長膿瘡與牙科手術失敗所致。」

羅奇請化學家薩馬托斯基（Szamatolski）博士檢驗塗料。薩馬托斯基是個受過教育的人，他認為塗料裡含磷的可能性極低，因為從來沒有人暗示成分裡含磷。他一次檢驗都沒做，在一九二三年一月三十日寫信向羅奇提出睿智的見解：「我認為顎骨的嚴重病症是受鐳影響所致。」

這個想法很激進——但是薩馬托斯基非比尋常的推論是有科學根據的。美國鐳企業自己四個月前才公開關於鐳的研究，在參考文獻中，有一篇文章的主題是〈鐳的危險性——造成傷害〉（*Radium Dangers-Injurious Effects*）。其實，參考文獻裡談論鐳會造成傷害的文章，最早到一九〇六年。公司在內部備忘錄中承認，二十世紀初就有「大量」文章談論鐳的危險性。一九一二年有一名女性甚至在接受鐳治療之後死於德國，她的醫生說，「無庸置疑」，鐳中毒就是死因。

但是反過來看，有關鐳的文獻更多是正面的。早在一九一四年，專家就知道使用鐳的話，鐳會沉積在骨頭裡，造成血液改變。然而，這些血液改變卻被解讀成好事——鐳似乎能刺激骨髓生產更多紅血球。所以沉積在身體裡的鐳是會不斷發禮物的禮物。

但是如果稍微仔細看那些所有的正面出版文書，就會發現一個共同點：整體而言，研究者都是幫鐳公司辦事的。鐳是十分稀罕又神祕的元素，利用鐳賺錢的人其實掌控了鐳的形象和關於鐳的大部分知識，幾乎到了壟斷的程度。許多公司自行發行以鐳為主題的期刊，免費發送給醫生，裡頭刊登的盡是樂觀的研究。撰寫與出版這些正面文書的，主要是從鐳製藥中獲利的公司。

因此，薩馬托斯基的見解就像是孤獨的聲音，沒人理睬，而且只是假定的推論。相較之下，鐳公司就像發出浮誇的吼叫，投入充裕的資金，發行誇讚鐳的宣傳品。然而，薩馬托斯基本身是個有良心又聰明的人。他的檢驗得花幾個月才能完成，他惦記著表盤塗繪作坊還在繼續運作，因此特意在一月三十日的信上加了特別附注。雖然他的激進理論尚未獲得證實，但是他仍舊直截了當寫道：「我建議印製傳單，警告每個作業人員，這種物質碰觸皮膚或進入人體會造成危險，尤其是從嘴巴進入；並且強硬規定作業人員必須使用完備的防護裝備。」

但是，不知怎的，公司並沒有照他的建議做，或許是他的建議根本就沒有傳達到公司。

也可能是公司故意充耳不聞。

一九二三年一天天過去，薩馬托斯基進行檢驗，愛琳．魯道夫出院回家，持續忍受恐怖的潰瘍與疼痛；茉莉．馬賈也經歷過那種折磨。愛琳的貧血越來越嚴重，海倫．坤藍也是。她們渾身慘白虛弱，毫無活力；毫無生命力。醫生的治療方式試過一種又一種，但是沒有一種療法有效。

生病的不只有她們。奧蘭治鐳公司的共同創辦人喬治．威利斯被逐出自家公司之後，病情就每下愈況。以前他每天上班時都輕率地赤手拿裝鐳的試管，那似乎是好久以前的事了——但是時間都是相對的。半衰期一千六百年的鐳有大把時間可以讓宿主好好認識它。

離開公司數個月之後，威利斯生病了，一九二二年九月，也就是茉莉．馬賈死亡的那個月，醫生切斷他的右手拇指；檢驗結果顯示拇指上長滿惡性腫瘤。威利斯沒有把生病的事對外保密；反而公開自己發現的結果。一九二三年二月，他在《美國醫學協會雜誌》（*Journal of the American Medical Association*）中寫道：「大家普遍認為鐳不會傷人，歸根究柢，可能是因為到目前為止，長期每天處理大量鐳的人並不多……我有充分的理由擔心，忽視預防措施，可能會對鐳工作人員本身造成嚴重傷害。」

前東家對他這篇文章有什麼看法，沒有相關紀錄，他們八成視若無睹吧：他已經沒有替他們工作了；因此，他不重要了。視而不見的不只有他們，似乎沒有人太重視這本專業出版刊物上的這一小篇文章。

一九二三年四月，薩馬托斯基完成了檢驗，果然不出他所料，夜光漆裡根本沒有磷。基於此，他在一九二三年四月六日寫道：「我十分篤定，我在前一封信裡提出的見解是正確的，這類病痛可能是鐳所造成的。」

第八章

伊利諾州渥太華
一九二三年

渥太華的女工認為這項新工作樂趣無窮，鐳就是其中一項樂趣，當時在鎮上工作的女性大多是店員、祕書或工廠工人——塗繪表盤有點與眾不同，難怪成了鎮上最受歡迎的零工。

各行各業的女孩受到鐳的魅力所吸引，都想要嘗試這份工作。有些表盤畫工「我認為是『出於好奇來跟下等人廝混』。」一名畫工語帶強烈厭惡地說，「有一名畫工是一位名醫的千金，屬於上流人士，她和朋友只有到那裡上班短短幾天而已。」這些富裕的女人單純想要體驗當鬼女郎的感覺：有點像偷窺別人生活來尋樂。或許是興趣使然，「瑞德太太把訓練室裝潢得完全像幼稚園」：窗戶上掛著窗簾，有一支瓷花瓶裡插著花。

鐳表盤起初只有廣告招募五十名女工，但是最後聘僱多達兩百人。鐳表盤為了讓生產趕上需求，必須聘僱更多工人：一九二三年，鐳表盤的主要客戶西鐘擁有美國鬧鐘市場的百分之六十市占率，價值五百九十七萬美元（折合現在的八千三百萬美元）。好多女孩想要變成表盤畫工，因此公司有本錢挑剔。「遴選作法就是，」一名前員工回憶道，「一次聘僱大約十個女工試用，十個裡頭，通常會留下大約五個。」

瑪格麗特．路尼（Margaret Looney）成功入選，家人都管她叫小佩（Peg）。她是楷瑟琳．伍夫的好朋友：她們上同一所教區學校，小佩也到對街的聖哥倫巴做禮拜；鐳表盤的絕大多數女工都是。

人人都認識路尼家一家人。一九二三年小佩開始到鐳表盤上班之時，路尼家有八個小孩，最後增加到十個。全家住在一棟擁擠的屋子裡，就在鐵道旁，火車時常轟隆駛過，他們早已習以為常。「那間房子非常小，一層樓而已，木頭骨架，基本上有四個房間。」小佩的外甥女達琳（Darlene）說，「有兩間臥室，大間的臥室給小孩子睡，天花板掛著毯子，把男女分隔兩邊；三、四個小孩睡一張床。他們很窮，窮到家徒四壁。」但是他們感情很好，擠在這麼狹小的房子裡，感情當然好。他們也過得很快樂。小佩身材纖細，個頭嬌小，長著雀斑，一頭紅髮，喜歡格格大笑。十七歲的她是家中的長女，兄弟妹妹們都尊敬她，仿效她。夏天的時候，路尼家的孩子買不起鞋，都光著腳丫跑來跑去，但是依舊跟鄰居朋友開心嬉戲。

由於家境貧窮，小佩找到塗繪表盤這個薪酬優渥的工作，自然欣喜若狂，一個星期賺十七點五美元（折合現在的兩百四十二美元）——「對來自大家庭的窮愛爾蘭裔女孩而言，這樣的薪酬相當優渥」——而且賺的錢大多交給媽媽。做這個工作，她必須暫時放下想當學校教師的抱負，但是她還年輕，未來的人生還有大把時間可以教書。她冰雪聰明，勤奮好學，她高中時最喜歡的嗜好就是「想辦法躲在字典後面」，她以前常常「找個陽光明亮的舒適角落」，研讀字典。她資質聰明，能當學校老師，但是她要先當一陣子表盤畫工，分擔家計。

不論如何，她上班很開心，跟朋友一起畫表盤。小佩跟所有的新女工一樣，一開始先畫西鐘生產的大笨鐘（Big Ben）鬧鐘。大笨鐘鬧鐘「堅固耐用，造型好看」，表盤直徑約十公分，數字很大，適合經驗比較少的女工來畫。畫工技術增長後，就改畫小笨鐘（Baby Ben），尺寸縮小約莫一半，最後才能畫懷錶：笨鐘懷錶（Pocket Ben）和史考特懷錶（Scotty），直徑只有稍微長於三公分。

小佩把表盤拿在手上，小心用白綠色的塗料塗繪數字，依照所學，不斷舔駱駝畫毛、沾塗料。表盤紙貼在金屬圓盤上，輕薄的金屬圓盤摸起來涼涼的，背面有小小的連接脊，後來會跟時鐘的其餘部分連接在一起。

作坊還有個新加入的畫工坐在小佩旁邊，名叫瑪麗．貝克（Marie Becker）。她原本在市區的麵包店工作，但是瑪麗如果來畫表盤，薪酬就能翻倍，因此，她就來了。「瑪麗需要錢。」她的親戚平鋪直敘地解釋，「這就是為什麼她要去那裡工作囉。」

瑪麗跟小佩一樣，出身貧寒，父親死於水腫之後，母親改嫁，瑪麗只有十三歲的時候，繼父就逼她去工作，從那時候起，她做過各種工作：到麵包店和工廠工作，以及到廉價商店當銷售員。瑪麗總是從容應付繼父的命令——她一輩子做任何事都是這樣。「她的態度很開朗。」一名親近的親戚說，「我不記得她曾經心情不好。你也知道，人難免心生怨念，氣憤不平，但是她卻從來不會。她是個開心果，笑口常開，笑聲嘹亮，讓人聽了也跟著笑。」

她在表盤塗繪作坊立刻成為風雲人物，瑪麗與眾不同，點子多，愛說俏皮話。她「身材纖細」，臉上有酒窩，雖然是德裔，但卻長得像極了西班牙人，出眾的深色眼珠，褐色長髮挽成圓髻，有時候會有一縷捲髮垂到前額。她跟夏洛特・內文思成了好朋友，而且她說小佩・路尼是她最親密的朋友。

然而，一開始瑪麗不確定是否要待在那裡，第一天上班，指導員教她把畫毛放進嘴裡，但是她討厭這樣做，那天她在午餐時間回家，直截了當告訴母親，說她不想回去工作，因為「她不喜歡把畫毛放進嘴裡」。

不過她只有抗拒一下子而已，儘管討厭那份工作，隔天她還是回到作坊。「她為了錢留下來。」一名親戚黯然說道。要拒絕那份高薪，實在好難。

瑪麗賺了錢，卻花不到。「錢都給了她的繼父。」她的親戚繼續說，「他十分嚴厲，非常苛刻，瑪麗必須把錢交給他。」瑪麗討厭把錢交給繼父，這會讓她特別難受是因為，在作坊工作的其他女孩大多可以擁有自己賺的錢，到路西兄弟百貨公司（T. Lucey & Bros.）買最新的流行服飾，像是「束腹、手套、蕾絲、高檔商品和女紅用品」。

瑪麗好想拿薪水買她喜歡的高跟鞋，有一天，她忍無可忍了：賺錢的是她，不是繼父，她心想，這個星期領薪餉，她要直接去鞋店，用辛苦賺來的錢買一雙漂亮的鞋子：她這輩子的第一雙高跟鞋。結果她真的那樣做——她甚至告訴店員不用把鞋子包起來，因為她要穿著那雙高跟鞋走出鞋店。「這就是瑪麗！」她的親戚疼惜地說，「她知道如果穿那雙鞋回家，繼父就奈何不了她。」

結果繼父果然沒轍。瑪麗跟繼父爆發爭吵，繼父責備她沒把薪水支票交出來——最後瑪麗在十七歲時搬離家中，多虧有優渥的薪酬和樂觀的態度，她才能游刃有餘地搬出去。

瑪麗爭強好勝的這項新特質，是當代的特色，當時可是咆哮的二〇年代（Roaring Twenties），連渥太華這種小鎮，女性獨立與享樂主義的微風也在人行道上擾動，吹起改變的風潮。表盤畫工個個年輕貌美，渴望出去見見世面。

而且此時搬出去再好不過了……。「禁酒令在渥太華嚴格施行。」一名居民解釋，「鎮上有許多酒館和賭場。」不只這樣，還有大型樂團和各種尋歡作樂。表盤畫工也隨著二十世紀爵士男孩（Twentieth Century Jazz Boys）以及後來的班尼．固德曼（Benny Goodman）起舞。就在一九二三年，查爾斯頓舞（Charleston）的風潮席捲美國，鐳表盤的女工舞動膝蓋，盡情跳舞，頭髮和擺動的洋裝上有鐳，發出夜光，讓那些派對變得更加特別。「許多女孩，」楷瑟琳．伍夫回憶道，「以前都穿漂亮的洋裝到工廠，這樣晚上參加派對時，洋裝就會發光。」

這讓女工更有理由買高檔的時尚服飾：她們喜歡買最新的鐘形帽、有蝴蝶結的高跟鞋、手提袋、珍珠串。女工們不只下班後才尋歡作樂，上班時也玩得盡興。這裡跟奧蘭治的作坊一樣，主管們——瑞德氏夫婦和莫瑞小姐——在樓下工作，讓女工在二樓自由玩樂。午餐時間，女工會把剩餘的鐳塗料拿去暗房，她們想到了好點子可以玩新遊戲。

「我們以前會用剩下的鐳塗料來畫眉毛、嘴脣、睫毛，然後到暗房裡看看自己的模樣。」瑪麗回憶道。女工下午工作時，會再拿到一罐新的物質，所以可以把早上剩下的塗料用完。瑪麗以前經常用夜光漆亂畫鼻孔和眉毛，接著再給自己畫上精緻的八字鬚和滑稽的下巴。女工喜歡互相扮鬼臉，認為這樣很好笑。夏洛特・內文思記得，她們會「關掉電燈，看著鏡子裡的自己哈哈大笑，（我們）在黑暗中發光」！

儘管大家笑哈哈，但是那模樣著實令人看了毛骨悚然。在暗房，日光透不進去，完全沒有光線——只有女工們塗在赤裸肌膚上的元素在發光。她們自己也完全隱形，只看得見鐳。但是，如同瑪麗自己所說的，那只是「好玩而已」。

越來越多女孩加入鐳表盤，跟她們共事，其中包括法蘭西絲・葛雷辛斯基（Frances Glacinski）、愛拉・克魯斯（Ella Cruse）、瑪莉・達菲（Mary Duffy）、蘿絲・湯森（Ruth Thompson）、熙蒂・普雷（Sadie Pray）、黛樂・哈維斯頓（Della Harveston）、伊內絲・寇可倫（Inez Corcoran）。在作坊裡，伊內絲就坐在楷瑟琳・伍夫旁邊。「我們是一群開心又活潑的女孩。」夏洛特・內文思開心回憶道，「渥太華最亮眼的一群少女，我們有自己的小圈圈。」這群少女一起工作，一起跳舞，到當地的旅遊勝地飢餓岩（Starved Rock）和河邊郊遊。

那段歲月無比美好。楷瑟琳的姪子後來談到那段幸福的日子說：「她們以為永遠不會結束。」

第九章

紐澤西州奧蘭治
一九二三年六月

奧蘭治也時值咆哮的二〇年代——但是桂思．傅來爾沒有心情跳舞。她得了怪病：背部和腳掌輕微疼痛，沒有大礙，但是造成走路不舒服。她肯定不想跳舞，儘管銀行裡的女孩依舊繼續狂歡作樂。

她試著把疼痛拋到腦後，去年她也有出現一些疼痛，但是疼痛忽來忽去，她希望這次新出現的疼痛痊癒之後，永遠不會再復發。她以為自己只是過度操勞：「我以為只是輕微的風溼，所以就沒有理會。」桂思有比腳痛更重要的事要操心，她在職場獲得升遷，現在是部門主管。

然而，讓她傷腦筋的不只有腳痛，早在一月，桂思就去看牙醫，做例行檢查；牙醫拔了兩顆牙，雖然感染持續了兩個星期，但是牙痛最後還是痊癒。但是現在，過了六個月後，拔牙的地方出現一個洞，流出好多膿，又痛又臭，味道很噁心。桂思有健康保險，準備花錢解決這個問題；她確信醫生能夠治好她的牙病。

但是倘若她知道幾哩外的紐華克發生什麼事，她可能就有理由懷疑醫生能不能治好她。桂思以前的同事愛琳．魯道夫仍舊不斷付錢，請一個又一個醫生幫她治病——但是疼痛絲毫沒有緩解。她現在接受過手術和輸血，但是都毫無效用。愛琳的顎骨不斷腐蝕，一點一滴將她活活吞噬。她感覺得出來自己日漸虛弱，耳朵裡脈搏砰砰搏動，心跳加快，試著讓嚴重貧血的身體獲得更多氧氣——但是儘管心跳越來越快，她卻覺得元氣不斷衰弱，無法阻擋。

在奧蘭治，海倫．坤藍的心搏聲戛然停止。

一九二三年六月三日她死於北傑佛森街（North Jefferson Street）的家中，母親內莉（Nellie）在她身邊。海倫死的時候二十二歲，死亡證書上寫的死因是奮森氏咽峽炎（Vincent's angina），又稱戰壕口炎，這是細菌感染造成的疾病，「牙齦感染擴散，造成口腔和喉嚨疼痛發炎漸趨嚴重，出現潰瘍、腫脹、組織壞死脫落」。她的醫生後來說，不曉得實驗室是否有進行檢驗，證實死因是這個病，但是死亡證書上是這樣寫。

「angina」這個病名來自拉丁文的「angere」，意思是「窒息或掐住脖子」。她口腔潰爛最後擴散到喉嚨的時候，就是這種感覺。海倫就是這樣死的，這個女孩以前總是活蹦亂跳，裙擺飛揚，讓男友癡癡凝望，嘖嘖讚嘆她熱愛生活與自由。她在世的時間極其短暫，感動了認識她的人，現在，突然之間，她走了。

六個星期後，愛琳．魯道夫步上她的後塵，也進了墳墓。她在一九二三年七月十五日正午十二點死於紐華克綜合醫院（Newark General Hospital），她前一天才入院，當時二十一歲，據說死的時候，顎骨「完全」壞死。醫生認為她的死是工作造成的，但是死因卻被診斷為磷中毒；主治醫師承認這個診斷「有待商榷」。

凱薩琳．蕭親眼目睹表親遭受病痛折磨的每個階段，她說那是「恐怖的怪病」。她既氣憤又困惑，同時也悲痛欲絕。她知道愛琳曾經告訴亞倫醫生，說擔心自己的病痛是工作造成的，但是從那時候起，家人始終沒有聽到任何回覆。她們沒聽過約翰．羅奇或薩馬托斯基博士的名號；對於薩馬托斯基博士做完檢驗後提出的推斷，她們也一無所知。其實，看完薩馬托斯基和兩名調查員的報告之後，勞動局根本沒有採取行動。

完全沒有採取行動。

凱薩琳是個聰慧堅毅的少女，如果主管當局不打算採取任何行動，那她就自己採取行動。七月十八日，蕭家埋葬了人生既短暫又淒慘的愛琳，隔天，在滿腹悲傷和麻木酒醉的刺激下，凱薩琳前往位於法蘭克林街（Franklin Street）的衛生局（Department of Health）。她告訴那裡的一名官員，她有事想要舉報。她把愛琳的事一五一十告訴那名官員，她如何慘死，還有茉莉．馬賈一年前如何死於相同的中毒。她強調凶手就是奧蘭治亞登街（Alden Street）上的美國鐳企業。

「還有另一名女工，」她報告道，「現在也出現病痛。」她明確說道：「她們必須用嘴脣把畫毛舔尖。」就是舔尖造成這一切的疾病、這一切的痛楚。

這一切的死亡。

凱薩琳提出舉報之後便離去，希望並且認為官方現在會採取行動。官員寫了備忘錄，記錄她來訪的事，但是最後卻只有寫：「工廠有一名主管名叫韋特，說她說的話不是真的。」

就只有寫這樣。

*

至少以前的同事注意到海倫和愛琳的死。「以前我在工廠認識與共事的許多女孩紛紛去世，速度快得嚇人。」琨塔・麥當勞說，「她們全都是健健康康的少女，這著實古怪。」

然而，那年夏天，琨塔忙著處理家務，沒有時間多想這件事。七月二十五日，她生了第二個孩子羅伯（Robert）。「我們在一起全都好開心。」她回憶那段時光。她和丈夫詹姆斯現在擁有完美的家庭：一個小男孩和一個小女孩。還在等待上帝賜予第一個孩子的雅爾碧娜阿姨，十分溺愛這兩個孩子。

懷孕期間，琨塔跟許多女性一樣，腳踝腫起來。生海倫的時候很輕鬆，相對之下，生羅伯時，她吃了許多苦，遭遇難產，動用了鉗子。生下羅伯之後，她以為自己會康復，結果背反而痛了起來；腳踝的舊疾也依舊令她傷腦筋。「我走路一跛一跛。」她後來回憶道；她用家常藥方來治病。結果：「有一天晚上我上床睡覺，」她回憶道，「早上醒來骨頭劇烈疼痛。」她請當地一位醫生到家中看診，醫生診斷是風溼，開始幫她治療，每次出診費用是三美元（折合現在的四十美元），兒子剛出生，她和詹姆斯必須節省額外花費，但是她實在痛得無法自行去看診。

到了那年年底，她一共看過那位醫生八十二次。

一九二三年夏天結束時，奧蘭治的衛生局官員樂諾兒・楊（Lenore Young）終於調查凱薩琳・蕭在七月中旬的申訴，她查閱死亡女工的記錄——發現茉莉・馬賈死於梅毒，海倫・坤藍死於奮森氏咽峽炎。

「我嘗試聯絡韋特，」她補充說，「但他不在鎮上。」就這樣，她什麼都沒做。「我把這個案子擱下，忽視了……但是沒有完全忘掉。」

表盤畫工要是看了她的通信，那些持續在受苦的人肯定覺得她的話根本是於事無補的安慰，包括海澤・文森。海澤還在接受齒槽膿漏的治療，牙齒繼續被拔，她的牙齒就像那些老朋友，一一死去，直到最後，她覺得自己的嘴巴活像個陌生人。現在她痛到無法忍受，無法再工作。朋友和家人都目不忍視，尤其是西奧，他從兩人十幾歲的時候就愛著海澤，覺得未來彷彿在懷中瓦解。他求海澤讓他支付看醫生和牙醫的費用，但是海澤不願意接受他的錢。

他不肯就此妥協，他深愛這個女人，他以男朋友的身分幫忙付錢，海澤不接受，那如果他娶海澤為妻，海澤就會接受他的錢嗎？因此，不顧海澤病得嚴重，他還是娶了海澤，因為他相信，海澤變成他的妻子，他就能好好照顧海澤。他們一起站在祭壇前，他承諾會愛海澤，不論生病或健康……

那年秋天遭受病痛折磨的鐳女孩不只有這位新婚新娘，一九二三年十月，瑪桂麗特・卡羅還在作坊工作，出現了嚴重牙痛，臉腫了起來。接著十一月又有一名少女生病了。

「我的牙齒開始痛起來。」凱薩琳・蕭寫道。

凱薩琳親眼目睹過愛琳經歷的病痛，因此嘴巴開始痛起來時，肯定感到一陣驚駭。她很勇敢；沒有忽視疼痛，十一月十七日就去找治療愛琳的那位牙醫，看牙醫是否幫得了她，儘管牙醫盡了力，還是沒能治好她的表親。巴瑞醫生幫她拔掉兩顆牙，巴瑞檢查牙齒的時候注意到，牙齒「堅硬」易碎。他在凱薩琳的病歷補上這一句：「病人曾經在奧蘭治的鐳工廠工作，工作地點與魯道夫小姐相同……」巴瑞醫生吩咐凱薩琳盡快回診。

她很快就回診，一次又一次回診。拔牙後，牙齦無法癒合，她頻頻回到巴瑞醫生的診所：光是那個月就回去了五次，每次診療費兩美元（折合現在的二十七美元）；拔牙費用八美元（折合現在的一百一十一美元）。凱薩琳不笨：「我一直想到愛琳的情況。」她焦慮地說，「還有她顎骨的疼痛……愛琳和我的病肯定有關聯。」她也明白：「愛琳出現壞死的情況……她最後死了。」

凱薩琳想像力一直都很豐富，現在目睹了愛琳經歷的病痛，了解個中關聯，想像力旋即變成不停轉動的電影膠盤，反復無聲播放未來肯定會遭逢的畫面。她「極度驚愕」，萬分緊張，心理健康受到影響，情況始終沒有改善。一九二三年十二月十六日，另一名以前的同事楷薩琳・歐唐納（Catherine O' Donnell）去世。醫生說她死於肺炎和肺壞疽，但是凱薩琳認為事有蹊蹺。就這樣，楷薩琳變成了另一個縈繞在她心頭的鬼女郎，楷薩琳就葬在六個月前愛琳安息的那個墓園裡。

好多女孩生病了。聖誕節即將到來，桂思．傅來爾察覺，雖然顎骨部似乎漸漸好轉，但是背部和腳掌卻痛得越來越厲害。「腳掌僵硬，沒辦法彎折。」她回憶道，「走路的時候，腳掌必須完全打平。」但是她硬撐過整個秋天，沒有求援。「我沒有把病症告訴任何人。」

但是她瞞騙不了父母。丹尼爾和桂思．傅來爾觀察著長女過日子——通勤到銀行，幫忙做家事，跟年幼的晚輩玩——他們發現她那原本總是自信靈活的步態變了。她走起路來不禁一跛一跛，他們不能放任坐視不管。

「接近一九二三年底的時候，」他們的女兒桂思坦承，「我的症狀變得明顯，父母堅持要我去看醫生。」她乖乖聽話了，跟奧蘭治的骨科醫院（Orthopaedic Hospital）預約一九二四年一月五日看診。

那是在聖誕節過後。到了一九二三年聖誕夜，瑪桂麗特．卡羅感到不知所措，整個秋天她都強忍病痛，繼續到作坊工作，不顧健康日益惡化。舔尖的作法在一九二三年年底被禁止了，領班喬瑟芬．史密斯透露：「公司提出警告，禁止畫工用嘴巴把畫毛舔尖，理由是口腔裡的酸液會破壞黏著劑。」

瑪桂麗特遵從新的命令。不過她工作時心不在焉，沒辦法再像以前一樣專心。她極度疲憊，臉色蒼白，身子虛弱，十月開始出現的牙痛快把她逼瘋了。她沒辦法吃東西，體重急速下降，令她驚惶；她喜歡的那些量身訂做的漂亮衣服現在鬆垮垮地掛在骨瘦如柴的骨架上，不再合身。

十二月二十四日下班時，她並不知道那是最後一次下班，因為，就在那天晚上，她去看牙醫，有兩顆牙齒痛得特別厲害，牙醫建議當天就把那兩顆牙都拔掉，瑪桂麗特同意拔牙。

牙醫拔牙時，一塊腐蝕的顎骨也跟著掉下來。

在那之後她就沒有回去作坊了。她回家了，去找姊姊莎拉和外甥女瑪桂麗特，去找爸媽，她試著把發生的事情告訴他們。她經歷了這麼可怕的事之後，聖誕節氣氛變得嚴肅靜穆——但是至少一家人全都在一起，比起那年冬天紐澤西州有幾戶人家少了家人，能團聚就該謝天謝地了。

卡羅家不曉得，沒有一個表盤畫工知情，就在這個月，美國公共衛生署（Public Health Service）針對鐳工人的問題提出官方報告。雖然報告指出，檢驗工作人員之後，沒有發現嚴重缺失，不過還是在接受研究的九名技術人員中，發現有兩人皮膚腐蝕，一人貧血。因此，這份報告向全國提出正式建議——包括紐澤西州、伊利諾州、沃特伯里鐘錶公司自行塗繪表盤的康乃狄克州、以及使用鐳的各個地方。報告寫道，處理鐳的人員務必採取安全防護措施。

第十章

伊利諾州渥太華
一九二三年

鐳表盤的雜務工在工作服上擦拭赤裸的雙手：他身上沾滿夜光塗料，衣服變得僵硬。他臉上唯一乾淨的地方就是嚼菸草流到下巴的兩道口水；他喜歡一邊工作一邊嚼東西——不只有他這樣。表盤畫工會把糖果放在桌上，每畫完一個表盤，不洗手就拿起糖果來吃；許多十幾歲的畫工都有這個習慣。後來，連在學的渥太華高中生也來工作，她們會在「高中三年找一個夏天去打工幾個星期」，賺點零用錢。

跟奧蘭治的情況一樣，鐳表盤的女工也慫恿朋友和家人跟她們一起到作坊工作。這棟舊高中校舍是一棟漂亮的建築，很適合在裡頭工作：高雅宏偉的維多利亞式磚砌建築，有巨大的拱形窗戶，高懸的天花板。法蘭西絲・葛雷辛斯基欣喜雀躍，因為小兩歲的妹妹瑪桂麗特也來到二樓，跟楷瑟琳、夏洛特、瑪麗、小佩還有其他人一起工作。瑪桂麗特是個美麗的少女，別人都說她「容貌秀麗」，她和姊姊都是波蘭裔。女工們也歡迎十五歲的海倫・曼奇（Helen Munch）加入，海倫身形消瘦，皮膚黝黑，喜歡擦鮮紅色口紅，指甲也塗成相配的鮮紅色；她「想要無時無刻動個不停」。

玻爾・潘（Pearl Payne）不同於這些十幾歲的少女，玻爾已經結婚了，來自附近的由提卡（Utica）。她二十三歲開始在鐳表盤工作，比某些同事大了整整八歲。她在一九二二年嫁給霍霸・潘（Hobart Payne），霍霸是一名電工，身材高瘦，戴著眼鏡；她說霍霸是個「好丈夫」。霍霸喜歡說笑，疼愛小孩，親友都說他「博學多聞」。

其實，他的妻子也是聰明伶俐。玻爾是十三個孩子裡的長女，雖然十三歲就必須離開學校去賺錢幫忙養家，但是她透露：「工作期間，我去讀夜校，聘請私人教師，讀完了七、八年級和一年高中。」她沒有就此停止接受教育：戰爭期間，她取得了護理人員執照，開始到芝加哥的一家醫院工作，母親卻在這個時候突然生病；她只好辭掉工作去照顧母親。現在母親病癒了，玻爾回到職場——結果來畫表盤，因為畫表盤的薪酬高過當護士。

玻爾和楷瑟琳・伍夫相處得特別融洽，玻爾個性溫柔，「從不口出惡言」，她的外甥藍迪（Randy）說。這兩個女人個性十分契合，而且都曾經照顧生病的親人——楷瑟琳負責照顧年老的嬸嬸和叔叔——讓兩人更加親近。比玻爾小三歲的楷瑟琳說玻爾是「最要好的朋友」。有趣的是，這兩個女人也長得很像：玻爾也是一頭濃密的深色頭髮，皮膚白皙，不過她的臉比楷瑟琳圓，身材也比較豐腴，還有頭髮是捲的。

玻爾跟夏洛特·內文思共事的時間只有短短幾個月。一九二三年秋天，夏洛特辭職離開鐳表盤，改行當裁縫師；她當表盤畫工只有十三個月。然而，這裡跟奧蘭治以前的情況一樣，一有女工離職，馬上就會有好多人來應徵職缺；奧莉薇·韋斯特（Olive West）就在此時加入作坊，變成楷瑟琳和玻爾的密友。副總監瑞德先生負責督導所有女工，他是莫瑞小姐的副手，女工經常跟他開玩笑。他偶爾到作坊突襲檢查時，表盤畫工總喜歡跟他嬉鬧——彼此逗趣鬥嘴。一名年輕女工回憶道：「我當時要結婚了，我記得有一天早上我穿著洋裝去上班，告訴主管瑞德，說我要辭職去結婚了。他開玩笑說：『別再回來，公司不會再用妳了！』」但是她最後說：「我幾個星期後又回去上班。」

瑞德先生耳聾，女工有時候明知道他聽不見，會故意跟他頂嘴，但是那都是善意的玩笑，女工很喜歡跟他共事。「我從來沒聽過她們彼此處得不好，從來沒有。」小佩的妹妹金（Jean）說，「每個人對彼此都既慷慨又友善。」

正是因為工作氣氛和氣融融，小佩·路尼才會不自覺喜歡上這份工作，把到學校教書的抱負忘得一乾二淨。她工作十分勤奮，甚至會帶表盤回家畫，小心描繪數字，她跟眾多的家人一起住在鐵軌旁邊的那間擁擠屋舍裡。

「她非常照顧我們。」妹妹金說小佩會跟大家分享優渥的薪酬。另一個妹妹珍（Jane）說小佩曾經買一件華麗的白飾邊鈷藍色洋裝送給她：這是珍八年級畢業的禮物，小佩送禮向來如此慷慨。姊妹們一致認同：「她是大家夢寐以求的那種大姊。」

小佩帶回家的不只有薪水和工作，還有她在作坊學到的遊戲。「她會用『咱們到黑暗中！』這個遊戲來娛樂弟弟妹妹。」小佩的外甥女達琳透露。她們在黑暗中發光，路尼家的小孩排成一排，用鐳畫八字鬍，活像發光的鬼怪，躲在掛在狹小臥室裡用來遮羞的毯子後面。跟小佩年紀最相近的妹妹楷薩琳，對於所見的這一切，如癡如迷，渴望跟小佩一起到作坊工作，不過她始終沒去成。人人都想要去那裡工作。

這就是為什麼玻爾．潘會大失所望，她才當八個月的表盤畫工，就得辭職再去照顧母親。她對此毫無怨尤，所以她跟朋友道別後，旋即回去由提卡，母親康復後，她繼續留在那裡，打理家務。她很少再想到作坊，專注於下一個夢想：跟霍霸成家。

這表示，一九二〇年代末期鐳表盤的主管們拍公司照片時，她沒有在照片中。所有女工——那天有一百多人出席——魚貫走到外面拍照。公司的男員工也有去，不過只有瑞德先生和他管轄的雜務工，總部的高階主管就沒出席了。男員工盤腿坐在女員工前面的地上，瑞德先生戴著白色平頂帽，繫著平常的深色蝶形領結。女員工排在男員工後面，有些坐在長椅上，有些站在舊高中的階梯上：三排表盤畫工，一群開心無比的女孩。許多女工剪成短髮，梳成最新的飛來波女郎髮型，穿著低腰洋裝，圍著長圍巾，帶著珍珠串。「我們以前都穿上街的服裝到工廠。」楷瑟琳．伍夫說道——不過那些上街的服裝可漂亮了。

楷瑟琳坐在前排，在照片中央，就在瑞德先生和莫瑞小姐的右邊。或許這象徵她的資深；她是數一數二的資深員工，現在她受到信任，偶爾會擔負畫表盤之外的重任。那天，她穿著長及小腿肚的深色洋裝，戴著長長的黑珠項鍊；雙腳雙手都交疊，跟平常一樣。她跟瑪麗．貝克不一樣，瑪麗開玩笑的時候，喜歡大動作比手畫腳。

現在，所有女工——喜歡開玩笑的和文靜的，工作認真的和漫不經心的——都靜靜坐著讓攝影師拍照。有些人互相擁抱，有些人手臂交勾，她們坐著緊靠在一起，眼睛看著照相機。快門關閉，照相機捕捉所有人的身影，把時間凍結在那一刻。鐳表盤的女工，在作坊外面：永遠年輕、快樂、健康。

至少在底片上是這樣。

第十一章

紐澤西州紐華克
一九二四年

巴瑞醫生一月從來沒有這麼忙過，病患一個接著一個上門求診，蒼白的雙手貼著消瘦的臉頰，這些女性向他詢問自己生了什麼病，眼神不只充滿疑惑，而且明顯透露出不適。

其中最嚴重的應該是瑪桂麗特・卡羅，瑪桂麗特第一次來找他是在一月二日，顯然不久前拔過一顆牙，引發了顎部壞死，他在許多女孩嘴裡都看到顎部壞死。凱薩琳・蕭又回來了；新婚的海澤・庫澤由巴瑞的夥伴大衛森醫生治療；奧蘭治工廠的領班喬瑟芬・史密斯和她的妹妹潔妮薇也去求醫。潔妮薇是瑪桂麗特・卡羅最要好的朋友，十分擔心她。

整體而言，牙醫們發現骨頭爛成五顏六色，只是程度不一。整體而言，牙醫們發現一種不知道怎麼治的病，不過牙醫從來沒有讓女工們了解病症多麼複雜難治；反正表盤畫工也始終不敢問牙醫。「我覺得巴瑞醫生知道該怎麼治。」凱薩琳後來說，「我不能問他為什麼我的症狀沒有改善。」凱薩琳仍舊極度焦慮不安；她只能勉強度日，根本沒辦法思考複雜的醫療問題。

對巴瑞而言，現在光是病例數目，就證明了他之前的論點是對的，這是職業病，他真的相信塗料中的磷是禍首；症狀像極了，病因肯定就是磷毒顎。

那年一月，儘管顎骨疼痛，史密斯家姊妹依舊在作坊。現在巴瑞給她們下了最後通牒，要她們辭掉工作，否則就不幫她們治療。

喬瑟芬·史密斯不理會他，不過，目睹朋友的症狀，她工作時倒是採取了一些防護措施。幫小組秤物質的重量時，她會綁手帕遮住口鼻，避免吸入粉塵。

八成因為有些生病的女工仍在工廠工作，巴瑞威脅患者辭職的傳言很快就傳到美國鐳企業的管理幹部耳裡，惹得他們略為惱怒。生意興隆：總裁亞瑟·羅德的公司跟美國海軍和陸軍航空隊（Army Air Corps）以及許多醫院和內科醫師簽了合約；Undark現在被認定是政府用的標準物質。顯然，公司不想要有人妨礙這些商機，因此，公司聽到巴瑞的話，八成認為他是在搬弄是非，一九二四年一月便採取行動，寫信給保險公司，保證不會有問題：「近來有人搬弄是非，尤其是牙醫，」他們寫道，「指稱本公司的塗繪部門會危害健康，造成公司前作業員（大概是指瑪桂麗特·卡羅）受傷，健康不佳，他們建議其他作業員辭職。」

顯而易見，這封信中完全沒有提到茉莉·馬賈、海倫·坤藍、愛琳·魯道夫和楷薩琳·歐唐納的死，但是這四名女工在死前很久就辭掉工廠的工作了，有些人甚至在死前幾年就辭職了，對於她們的死，公司似乎漠不關心，也可能根本就不知情。倘若公司有機會聽聞她們的死訊，只有愛琳的病被認為是工作造成的，醫生推測死因是磷毒顎，公司知道塗料裡不含磷，因此可以高枕無憂，因為醫生的懷疑根本沒有根據。公司認為愛琳是孤兒，父母英年早逝；她遺傳到那樣的基因，八成對這個世界從來就沒什麼依戀吧。

至於其他人，倘若公司裡有人調查過前員工的神祕死亡，官方資料顯示楷薩琳死於肺炎，海倫死於奮森氏咽峽炎，至於茉莉．馬賈，唉，人人都知道她死於梅毒。公司成立以來僱用超過一千名女性，在這麼多人裡只死了四個，似乎合情合理，因此公司信心滿滿推斷：「我們認為工作中沒有這類的危險。」

但是，這次，離職的表盤畫工不認同。一月十九日，巴瑞醫生在診所舉辦會議，至少凱薩琳．蕭、史密斯家姊妹和瑪桂麗特．卡羅出席。女工們跟日益憂心的牙醫討論彼此一模一樣的症狀。「我們討論在鐳工廠工作的事。」凱薩琳回憶道，「稍微談論工業病。」女工們一致認同：「我們的病就是工業病。」

但是……他們能怎麼辦呢？凱薩琳已經跟主管當局申訴了，但是毫無結果，即便有證據指出工廠有問題，卻沒人知道到肇因到底是什麼。然而，對女工而言，找出治療方法，比找出肇因迫切多了，至少要有辦法緩解疼痛，她們最擔心的是健康。海澤．庫澤現在疼痛難耐，幾乎要不停服用止痛藥。瑪桂麗特．卡羅來找巴瑞，希望能治好顎骨——但是大失所望。「我拒絕幫瑪桂麗特動手術。」巴瑞後來說，「因為根據之前治療愛琳．魯道夫和凱薩琳．蕭的經驗，我發現每次動手術，病情就會劇烈惡化，遠糟於手術前。」因此，縱使女工飽受牙痛折磨，他仍舊拒絕拔牙。他能做的，就只有持續觀察這些驚恐的女工。

他不知道自己還能做什麼，他有向別人求救，求教一位醫術高明的紐華克內科醫師海瑞森．馬藍（Harrison Martland），但是馬藍幫女工診察之後，也是大惑不解。「在牙醫診所裡幫幾個女工看診之後，」馬藍後來寫道，「我就對這件事不感興趣了。」

女工們得靠自己了。

就在鄰近的奧蘭治骨科醫院，桂思．傅來爾的運氣也沒有好到哪。她信守對父母的承諾，去給羅伯．漢非斯（Robert Humphries）醫生看診，檢查疼痛的背部和腳丫。漢非斯是醫院的主任醫師，「十分優秀」，四十歲的加拿大人。漢非斯仔細聆聽桂思訴說症狀，最後診斷為腳掌肌肉僵硬和慢性關節炎。他幫她打石膏固定幾個星期後，發現沒什麼改善，不禁擔憂了起來。

那年春天漢非斯還治療了另一名少女，名叫珍妮．史塔克，他沒想到她跟桂思．傅來爾有關聯；桂思在銀行上班，但是珍妮當過表盤畫工，一九二二年離職，她和桂思戰爭期間共事過。她膝蓋出現「非常古怪的症狀」，漢非斯自從幫她看過診以來，就一直對這怪疾傷透腦筋。

在一九二四年的第一個月，紐澤西州各地有許多醫生都一頭霧水——但是他們沒有互相交流心得，因此每個病例都被單獨診治。一月接近尾聲時，西奧．庫澤和海澤．庫澤夫妻倆決定到別處求醫，紐澤西州離紐約市很近，有些世界頂尖的醫生和牙醫在紐約市執業。一月二十五日，海澤勇敢忍受疼痛，前往大蘋果，到西奧多．布藍（Theodore Blum）醫生的診所求醫。

布藍是美國最早期的口腔外科醫師之一，是頗負盛名的專科醫師，率先使用X光來診斷牙病，收費昂貴，但是西奧堅持去找他看病。他認為可以拿家具去抵押貸款，支付醫藥費。倘若這樣能夠減輕海澤的痛楚，倘若布藍醫生能夠阻止她的嘴巴無止境地潰爛，這樣就值得了。

西奧．庫澤是個技工，並不富裕，他的家人也是；父親也叫西奧，是一名郵差。老西奧攢了錢，打算買一棟房子養老，但是現在說要把一些積蓄給兒子，拿去幫海澤治病。小西奧滿懷感激收下錢，準時帶海澤赴診。

布藍頭髮漸禿，八字鬍修得很整齊，戴著眼鏡，額頭很高。他向海澤自我介紹之後，旋即開始診察，立刻發現以前從來沒看過海澤那樣的症狀。她臉上長滿膿包，腫了起來，但是最讓布藍傷腦筋的是顎骨的情況：看起來簡直就像「被蟲蛀蝕」，上頭真的有一個個洞。

布藍尋思著，到底是什麼造成的？

花大錢找布藍看病是值得的，他後來會嘗試查明夜光漆裡到底含有哪些化學物質，但終究徒勞無功。眼下，他先詢問海澤的就醫和工作履歷，做出臨時診斷：她因為「接觸輻射物質而中毒」。他讓海澤住進紐約花卉醫院（Flower Hospital），接受顎骨手術。這是海澤第一次接受這種手術，但絕非最後一次。

雖然布藍提出了診斷，並且立即進行專業治療，但是卻沒有給予西奧渴求的東西：希望。那是他唯一真正想要的東西，想知道隧道的盡頭有光；想知道能通過這一關，走出隧道盡頭，重見天日，而且往後天天都是陽光普照。

相反地，布藍卻告訴他「康復的機會渺茫」。

現在再多錢都救不了他的妻子。

社區民眾注意到鐳女孩的痛苦了，同樣在一月，一名熱心公益的居民向勞動局投書，表達對奧蘭治工廠的擔憂。這次，約翰．羅奇的上司安德魯．麥布萊（Andrew McBride）局長介入偵查，拷問衛生局官員樂諾兒．楊去年夏天查出了什麼。她為看似「怠忽職務」的行為道歉，立即訪視生病的女工，最後建議請公共衛生署協助偵辦。

但是麥布萊認為證據不充分，因此沒有批准那樣做。他的理由可能是政治考量，因為勞動局偏袒企業，根據州法律，即便工廠造成危害，勞動局也無權勒令停工。基於這些因素，勞動局現在只好認定工廠安全——完全停止調查表盤畫工的疾病，即便越來越多女工罹患相同的病症，他們仍舊這樣決定。

情況陷入了僵局。沒有確切的診斷結果。不知道病因。沒有人肯幫忙查明奧蘭治的鐳作坊到底發生了什麼事。

最後打破僵局的人著實讓人跌破眼鏡：美國鐳企業自己。

越來越多女工生病，公司發現，跟戰時的榮景截然相反，公司招募人員「十分困難」：有些女工辭職，沒有人要來替補；生產現在延宕了。潔妮薇．史密斯看到最要好的朋友瑪桂麗特病情日漸惡化，嚇得決定採取行動，在一九二四年二月二十日也遞出辭呈，此舉是壓垮駱駝的最後一根稻草。副總裁韋特銜命查明潔妮薇為何要辭職，結果她說是因為巴瑞醫生下了最後通牒；巴瑞牙醫對於自己古怪的要求堅持到底。

缺乏作業員對公司可是一大憂患，但是在大約同一段時間，還有一項令人憂心的發展，讓他們嚴正警覺，審慎注意前員工發生了什麼事。三年多以來，海澤的母親葛瑞思・文森（Grace Vincent）一直看著女兒受苦，海澤承受著無休止的痛苦，沒有母親能夠忍受。布藍醫生說現在已經沒有希望了，所以文森夫人沒有什麼好損失了。於是她前往奧蘭治的作坊，丟下一封信，在信中告訴公司，說「她將會要求公司賠償造成她的女兒生病」。

這引起了公司的注意。

韋特立刻向紐約總部呈報這些發展，不久後，美國鐳企業的高階主管就決定展開調查，查明工廠裡是否有危險物質。流言和懷疑流傳太久了，不能再繼續傳下去，畢竟——現在，這樣對生意有害。

第十二章

鑒於公司營運嚴重衰退，總裁亞瑟．羅德親自指揮調查。一九二四年三月，他到哈佛公共衛生學院找生理學教授賽索．尊克（Cecil K. Drinker）博士，請他到奧蘭治的工廠進行調查。尊克是有執業資格的醫學博士，也是公認的職業病權威；羅德為了確保萬無一失，延請頂尖人才。羅德寫信告訴尊克：「我們必須明確查明物質是否會造成任何傷害。」

尊克認為他的信「非常有趣」，提議四月見面深談，這令羅德喜不自勝。羅德告訴他兩個病例，一個已經死了——可能是愛琳．魯道夫——另一個「大幅好轉」；羅德刻意強調後者：「我聽說她有很多家人得過結核病。」

尊克回信說明：「我們傾向認為」——跟賽索．尊克共事的有同樣優秀的妻子凱薩琳．尊克（Katherine Drinker）醫生，以及另一位被稱為凱索（Castle）的醫生——「你提到的那兩個病例純屬巧合。」然而，他補充說：「同時我們一致認為，沒有完整的調查，不宜妄下那樣的定論。」因此一九二四年四月他們要開始調查。

「大幅好轉」的病例是誰，羅德根本沒有說清楚，有可能是瑪桂麗特．卡羅，因為她的離職時間離現在最近（不過，其實，她仍舊病得很厲害），但是也可能是指桂思．傅來爾，她花了昂貴的醫療費，終於有了收穫。漢非斯醫生仍舊一個星期幫她看診一次，看看她被固定起來的背部和腳掌情況如何；現在，終於，她的症狀好轉了，醫生見了自然開心。

然而，漢非斯只有幫桂思治療身體，現在她的主要疼痛來源變成顎骨。就在羅德寫信給尊克的那個月，桂思到紐約的醫院住院一個星期；最近一次X光檢查顯示「顎骨出現慢性感染」，她找法蘭西斯．麥卡非（Francis McCaffrey）醫生求醫，麥卡非醫生幫她動手術，切除部分顎骨。然而，誠如內夫和巴瑞所發現的，每次動完手術，又需要再動其他手術，一次又一次，沒完沒了。「我不得不常常回醫院，」桂思後來說，「醫院簡直就像我的第二個家。」

桂思——跟許多以前的同事一樣——現在被困在惡性循環中，每次手術都要再付一筆醫療費。不久後，她不得不拋下尊嚴，向父母借錢；但是不斷增加的醫療費耗盡了她的積蓄和家人的銀行存款。

那年春天，美國鐳企業也在擔心錢。工廠生產延宕，如燃眉之急，尊克到四月才會展開調查，似乎還要等很久。雖然韋特好不容易又聘雇到六個女工，但還是不夠；現在高階主管仍舊必須解決作坊「人心皇皇」的問題。

因此，等待尊克展開調查之際，公司就先請延年益壽研究所（Life Extension Institute），對在職的表盤畫工團隊進行檢驗。他們對女工祕密進行檢查——不過報告有呈交給公司。「受檢人員，」

韋特寫信告訴羅德，「不知道我們有取得報告的副本……報告揭露的資訊十分機密，女工可能會反對我們取得那些資訊。」雖然研究所發現有些女工牙齒發炎，但是最後結論說，「沒有具體證據指出那些病症是職業所造成」。羅德心滿意足地寫信給韋特說，結果「正如我所料」。

然而，比較直接管理作坊營運的韋特就沒有那麼安心了。「關於這件事，我不像你那麼樂觀。」他寫信告訴上司，「延年益壽研究所雖然提出了報告，但是我不認為眾多作業員全都會滿意，我們必須等尊克醫生的最後報告，才能有效說服員工相信工作環境裡沒有有害的元素。」

羅德接著補充個人見解：「我們應該在工廠裡營造有利於工作的氛圍，」他寫信明確告訴韋特，「信任的氛圍跟驚恐懷疑的氛圍一樣具有感染力。」他建議說，他認為，「首要之務就是去見見巴瑞等人，那些人顯然沒有審慎思考，或者不懂專業知識，就妄下推論，信口雌黃」。

韋特聽得出來這是命令：一九二四年三月下旬，他就從命去拜訪巴瑞和大衛森。

這兩位牙醫冷淡地接待他，他們深信不疑，他們在病患身上看到的那些令人痛不欲生的惡疾，就是女工以前在美國鐳企業工作所造成的。韋特拜訪期間，他們氣憤填膺，認為他態度冷血。「你們應該關掉工廠。」大衛森氣憤告訴韋特，「你們已經賺了五百萬美元，為什麼還要為了賺更多錢，繼續害命？」

韋特沒有回答。

「如果我有權力的話，」大衛森咬牙切齒地告訴他，「我就關掉你們的工廠。」

了解女工情況後感到洩氣的，不只有這兩位牙醫。奧蘭治的衛生局官員樂諾兒・楊眼見勞動局對她建議請公共衛生署協助一事，毫無作為，她現在只好偷偷親自採取行動。一九二四年四月四日，她祕密寫信給消費者聯盟（Consumers League）的執行祕書凱薩琳・懷利（Katherine Wiley），消費者聯盟是全國性的組織，致力於為女性爭取更好的工作條件。「主管當局猶豫不決，」楊坦白告訴懷利，「消費者聯盟必須不斷糾纏官方，直到官方採取行動。」

懷利聰明進取，掌管聯盟的紐澤西州分會。她三十出頭歲，深色頭髮，個性簡樸，五官小得跟臉蛋不相稱，做事固執，幹勁十足。得知楊請求協助，懷利立刻出手相助。勞動局的約翰・羅奇提供懷利協助——他的上司麥布萊並不知情——他給了懷利患病女工的名單，好讓懷利可以自行進行調查。

差點就遲了，一九二四年四月十五日，又有一名少女喪命。漢非斯一直想辦法幫珍妮・史塔克治療膝蓋的怪疾，但是始終不見起色，她患病很短一段時間之後就突然死去，得年二十歲。

死後的隔天，羅德依約跟尊克氏夫婦見面，他先帶他們去參觀工廠，接著上樓到作坊，訪談幾名女工，包括瑪桂麗特・卡羅。這著實令人訝異，她竟然在作坊裡，不只因為她早就不在那裡工作；更重要的是，從一九二三年的聖誕夜起，她就只出門去給巴瑞醫生看診，其餘時間都足不出戶。有可能是公司特別請她來跟尊克氏夫婦見面，意在破除瑪桂麗特是因為工作才生病的傳言。

姊姊莎拉・梅勒佛陪她來。莎拉現在走路得拄拐杖，還在工廠裡工作，當表盤畫工；卡羅家家境貧窮，瑪桂麗特沒辦法再工作，醫療費不斷增加，因此她們必須拚命賺錢。當然，莎拉的病痛跟瑪桂麗特的截然不同，顯然她認為跛行的腿跟瑪桂麗特嘴巴的可怕疾病沒有關聯。

賽索．尊克醫生長得英俊，一頭茂密的淡金色頭髮。他向瑪桂麗特自我介紹之後，立即關心起她的健康狀況。她面容消瘦，臉色十分慘白，手拿著繃帶，緊緊壓著滲出液體的臉頰；她描述「臉骨疼痛」的狀況，顯然病得很嚴重。

凱薩琳．尊克轉向羅德，告訴他說，這天的參觀調查得不夠充分。她說，她們夫婦倆改日必須再回來奧蘭治，全面調查工廠和員工。因此，花了兩天，從一九二四年五月七日到八日，尊克氏夫婦展開澈底調查。這兩位科學家現在認真研讀過關於鐳的所有文獻，跟同事凱索回到工廠，進行詳盡調查。三名醫生一起調查工廠營運的所有不同層面，副總裁韋特一路陪同。

他們跟首席化學家艾敦．雷門（Edwin Leman）博士見面，發現他的雙手「嚴重受傷」，然而，當他們提到他手上的傷時，他卻「輕蔑地說以後絕對不可能再受傷」。他八成把總裁的提點謹記在心，工廠的頂層主管應該營造信任的氛圍。

尊克氏夫婦馬上就發現，「工廠上下的主管都是」這種蠻不在乎的態度。「似乎，」賽索．尊克後來寫道，「完全不曉得工廠製造的物質潛藏什麼危險。」羅德甚至告訴他說，「鐳造成的傷處從來沒長過惡性腫瘤；這句話荒謬至極，實在太容易反駁」。

在二樓的作坊，醫生們對工人進行全面醫學檢驗，挑選二十五名員工代表接受檢驗，女工檢驗在廁所進行，被指定的表盤畫工一個接著一個緊張地敲廁所的門，聽到唱名後才走進去。

莎拉．梅勒佛被選中了。她遵從醫生們的要求，張大嘴巴，讓醫生觸摸牙齒；接著醫生用力觸摸鼻子和喉嚨，她動也不敢動；最後她露出虛弱的手臂內側，讓醫生抽一小瓶血。接著換到暗房接受檢驗；凱薩琳．尊克在暗房檢驗幾名女工，有些檢查得十分私密，好判定在全暗的地方她們會發出多亮的夜光。

哇，那夜光。那亮光。凱薩琳．尊克看得目瞪口呆。女工在暗房裡脫掉衣物，她目睹粉塵殘留在她們的胸部、貼身衣物、大腿內側。粉塵遍布各處，就像愛人的吻那麼私密，遊走於女工的四肢，橫越雙頰，往下游移到脖子後側，繞了腰一圈，留下了痕跡……粉塵跳著輕如羽毛的舞步，碰觸著看不見的柔嫩肌膚，在每一吋肌膚上留下了痕跡。粉塵美得令人嘆為觀止——而且一旦滲入女工的衣物，就變得頑強。尊克氏夫婦發現，就算用力洗，粉塵還是「緊緊黏在皮膚上」。

尊克氏夫婦不只調查工廠而已：他們還拜訪巴瑞醫生，還有約見幾名現在出現類似症狀的表盤畫工，包括桂思．傅來爾。然而，桂思在紐約接受醫術高超的麥卡非治療，成了例外；尊克氏夫婦驚喜地發現她的病症「恢復良好」。

瑪桂麗特．卡羅就不一樣了。在巴瑞的治療下，病痛沒有緩解，她開始找治療過茉莉．馬賈的內夫醫生求醫。瑪桂麗特的外貌現在慘不忍睹——以前她喜歡引人注目的羽毛帽和光亮的流行服飾。她皮膚慘白，身體瘦削，不過最慘的還不是外貌，而是身體裡面，「嘴巴不停流出惡臭的膿水」。她痛不欲生。

內夫全力幫她治療。「我每天至少會去那裡一趟。」他回憶道。從他的診所到卡羅位於奧蘭治主街（Main Street）的家，要開車十五到二十哩，不過有時候他一天會去照護卡羅二到六次。有時候，他回憶道：「我會一次待在她身邊長達三天三夜。」這樣貼身的照護，遠遠超出卡羅家的預算，因此內夫基本上是免費照顧她。他是一片好意，但是這不必然表示瑪桂麗特獲得的照護是最有療效的。

然而內夫比大多數人更了解這個病，即便他當時不明白他已經越來越了解這個病，會造成什麼影響。

內夫醫生是個道道地地的醫療人員。他驚駭地用手指碰碎茉莉．馬賈的顎骨後，竟然為之著迷——於是留下碎骨，那片骨頭形狀古怪，彷彿被蟲蛀蝕一般。茉莉死後，他偶爾會把碎骨拿出來檢視，拿在手上翻來轉去，但是始終參不透；不管骨頭多麼古怪，反正茉莉死於梅毒。接著內夫就把碎骨收進書桌抽屜，X光片也放在裡頭，最後他把這事給忘了。

後來，有一天，他出於工作需要，到那個擁擠的書桌抽屜翻找X光片，在零散的雜物中匆忙搜尋，想找出X光片。結果大吃一驚，他最後拿出來時，片子不再是烏黑的，上頭出現「白霧」，彷彿有東西投影到上頭。不過抽屜裡就只有舊檔案和被遺忘的碎骨。

他把X光片翻來轉去檢視，確定片子確實遭到破壞。其實X光片傳達了訊息，只是意義不明，內夫根本不曉得是什麼意思。

即便經過了這些時日，茉莉．馬賈仍舊無法出聲。

第十三章

雖然內夫不曉得為什麼片子會出現白霧，但是瑪桂麗特・卡羅仍舊感謝他細心照料。瑪桂麗特仍舊懷抱一絲希望，說「最近有稍微覺得好一點」。不過看診的醫生們都說，「她的樣子跟她說的不一樣」。消費者聯盟的凱薩琳・懷利進行獨立調查，在一九二四年五月跟她見面，懷利看了十分震驚，說她是「病懨懨的可憐少女，一看就知道她的情況很糟」。那種痛苦的程度實在令人目不忍睹，懷利後來寫道：「見過一名受害者之後，我從此寢食難安，我一定要看到有人出面解決問題，確保這種事不會再發生。」她決定繼續追查這件事，直到有人出面解決問題。

她真的繼續追查。她繼續訪問其他女工，包括喬瑟芬・史密斯，但是喬瑟芬「仍舊在公司工作，因此不願談論這個話題」。懷利不放過任何一條線索，也拜訪了凱薩琳・蕭和伊迪絲・米德；茉莉・馬賈生重病期間，米德從頭到尾都在照顧她。這位護士還沒忘記以前的同宿朋友。「米德小姐希望，」懷利寫道，「能盡一己之力，避免別人發生這種悲劇。」

懷利也是這樣想。聽到海澤的母親想要索賠，懷利旋即求助當地的一名法官，向他請教受害家庭該如何採取法律行動。但是法官告訴懷利，紐澤西州的法律對女性不利。其實，紐澤西州州的立法頗為先進；那年一月才剛施行一條新法，規定雇主必須賠償工業病。但是——這個但是很重要——法律只規定賠償九種疾病，而且追訴時效只有五個月，也就是說，任何法律主張都必須在受傷起的五個月內提出。一來「鐳中毒」——假設女工真的是鐳中毒——並非法律規定可以獲得賠償的疾病；二來大部分的女工都已經離開美國鐳企業數年，早就超過五個月。法官坦白告訴懷利：「倘若有朝一日法律規定賠償鐳中毒，也是不溯及既往；所以，對於這些女工，實在愛莫能助。」

受害家庭也遭遇同樣的阻礙。瑪桂麗特．卡羅澈底破產，走投無路，現在也考慮採取法律行動，希望獲得賠償金，好支付治療費用，但是她和海澤．庫澤的家人都找不到願意不用預先收費的律師幫忙打官司。懷利黯然說：「她們沒錢。」

一九二四年五月十九日，懷利帶著調查結果回到勞動局，她直接把調查結果呈交給最高主管，局長安德魯．麥布萊，但是麥布萊得知消費者聯盟干涉此事，「火冒三丈」。他得知副局長羅奇竟然把患病女工的名單交給懷利，更是怒不可抑。麥布萊把羅奇叫來兩人面前，懷利說：「當著我的面把他罵得狗血淋頭。」然而，懷利一點也沒有被麥布萊的暴怒嚇到：她繼續與麥布萊爭論。麥布萊爭不過這個糾纏不休的女人，問她到底想怎樣。

「美國公共衛生署展開調查。」她立刻回答。

「用寫的。」他不耐煩地回答。懷利馬上就寫。

就在懷利繼續為女工奮鬥時，一切問題的中心——美國鐳企業又有新進展。尊克氏夫婦之前忙著評審所有檢測結果，現在一九二四年六月三日，他們把完整的最終報告交給公司。

十五天後，六月十八日，韋特去函勞動局的羅奇，分享醫生們的判定結果。他沒有寄冗長的完整報告，只寄員工醫學檢驗結果的表格，顯示員工的血液「完全正常」。「我不相信，」韋特信心滿滿寫道，「一般產業的員工如果做類似的檢驗，結果會跟這份表格有所不同。」勞動局認同：表格顯示「每個女工都十分健康」。

公司洗刷罪名了，羅德總裁立刻把這個消息傳出去。「他告訴所有人，」一名觀察家說，「他安全無虞，因為他手握報告，證明他不用為女工的疾病負任何責任。」正如羅德所期盼，工廠的情況立刻改善了：「謠言大多平息了。」內部備忘錄滿意地記錄道。

因此，西奧多．布藍醫生在這個時候去求公司幫助他的病患海澤．庫澤，實在是選錯了時機。自從一月海澤第一次向布藍求診起，多次住院，接受過許多次手術和兩次輸血，但是病情還是急速惡化。醫療帳單來得太快，西奧．庫澤和父親無力支付。有些醫生很富裕，對海澤的怪病感興趣，免費幫她做了許多治療，但是醫療費還是高達數千美元。西奧把家當全都拿去抵押借錢，父親的畢生積蓄也都丟進了財務黑洞，父子倆一把錢從銀行拿出來，錢就被吞掉了。

海澤迫切需要照護，但是家人無力負擔，因此布藍只好直接向公司求助。他刻意強調不是要來興師問罪——縱使此時布藍已經斷定這病無疑就是畫表盤所使用的物質所造成。「問題不在於貴公司需不需要負責，」他寫得小心，「只是我認為，倘若貴公司資金有餘裕，應該想辦法資助女工。」他不想要追究罪責：現在是攸關人命呀。

美國鐳企業迅即回應。尊克氏夫婦的報告讓公司信心滿滿，因此公司拒絕給予任何協助；倘若伸出援手，「開了先例，本公司認為那是不智之舉」。五年前，公司花五美元賠償損毀的衣物，結果被敲竹槓；他們不會重蹈覆轍。他們反而得意大談新近的調查結果：「閣下指稱怪疾是女工在我們工廠工作所致，我們對此進行詳盡的調查，結果顯示我們工廠裡沒有任何事物可能引發此病。」信的結尾寫得不怎麼真誠：「抱歉，本公司無法提供您金錢協助。」

布藍萬分震驚。「我只不過是懇求貴公司幹部慈悲為懷，想辦法幫幫這位可憐人，」他回信寫道，「我必須承認，貴公司竟然沒有看到這個問題的人道面，著實令我訝異。」

但是公司一點都不在乎他的冷嘲熱諷，他們沒有罪——他們手中有報告可以證明。

第十四章

凱薩琳．蕭迫不及待地盼望暑假到來，過去十二個月實在糟糕透頂：表親愛琳去年七月去世，距離現在幾乎快一年了，接著凱薩琳自己的牙齒在十一月開始出現毛病。她知道醫生們都說她「神經質」，她盡量不去想自己的病況，但是實在很難辦到。她最近到一家公司上班，希望這樣能讓自己別一直胡思亂想。

結果，凱薩琳胡亂換工作，公司換過一間又一間，因為身體病痛或心理焦慮而離職，也可能是在找下一個能夠讓她分心的工作，她非常需要讓自己分心。她從滾珠軸承公司換到保險公司，再換到汽車公司，接著又回到舊公司，從來不在一個地方待特別久，總是必須找五花八門的理由離職，反正，不論在哪裡工作，她賺的錢大多得拿去付醫療費。

父親威廉擔心她的心理狀況，這點她知道。父親很疼愛她，總是想辦法讓她打起精神，或者拿薪水幫她付醫藥費。威廉賺得不多——他只是工廠的雜工，一家人住在髒亂的三樓公寓——但是他無怨無悔地全力為女兒付出，只求女兒能夠康復。

這個夏天，凱薩琳打算休息，她需要好好養病。她才二十二歲——可是愛琳還活不到這個年紀，凱薩琳想到這一點不禁悲從中來——而且她必須好好回想年輕的那種感覺。這一切煩憂快把她壓垮了。

然而，到了一九二四年七月，凱薩琳卻說：「我不能離開，顎骨的情況搞得我好焦慮，我決定到紐約市找醫術高明的牙醫求醫；我得動用度假經費重新做X光檢查。」

恰巧，她選擇找正在幫海澤．庫澤治療的布藍醫生求診——抑或許不是巧合，因為布藍在醫界聲望極高。五月的時候，凱薩琳曾給另一名牙醫拔一顆牙；齒槽還沒癒合，這變成了令人苦惱的常態。感染的地方疼痛難當：「這幾個月我承受的痛，」她說，「簡直就像牙醫日復一日無時無刻拿著牙鑽鑽著我的活神經。」一九二四年七月布藍幫她診察後，「建議她在身體狀況能夠承受的時候再來接受治療」；沒有獲得治療的凱薩琳只能先回家，擇日再來。

不知道出了什麼毛病，才是最可怕的事，她心裡這樣想。「我不顧一切，只求重獲失去的健康。」她黯然沉思，「但是我到現在都還沒重獲健康，沒人幫得了我。」

那個夏天她反復回到布藍的診所；跟她規畫的假期截然不同。有一次，她整個頭部右側劇烈疼痛，不得不緊急求診。她在診間裡把金黃色的頭髮從削瘦的臉龐上往後撥，向布藍說明疼痛的位置，整個頭顱右側都在痛。

布藍輕輕觸碰腫脹的顎部，一壓，齒槽就流出膿水。凱薩琳感覺到膿水噴到嘴裡，覺得好噁心。「為什麼我會遭受那樣的折磨？」她後來問道，「我從來沒有傷害過任何生物，我做了什麼事，為什麼要那樣懲罰我？」

她有一次去找布藍看診，巧遇同樣去求醫的海澤。海澤面目全非；有些病患染上這種新的怪病，臉部嚴重腫脹，腫得像橄欖球那麼大，雙顎流膿，海澤的症狀似乎就是這樣。母親陪她來，她完全無法說話，葛瑞思．文森必須代替女兒說話。她告訴凱薩琳，說海澤來布藍這裡看診六個月了。

這對布藍醫生的醫術可不是什麼好廣告。夏天還沒結束，海澤就被緊急送到紐約的醫院，住院三個月，遠離在紐華克的家人和西奧。為了付醫院的治療費用，她的丈夫把家產全都抵押了。去看醫生的不只有海澤和凱薩琳，在奧蘭治，琨塔．麥當勞發現越來越難照顧小孩，女兒海倫現在四歲；小羅伯剛滿一歲。她的問題是髖部疼痛，延伸到整條右腿。她現在跛行非常嚴重，再明顯不過了——輪流拖動雙腿，身子左搖右晃。模樣古怪至極，但是，她說：「我感覺好像兩條腿長短不一樣。」

這肯定是她胡思亂想。她活到二十四歲，四肢一直很正常；沒理由現在突然出毛病啊。然而，她的腿疾不斷惡化，羅伯在屋子裡飛快爬來爬去，她卻越來越跟不上羅伯，從這點尤其看得出來。她向奧蘭治骨科醫院的漢非斯醫生預約看診，可能是桂思．傅來爾向她推薦的吧。一九二四年八月，漢非斯拍了X光片，仔細判讀分析。他幫琨塔做身體檢查時注意到，琨塔「沒辦法移動髖部正常行走」，於是他特別查看髖關節附近有沒有問題。

啊！找到了！但那是什麼？

X光片上有一處「白影」，漢非斯回憶道。X光片看起來很古怪，「骨頭上布滿白色」。他從來沒見過這種情況。約翰・羅奇後來有撰文談論這個令人摸不著頭腦的病症：「整個情況著實令人費解，傷透腦筋……醫學和外科醫學都不曉得這股詭異的破壞力有多強。」

其實，有個人十分明白問題是什麼——有一個人，跟化學家薩馬托斯基一樣，很久以前就發現：「會出現這種病，是鐳造成的。」一九二四年九月，已經幫海澤・庫澤治療八個月的布藍醫生，在美國牙醫協會（American Dental Association）發表演說，談論顎部壞死。他只有提出海澤的案例，而且只有簡短粗淺說明，不過他是最早在醫學文獻裡提到他現在所稱的「鐳顎」。美國鐳企業聲稱自己無罪，他不相信；其實，他懇求他們協助海澤，卻得到冷酷無情的回應，激得他現在承諾海澤，「如果對公司提告，一定全力相助」。

有人可能會認為「鐳顎」這個新詞和布藍醫生開天闢地的診斷，會激發醫學界的想像力。但是其實其他牙醫都沒注意到；對醫學出版刊物一無所知的表盤畫工也沒注意到；內科醫生也沒注意到，像是奧蘭治的漢非斯。

一九二四年那年夏天，漢非斯站在琨塔・麥當勞的X光片前面，全然不知所措，但還是得向病患提出診斷結果。琨塔回憶道：「他們說我的髖部得了關節炎。」

於是漢非斯幫她的腿打石膏固定一個月，但是結果跟桂思・傅來爾不一樣，病情毫無改善。因此，那年夏天琨塔・麥當勞包著石膏，從橫隔膜到雙膝，身體完全不能動，希望病痛能改善。「我還能跛行，」她說，「但是要撐拐杖。」

但是跛行不利於身為母親的琨塔照顧兩個年幼的孩子，打上石膏後，照顧羅伯和海倫變得難上加難。可能是琨塔的姊姊雅爾碧娜出手相助，她還沒有自己的家庭；姊妹倆現在都住在奧蘭治，走路十五分鐘左右能到對方的家。

這浮誇的治療似乎有療效，不禁令琨塔寬了心：「打石膏減緩了疼痛，稍有幫助。」她回憶道。她試著不去想石膏下面發生什麼事，不去想她開始懷疑的事；她懷疑「有一條腿開始萎縮，變得比另一條腿還要短」。石膏打了九個月之久，夏轉秋之際，她覺得稍有改善，感謝漢非斯醫生的治療似乎幫了她。

此時正是感恩的時節。在感恩節當天，也就是十一月二十七日，海澤．庫澤終於從紐約的醫院出院，獲准回紐華克跟西奧和母親桂思團圓。一家人團聚在一起，試著心懷感恩，至少她回家了。

但是她從此變了個人。她「身體飽受折磨，心理似乎也受到影響」。牧師卡爾．坤畢（Karl Quimby）前去拜訪，撫慰一家人的心靈，說：「她承受了萬分的痛苦。」

一九二四年十二月九日星期二，海澤終於去世了，此時，家人悼念著她，把她擺在第一位，認為這是上帝最大的賜福。她凌晨三點死於家中，丈夫和母親陪在她身旁，得年二十五歲。她死的時候，遺體慘不忍睹，因此家人不讓她的朋友在喪禮中觀看遺體。

向主管當局通報她去世的是西奧；西奧安排幫她那飽受摧殘的遺體進行防腐處理，並且十二月十一日在羅斯戴爾墓園下葬。這些是他可以為海澤做的最後幾件事，海澤是他從小就深愛的女人。

他不想要去想未來；抵押的房子被禁止贖回了，父親為了幫他和海澤付醫藥費，變得一貧如洗，這些事他也都不想要去想。到海澤死的時候，老西奧已經把畢生積蓄都花光了。一家的花費——支付醫院、X光、救護車、內科醫師、到府看診、藥物和前往紐約——高達將近九千美元（折合現在的十二萬五千美元）。他們毀了自己，結果卻一無所獲。

消費者聯盟的凱薩琳．懷利跟這家人一直保持聯絡，繼續協助表盤畫工爭取權益。她對情況終於忍無可忍。主管當局毫無作為，令她心灰意冷，她現在追查兩條線索。首先，她寫信給愛麗絲．漢彌爾頓（Alice Hamilton），這位優秀的科學家被認為是工業毒物學的創立者，總是捍衛職業病的受害者；漢彌爾頓是哈佛大學的首位女教員，她的系主任剛好就是賽索．尊克。

對於尊克的奧蘭治工廠報告，漢彌爾頓全然不知情；雖然羅德利用那份報告平息員工的恐懼，並且主張美國鐳企業拒絕幫助生病的女工，合情合理，但是其實尊克還沒把報告送交給任何單位正式出版。因此，收到懷利的信時，漢彌爾頓以為沒有任何利益衝突，於是滿腔熱血地表示，希望消費者聯盟「全力追查這些案子——我會全力跟妳們合作」。她寫道：「據我所知，美國鐳企業的態度冷酷無情。」她盤算或許能夠以「特別調查員」的身分自行進行調查。

懷利的第二條進攻路線是，求助五十九歲的統計學家費德瑞克．霍夫曼（Frederick Hoffman），他專攻工業病，為保德信保險公司（Prudential Insurance Company）工作。讀了懷利的信之後，霍夫曼旋即展開調查，在懷利的敦促下，他首先去拜訪瑪桂麗特．卡羅。

瑪桂麗特在那個攸關命運的聖誕夜去找牙醫求診，距離現在已經將近一年了。霍夫曼在一九二四年十二月拜訪她時，發現「她情況淒慘，徘徊於生死關頭，顯然未來毫無希望」。他看了不禁感傷起來。那年結束之前，被公認為職業危害權威的霍夫曼，寄了措辭強烈的信給美國鐳企業的總裁羅德。「倘若此病能夠獲得賠償，我嚴重懷疑貴公司能逃避責任。」他尖銳寫道。他還補充說：「倘若再有病例出現，假以時日，法律終將會把此病列為可賠償，這點不言而喻。」

有人鳴槍示警了——而且奧蘭治的表盤畫工也抱定決心，這只是開端而已。尤其是瑪桂麗特，她沒辦法不去想，她為那家公司付出了一切——公司竟然這樣回報她。無人聞問；完全沒有多餘的錢可以緩解疼痛。不是只有她這樣，她的朋友也是如此。

雖然瑪桂麗特已經很久不曾感到健康快樂，但還依稀記得自己曾經是個活力充沛的少女，喜歡穿剪裁合身的時髦服裝，搭配漂亮的女帽。那年冬天，日曆一頁翻過一頁，新年到來，她鼓起全部的勇氣以及僅存的微弱氣力，請家人幫忙，因為她現在太虛弱了，沒辦法去做她需要做的事。但是這件事很重要，就算這是她在世上的最後一件事，她也要去做。

瑪桂麗特・卡羅克服萬難，終於找到一名律師肯幫她打官司，一九二五年二月五日，她對美國鐳企業提出告訴，求償七萬五千美元（折合現在的一百萬美元）。

表盤畫工展開反擊了。

第十五章

伊利諾州渥太華
一九二五年

瑪桂麗特的官司登上了紐華克的當地新聞，渥太華鐳表盤的女工可能無法得知——但是他們的雇主們肯定聽聞了。鐳產業是一個小池塘，鐳表盤可是裡頭數一數二的大魚。到了一九二五年，渥太華的作坊已經變成美國最大的表盤塗繪工廠，每天供應四千三百個表盤。生意興旺——鐳表盤絲毫不敢心存僥倖，深怕延誤營運，傳言一開始在紐澤西州傳開，就有同業的鐳公司遭遇這個問題。

鐳表盤現在謀畫了大策，避免發生相同的問題。他們在渥太華南邊十六哩處的史錐特（Streator）開設第二間表盤塗繪作坊，那裡的居民對鐳比較不了解。兩間工廠同時營運九個月，後來渥太華的員工顯然沒有耳聞來自東邊的傳言，沒有打算辭職，鐳表盤便關掉第二間作坊，有些員工調到渥太華，其餘的就直接丟飯碗。

鐳表盤也決定仿效美國鐳企業之前的作法，在那年稍後讓員工做醫學檢查，檢查由一位公司醫生在瑞德先生位於郵政街（Post Street）的家中進行。並非所有女工都接受檢查；楷瑟琳．伍夫就沒有接受檢查，這真是可惜，因為她最近剛好身體微恙。在鐳表盤工作兩年後，她後來回憶道：「我開始覺得左腳踝疼痛，後來又擴散到髖部。」偶爾痛起來的時候，她就會微微跛行。

另一名沒有接受檢查的表盤畫工是黛樂．哈維斯頓，她和楷瑟琳、夏洛特、瑪莉．維奇尼、愛拉．克魯斯、伊內絲．寇可倫都是第一批女工，她在去年死於肺結核。

然而，紅髮的小佩．路尼有被瑞德先生叫到他家做檢查，可是同事問小佩檢查結果如何，她卻只能說不曉得。在奧蘭治，檢查人員背著女工偷偷把醫學檢查結果告訴美國鐳企業；在渥太華，檢查結果直接送交鐳表盤，女工完全不知情。小佩和所有受檢的同事都沒有被告知結果。然而，小佩回到作坊的工作桌，一點也不擔心，拿起畫筆，舔了舔嘴脣，準備繼續畫。她一點也不擔心，她確信，如果有問題，公司一定會告訴她。

在渥太華的女工全部都還採用舔尖的作法，完全不知道在八百哩外，這種作法已經被禁止了。但是在鐳表盤的總部，高階主管密切注意紐澤西州的官司，現在開始偷偷思索，尋找別的上漆方式，以防萬一。他們試過羚羊皮，覺得吸水性太強；也用過橡膠海綿，但是效果不彰。然而，鐳表盤的副總裁魯佛斯．福戴斯（Rufus Fordyce）坦承，他們有點虛應故事：「我們並沒有認真想辦法，」他後來承認，「找出合適的方法，廢止舔尖的作法。」

鐳表盤最後指派瑞德先生去尋找替代作法。不久後，他便開始懵懂考慮瑞士表盤畫工所使用的那種玻璃筆，著手研發不同的設計。在此同時，渥太華的女工還是繼續工作。舔……沾……畫。她們也繼續玩樂。現在，年輕女工開始談戀愛，許多人都挽著男人的手臂。以前讀高中時，小佩．路尼最喜歡的歌是歌頌獨立精神的〈我不是任何人的心肝寶貝〉（I Ain't Nobody's Darling），不過現在她改變口味了：她正在跟名叫查克（Chuck）的好青年交往，有常識的人都看得出來，他很快就會求婚。

查克是綽號；他的全名是查爾斯．赫肯史密斯（Charles Hackensmith），聽起來高貴多了。他年輕英俊，一身肌肉，肩膀寬闊，身材高大，一頭淡金色捲髮；高中年鑑上這麼描述他：「好像冰冷的大理石運動員雕像活轉成真人。」但小佩．路尼聰明伶俐，要當她的男朋友，可不能頭腦簡單，四肢發達，查克也是絕頂聰明：他高中畢業時名列榮譽榜，接著去讀大學。「他接受過高等教育。」小佩的妹妹金說，「五育兼備，真的很文雅，十分優秀。」他從小住在小佩一大家子附近，雖然他現在離家去讀大學，但是週末都會回家，這對年輕情侶總會在週末盡情狂歡。

查克家裡有一間小屋，他會在那裡舉辦派對，用破舊的留聲機播放唱盤。觀眾在一旁拍手，一邊喝違法私釀的沙士，大家開始跳舞。每當查克把小佩抱向自己，兩人之間總是不留任何空隙：兩人身體緊緊相貼，隨著最新的爵士樂曲舞動。查克喜歡打情罵俏，他知道這個女孩與眾不同。

每個人都會去小屋；瑪麗・貝克就喜歡到那裡狂歡，每當要舉辦派對，她就會興匆匆呼朋引伴，慫恿大家參加。瑪麗在跟派崔克・羅希特（Patrick Rossiter）談戀愛，派崔克是工人，鼻子和五官都很大。瑪麗在國家警衛隊軍械庫（National Guard Armory）溜冰時認識他，他「活力充沛」，他的家人這樣說。「他以前很愛玩。」楷瑟琳・伍夫是小佩的好朋友，也會參加派對；她當時單身。路尼家一家人也會參加——「全家都去！」金朗聲說，「我們家一共有十個人！」

一九二五年的那個春天，渥太華發生了好多事，因此女工幾乎沒有注意到政府的檢查人員造訪作坊。但是，當然，這正中鐳表盤的下懷，紐澤西州的病例曝光之後，總部位於首都華盛頓特區的勞動統計局（Bureau of Labor Statistics）旋即開始調查全國的工業中毒問題。勞動統計局由艾索伯・史都華（Ethelbert Stewart）掌管；案發當地的幹員叫史班・凱（Swen Kjaer）。凱前往渥太華的作坊調查之前，先跟鐳表盤的副總裁魯佛斯・福戴斯見面，福戴斯「要求審慎調查，不要引發員工恐慌」。或許是因為這樣，凱竟然只有詢問三名女工。

凱在一九二五年四月展開調查，他先前往鐳表盤的芝加哥辦事處，約談福戴斯和一些實驗室員工；凱注意到實驗室員工的手指有傷。實驗室員工坦承鐳是危險物質，處理時「必須穿戴適當的防護裝備」。因此，鐳表盤的實驗室員工有配戴防護裝備：凱注意到作業員「有鉛防護屏提供完善的保護」，也有獲得休假，以減少接觸鐳的時間。

四月二十日，凱來到渥太華這座小鎮調查作坊，他首先去找總監莫瑞小姐談談。

「唔，」莫瑞告訴他，「我從來沒聽過這個工作可能會引發任何疾病。」其實，她繼續說，「不只沒有證據可以證明鐳會傷害女工的健康，我反而知道有些人似乎受惠於鐳，身體看起來明顯改善。」

凱問她舔尖的事，她告訴凱說，「公司警告過女工，必須先用專門洗畫毛的水把畫毛仔細洗乾淨，才能用嘴把畫毛舔尖。」。但是她坦承，「女工還是老用嘴巴舔尖。」

那天凱巡視作坊的時候，就有親眼目睹，每個女工都在舔尖；但是他注意到，女工個個「健康有活力」。巡視工廠的那一天，他觀察到女工的桌子上確實有用來清洗畫毛的水——但是後來，福戴斯給了他一張不同時間在作坊拍的照片，凱注意到桌子上明顯沒有水。

調查期間，凱也訪談渥太華的牙醫，查明是否曾經遇過嘴巴罹患怪病的病患。在紐澤西州，巴瑞和大衛森兩位醫生率先發出警報；如果渥太華也有問題，那麼當地的牙醫似乎理當最先得知。因此，在那個四月天的下午，他拜訪了三名不同的牙醫，包括在鎮上擁有最大診所的那名牙醫。那名牙醫幫幾名在工廠工作的女工治療；他告訴凱，「沒有出現惡疾的證據」。他答應一有病例出現，會馬上通報勞動統計局。其他兩位牙醫也說女工健康無虞，其實，他們大費脣舌地解釋，說「那些女工似乎沒什麼牙病」。

凱只花三個星期做全國調查，就戛然而止；美國幅員如此遼闊，事態可能相當嚴重，但是調查的時間卻如此短，實在令人匪夷所思。凱的上司艾索伯．史都華後來解釋為什麼這樣決定：「我們會注意到鐳塗料，是因為它跟我們在防範的白磷有關；當時我們最關心的是磷，而我們發現夜光漆的成分沒有使用磷。」勞動統計局大規模調查工業中毒，調查鐳塗料只是其中一個環節。

不過還有另外一個原因。史都華後來坦承：「我中止調查，不是因為我相信美國鐳企業外面沒有問題存在，而是因為如果要徹查到底，耗費驚人，勞動統計局無法繼續追查。」

然而，在那短短的三個星期，凱推出了結論。鐳，他堅信，是危險的。

只是沒有人告訴女工……

第十六章

美國鐳企業總部，紐約教堂街三十號
一九二五年

亞瑟．羅德度過了非常難熬的一天，打從姓卡羅的女工提出告訴，似乎天天都難熬。外頭大家傳得很難聽——他的公司名譽掃地，這個妄自尊大的窮鬼竟然控告公司害她「完全無法工作」和「嚴重受傷」。新聞報導影響了生意；現在只剩寥寥幾名表盤畫工留下來。

羅德不一定知情，但是這樁醜聞也影響了美國鐳企業協助沃特伯里鐘錶公司開設的表盤塗繪作坊；當地新聞報導卡羅的案子之後，這家鐘錶公司旋即禁止舔尖。

其實，可能還有另外一個原因，只是這家鐘錶公司絕對不會承認。一九二五年二月，那裡有一位名叫法蘭西絲．史布雷史塔克（Frances Splettstocher）的表盤畫工死亡。她生病飽受疼痛折磨，短短幾個星期就死了；她顎部壞死，臉頰腐蝕了一個洞。沒有人正式說她的死跟工作有關，但是有些同事認為有關。有一名沃特伯里的女工說，法蘭西絲死後，她「嚇死了，不敢再去表盤繪畫部門工作賺錢」。

法蘭西絲的父親也任職於沃特伯里，儘管「篤定」法蘭西絲就是被工作害死，他卻「不敢吭聲」，深怕被解僱。

唉，這些員工可真是逆來順受。

羅德請美國鐳企業的公司律師來打卡羅的官司，個個技術高明，而且價格昂貴。他們立即提出動議，要求駁回女工的告訴，主張本案應該交由勞工賠償局（Workmen's Compensation Bureau）審理；如果真的交由勞工賠償局審理，瑪桂麗特・卡羅必輸無疑，因為她罹患的並非那九種可以獲得賠償的疾病。然而，到目前為止，他們的法律謀略並沒有奏效——法官裁定本案應該由陪審團判決。

就羅德看來，情況日漸惡化。海澤・庫澤一家人也提出告訴，求償一萬五千美元（折合現在的二十萬三千美元）。律師也一直慫恿海倫・坤藍的母親內莉提告——偏偏醫生說她女兒怎麼死的，她就相信，認為沒有理由找律師打官司。這對羅德而言，算是不幸中的大幸。

卡羅小姐的姊姊莎拉・梅勒佛在提告之後，辭掉表盤繪畫作坊的工作，羅德心想這樣也好；反正公司也不可能繼續任用她。他沉吟了梅勒佛太太的事片刻。韋特告訴過他，莎拉・梅勒佛體弱多病——跛腳三年了，走路要拄拐杖，公司始終幫助她，讓她可以繼續工作。關於這個，羅德認為，有其父必有其子——如果一個姊妹體弱多病，可能是家族遺傳。

他認為這一切麻煩都是那個「婦女社團」惹出來的，凱薩琳．懷利從年初就一直寫信給他，他不滿地認為，懷利對這件事「異常感興趣」。他力勸懷利別插手，但是終究徒勞。羅德一度奉承她，說認為「貴聯盟對這類報導感興趣，天經地義」。懷利不但沒有被勸退，反而變本加厲，變得不只是眼中釘。

接著是正在進行調查的統計學家霍夫曼博士。他寫信告訴羅德說：「我絕對無意故意引發爭端。」但是卻在書信中極力批判美國鐳企業。他再度寫信給羅德，討論瑪桂麗特．卡羅，說瑪桂麗特「情況十分可憐」。他迫切要求羅德或一名公司代表親自去探視她，但是羅德置若罔聞。

羅德能夠應付這類的請求信——公司之前輕鬆打發布藍的資助請求——但是真正令他傷腦筋的是霍夫曼的調查。霍夫曼打算在調查結束後公布報告——可能會在具有影響力的美國醫學協會公布——但是羅德沒有想到，霍夫曼既不是內科醫師，也不懂鐳的專業知識，怎麼能獲得許可那樣做。羅德總是認為，「要在重要的醫學會議上發表任何專題演講，必須根據廣泛的研究或調查，甚至是兩者兼具。」他認為，「這樣的調查至少應該涵蓋美國全國，如果不包含瑞士和局部的德國和法國，就很難算完整。」霍夫曼研究得非常簡略，範圍只有美國的幾個地方，這樣就提出結論，他到底在想什麼？霍夫曼研究期間也拜訪了鐳表盤位於渥太華的作坊，以及在長島的幾間表盤繪畫工廠。倘若霍夫曼想要澈底調查此事，羅德心想，實在應該再認真調查個幾年，將範圍擴大到外國，才能提出結論。

但是霍夫曼卻只是寄問卷給幫女工治療的醫生和牙醫，以及訪問患者。霍夫曼後來說：「她們告訴我的故事全都一樣，她們做的工作都一樣，環境都一樣……因此，結果也都一樣。」儘管調查得簡略，他似乎決定要公布結果。

為什麼呢？羅德黯然納悶，他根本還沒去參觀工廠啊；不過，持平而論，那或許是因為羅德試圖阻撓他調查——美國鐳企業完全沒有提供協助。羅德曾經試圖安撫霍夫曼，寫說「我們由衷相信，閣下所調查的感染病症並非鐳所致。倘若有共通的病原，我認為潛藏在工廠之外。」但是霍夫曼故自繼續調查。羅德無法理解他怎麼會如此執拗。

這位公司總裁不曉得，原因之一可能是，現在連塗料發明人都承認女工的病痛是工作造成的。一九二五年二月，賽斌．馮．索侯奇曾經寫信告訴霍夫曼：「你在調查的病，無庸置疑，是職業病。」

羅德嘆了一口氣，轉回身子面對桌子，繼續讀信件，把深色的頭髮抹平——頭髮跟平常一樣，抹了髮油，平整服貼——侷促不安地調整雅緻的蝶形領結，但是看到眼前的東西，心又沉得更重：懷利小姐寄來的另一封信。

「敬愛的羅德先生，」她輕鬆寫道，「我聽聞上個春天尊克醫生做了調查，但是我尚未獲悉結果，一直殷切期盼盡早公布結果……」

亞瑟．羅德圓潤的臉蛋露出苦惱的表情。尊克的調查是他的另一根肉中刺。去年六月，他萬分期待收到醫生們的報告——以為終於會有科學證據，不容質疑地證明他所以為的事才是真相：

那些恐怖的病痛與死亡跟他的公司毫不相干。
他讀了尊克附上報告的附函後，萬分震驚。「我們認為出現在女工身上的病痛是鐳造成的。」一九二四年六月三日，將近一年前，尊克這樣寫道，「我們認為，倘若你們再發動任何形式的攻擊來解決這個問題，實在是理所不容。」
哇，這實在……出乎意料之外。尊克氏夫婦完成初步學術研究之後，早在四月二十九日就遞交暫時推論，認為「鐳疑似是致病原因。」但是那時他們尚未回到工廠深入調查，羅德確信，他們進一步調查就會發現自己錯判了。
然而，最終報告讀起來並沒有讓他心情比較愉悅。「我們認為，員工罹患此怪疾的機率非常高……絕非巧合，定然是工作導致骨頭出現某種損傷。」
尊克氏夫婦一一檢驗塗料的成分，最後斷定其他成分都沒有毒性，唯獨鐳，他們認為有「充分的證據」，可以證明過度接觸鐳會有危險。「夜光漆裡就只有這種成分會造成傷害。」尊克氏夫婦結論道，「一定是鐳。」
他們甚至提出詳細的假設，說明他們認為女工接觸鐳，體內會發生什麼事。他們指出，鐳「的化學特性與鈣相似」。因此鐳「如果被人體吸收，最後喜歡附著在骨頭上」。鐳是所謂的趨骨物，跟鈣一樣；人體天生就會把鈣直接傳送到骨頭，強化骨頭……基本上，鐳偽裝成鈣，騙過女工的身體，沉積到骨頭裡。鐳是沉默的追蹤者，躲在偽裝後面，利用偽裝，深藏於女工的顎骨和牙齒裡。
尊克曾經在科學文獻中讀到，鐳，從這個世紀之初，就被發現會造成嚴重的皮肉傷，這就是為什麼接觸大量鐳的工人必須穿厚重的襯鉛圍裙，使用象牙尖鉗子；這就是為什麼鐳表盤要限制實驗室工作人員接觸鐳的時間。這就是為什麼馮・索侯奇醫生沒了左手食指指尖；為什麼美國鐳企業的首席化學家雷門博士滿手是傷；為什麼馮・索侯奇的夥伴威利斯少了一根拇指。鐳對外產生的傷害可以輕鬆殺人，這點皮耶・居禮早在一九〇三年就指出了。

這就是鐳的對外傷害，各位可以想像鐳一旦偷偷溜進骨頭裡，會產生什麼作用嗎？

「鐳，一旦沉積到骨頭裡，」尊克在報告中寫道，「會造成格外嚴重的傷害，比等量的鐳在體外造成的傷害嚴重數千倍。」

就是鐳，潛伏在骨頭裡，造成茉莉・馬賈的顎骨碎裂；就是鐳，在海澤・庫澤的身體裡恣意破壞，腐蝕頭骨，直到顎骨布滿穿透的坑洞；就是鐳，不停發射光芒，即便此時，仍舊不斷破壞瑪桂麗特・卡羅的嘴巴。

就是鐳殺了愛琳、海倫以及許多人……

鐳，尊克氏夫婦說，就是病原。

醫生們不只附上女工檢驗結果的表格，更重要的是，還加以分析。「美國鐳企業的員工，」他們寫道，「血液全都異常。延年益壽研究所之前的報告也記載相同的檢驗結果，但是研究所似乎沒有察覺個中含意。」檢驗結果顯示，有些員工血液顯著改變，有些「幾乎算正常」，但是沒有一個血液完全正常；就連只到公司工作兩個星期的一名女工血液也異常。

尊克氏夫婦特別評論瑪桂麗特・卡羅的案子，他們第一次造訪作坊就訪問瑪桂麗特：這個案子是羅德現在陷入這一切劫難的根源。他們從頭到尾都用超然的語調來寫這份技術報告，唯獨在此處短暫動了私情。「我們認為必須說出我們的想法，」他們寫道，「卡羅小姐現在病情嚴重，是在貴廠工作那幾年所致。」他們希望，他們說，「提醒你，這名女工如果要活下來，需要最好的醫療照護」。

過了幾乎一年，公司還是完全沒有出手幫助她。

那份報告最後提出許多安全建議：「貴公司應該立即採取防護措施。」自從這件事爆發，搞得羅德灰頭土臉，他聽到的盡是安全建議，他最近才指示韋特落實一些安全建議：「這樣省錢多了，」他在備忘錄中告訴副手，「好過花七萬五千美元打官司。」

羅德讀完尊克氏夫婦的報告後，嚇得驚呆。那絕對不可能是真的。他花了幾天才冷靜下來，接著，在一九二四年六月的那幾個星期，他繼續跟賽索．尊克醫生通信。羅德似乎忘了賽索的聰明才智不容置疑——他一開始就是看上這一點，才去請賽索幫忙——現在他竟然說對賽索的結論「大惑不解」，希望「自己能夠把你發現的情況想通透」。然而，他可能料想賽索會提議進一步討論，因此強調自己事務繁忙，無暇見面；他說自己忙到「打算星期六不休假，繼續工作；以往夏天的星期六，我通常會到海邊度假」。

一九二四年六月十八日，海洛．韋特寫信向勞動局呈報美國鐳企業變造過的尊克報告摘要；這天其實羅德和賽索．尊克仍舊在信上脣槍舌戰。美國鐳企業總裁那天在信中輕蔑地告訴賽索：「閣下的初步報告只是討論，結論只是憑空推測，證據全是間接推測來的。」

當然，賽索醫生回覆了。「抱歉，讓閣下以為我們的報告是間接推測而來的初步報告，恐怕再多說也無法改變閣下這樣的想法。」但是他還是又重申一遍：「我們發現貴公司有許多員工血液改變了，沒有別的理由可以解釋這種現象。」

兩人接著爆發激烈爭論，書信不斷往返，羅德固執己見：「我仍舊認為我們必須找出原因。」賽索私底下十分體諒總裁的立場，他寫信告訴一名助理：「他陷入經濟窘境，左右為難，無從選擇立場，只能堅稱鐳是有益無害的物質，人人多多益善。」他補充說，「就我看來，那些女工發生那種事，不能歸咎於公司。」

賽索會有這樣的立場，原因之一可能是他所效力的學科：工業衛生。一直到一九二二年，賽索．尊克在哈佛的科系完全靠企業資助；即便在一九二四年，還是有公司行號捐錢資助特別計畫。得罪美國鐳企業這種赫赫有名的企業，著實不智。誠如一位工業醫師所言：「我們投入工業界是為了幫忙推動一些軟弱愚蠢的社會計畫嗎？我們投入工業界是為了收買員工的人心嗎？不，我們投入工業界，是因為這是門好生意。」

因此，羅德和尊克最後一次交換意見之後，爭吵澈底歸於平靜；但是最後一次溝通時，羅德特別提到，「塗繪工廠生意慘澹，幾乎快完全關閉」，或許是為了避免賽索繼續窮追猛打。賽索始終沒有公開完整報告；勞動局很滿意美國鐳企業的說辭；在職的表盤畫工不再聽信激烈的傳言，又回去工作了；亞瑟．羅德又可以跟往常一樣繼續做生意。

直到現在。

直到凱薩琳·懷利多管閒事。

羅德不曉得，懷利和她之前求助、與賽索·尊克任職於同一系所的那名女醫生愛麗絲·漢彌爾頓博士，打算找賽索那幫調查人員的碴。漢彌爾頓得知，尊克氏夫婦還沒公布報告是因為，賽索·尊克認為應該先獲得羅德的首肯，這羅德自然不會配合，因為美國鐳企業想要隱匿真實的檢驗結果。懷利認為賽索·尊克的立場「顯得十分不道德」，說他「不誠實」。

這兩個女人想出了一個妙計，她們不曉得美國鐳企業已經把變造過的報告摘要交給勞動局，打算請約翰·羅奇要求羅德提供檢驗結果。這樣做，她們認為，能逼羅德公開報告，因為他很難拒絕位居公職的羅奇。

因此，聽到羅奇說其實已經看過尊克氏夫婦的報告，而且報告洗刷了美國鐳企業的罪名，懷利著實大吃一驚。懷利立刻告訴漢彌爾頓；漢彌爾頓不只跟尊克氏夫婦有私交，而且認為他們要是知道自己的數據遭到竄改，肯定寢食難安，因此立刻寫信給凱薩琳·尊克。

「妳覺得，」她假裝不知情寫道，「羅德會做這種事嗎？以妳的名義送交造假的報告？」

凱薩琳·尊克立即回覆；對於羅德可能扭曲了調查結果，凱薩琳和丈夫「非常氣憤」；「他真的是個壞蛋。」凱薩琳最後狠狠罵道。在妻子的勸說之下，賽索·尊克寫信給羅德——不得不說，仍舊寫得阿諛奉承，安撫總裁——建議公布完整的調查報告，極力解釋「公布調查結果對你有益無害……你最強而有力的立場就是，說服大眾相信，你已經本著人道精神，竭盡全力查明工廠裡的問題」。

計畫展開了。漢彌爾頓寫信告訴懷利，說她現在相信情況幾乎快要解決了。她說，亞瑟·羅德絕對不會「笨到拒絕讓賽索·尊克醫生公開報告」。

不過她低估了總裁有多大膽。

第十七章

亞瑟・羅德能當上美國鐳企業的老闆，精明狡滑的生意頭腦功不可沒。他是個談判專家，善於把局勢操控成有利於自己。他始終認為，聰明人不只應該跟朋友保持親近——還應該時時跟敵人保持更加親近。

一九二五年四月二日，他邀請費德瑞克・霍夫曼到奧蘭治的工廠。

其實，這位統計學家參觀過兩、三次了，特別注意到工廠裡沒有禁止舔尖的警示牌。羅德八成察覺霍夫曼注意到了，抑或者接下來發生的事，單純是韋特聽從總裁吩咐、持續落實的安全防護措施之一。霍夫曼最後一次參觀，在一九二五年的聖週五（Good Friday），羅德故意讓他注意到作坊裡的新警示牌，上頭明令禁止員工用嘴舔畫毛。霍夫曼讚許道：「他們著實令我刮目相看，」他後來說道，「改善了工作環境。」

羅德知道自己在做什麼，他先讓兩人關係變得友好，再充分利用優勢。「但願我能夠說服你，」羅德寫信給霍夫曼，「晚一點再公布討論『鐳壞死』的報告。」他說希望霍夫曼能夠有「機會澈底調查這個主題」。

霍夫曼友善回覆：「誠摯感謝在下參觀期間，閣下以禮相待；閣下身陷困境，在下深感同情。」然而，羅德為時已晚了，「在下查看檔案後發現，不久前已將報告摘要送交美國醫學協會，以編錄於《手冊》（Handbook），《手冊》已經付印……那份報告現在已非我能掌控。」霍夫曼還說，他已經同意提供一份報告給勞動統計局——也就是艾索伯．史都華所掌管的那個政府機關。

羅德得知這個消息作何反應，我們只能靠想像了。他也曾經順利消除勞動統計局的疑慮，那年春天史班．凱約談羅德，詢問瑪桂麗特．卡羅的事，羅德坦白告訴他，說「認為病原絕對不是在工廠裡；其實，可能是有人企圖栽贓嫁禍給本公司」。

至少卡羅．瑪桂麗特給了他藉口拖延約翰．羅奇。羅奇得知美國鐳企業提供的報告是粉飾過的，旋即要求交出完整報告。但是羅德回覆說，由於卡羅的訴訟，「此事已經交由紐澤西州林德福法律事務所（Lindabury, Depue & Faulks）負責，我會把你的要求轉達該事務所的賈蕭．史拽克（Josiah Stryker）先生。」賽索懇請他公開完整的調查報告，他也用同一套說辭來搪塞：「鑒於法律訴訟已然展開，我無法公開你的報告；現下除非律師建議，否則我們不會公開任何報告。」

然而，現在情況開始急轉直下，羅德再也無法掌控。總裁一再拖延，賽索終於忍無可忍，直接寫信給羅奇，查明美國鐳企業到底如何曲解他的調查報告。羅奇即時把韋特一九二四年六月十八日的信寄給他，賽索看了目瞪口呆，正如漢彌爾頓告訴他的妻子，美國鐳企業說謊。「我們跟美國鐳企業打交道的時候都被騙了。」他告訴羅奇。美國鐳企業的作為令他十分震驚，於是他安排跟羅德在紐約見面，當面質問羅德。

羅德仍舊努力平定亂局。賽索嚴厲告訴他，說「認為美國鐳企業對於這件事的作為，實在難以取信於人」。羅德「向他保證絕非有意，會立即把原報告的完整副本交給羅奇」。賽索雖然感到幾分安心，但是怒氣尚未全消，因此，他跟這位公司總裁做了約定，只要羅德信守承諾，他便承諾：「我就不會公開報告。」

這對羅德可是一樁好交易：羅奇現在沒戲唱了，畢竟，報告沒有公諸於世，正在打官司的瑪桂麗特・卡羅就無法取得這份專業報告，咬定她的病跟工作直接相關。不過這也是最後通牒——權大勢大的亞瑟・羅德不會因為壓力而向他聘僱的人低頭。

其實，賽索・尊克醫生試圖協商，羅德似乎完全不以為意；他只是把賽索的要求轉告公司的律師史拽克。羅德花大錢聘請史拽克，信任他能夠處理好這些最新發展出來的問題。除此之外，羅德還有錦囊妙計。他思量著，尊克又不是鎮上唯一的專家。

費德瑞克・福林（Frederick Flinn）出場了。

福林博士專精工業衛生，跟尊克一樣。他是哥倫比亞大學公共衛生研究所生理學助理教授；以前當過幾家礦業公司的主管，個性嚴肅，年近五十，頭髮漸疏，戴著細框眼鏡。他接獲請求，調查輻射塗料會造成什麼樣的傷害，大約不到一天後，就跟羅德見面，羅德答應提供調查經費。

這不是福林第一次跟美國鐳企業打交道；去年他就跟美國鐳企業合作過，在官司裡反駁奧蘭治工廠的廢氣會造成傷害，居民至今還在投訴廢氣呢。美國鐳企業也可能熟悉福林一九二五年初幫乙基公司（Ethyl Corporation）辦的事，當時福林博士受僱尋找證據，證明含鉛汽油是安全的。

福林隔天早上就開始工作，視察奧蘭治的工廠，但是他的調查權限並沒有侷限在那裡。福林透過美國鐳企業的聯繫，也獲准訪視其他公司的表盤畫工，包括沃特伯里鐘錶公司，對她們做身體檢查。起初，福林說：「我一開始做檢查時，沒讓那些公司付一毛錢。」但是，後來，雇用那些女工的公司有付錢給他。

他效力的其中一家鐳公司是紐華克的夜光公司。就在此時，他在那裡遇見了愛娜・博識・赫斯曼，這位綽號「德勒斯登娃娃」的美女，戰爭期間曾經在奧蘭治的工廠工作。自從一九二二年九月嫁給路易斯之後，愛娜就只有斷斷續續到夜光公司工作，補貼一些家用，幫當水管工人的路易斯減輕經濟負擔。不過她們需要的錢不多，因為她們沒有小孩，倒是在家裡養了一隻白色的小梗犬。

福林博士到訪的那天，愛娜剛好在夜光公司工作，福林詢問是否能幫她做身體檢查。雖然愛娜後來說，當時「沒有直接問清楚福林是代表誰來做檢查」，而且「我沒有主動要求檢查」，但是她還是接受檢查。福林仔細檢查她優美的身體，還抽了些血。

當時，愛娜膝蓋輕微疼痛，但是完全不以為意；她是否有向福林提起，就不得而知了。然而，她八成聽過傳言，知道卡羅的官司，所以聽到福林檢查後提出的診斷，她肯定大大鬆了一口氣。

「他告訴我，」愛娜後來說，「我十分健康。」

要是她以前的同事也那麼幸運就好了。凱薩琳・蕭正活在水深火熱之中。她後來寫道，「那年冬天我抑鬱寡歡」。她現在肚子痛得厲害，沒辦法消化固態食物，肚子開過一次刀。她四處奔波，從牙醫看到一般醫師，沒人給她任何答案。「自從第一次看醫生之後，就一個又一個，不停看醫生。」她黯然寫道。「最令人洩氣的莫過於，接受醫術高明的內科醫生治療，病情卻毫無改善。」她整個生活都受到疾病影響，原本試圖工作，但是現在卻因為病痛，什麼工作都做不了。

然而，桂思・傅來爾還繼續在銀行工作，在麥卡非醫生的治療下，顎部的感染似乎痊癒了，但是她很擔心會復發。而且雖然她嘴巴沒事，背部卻依舊疼痛。漢非斯醫生打石膏固定的療法不再見效。「紐約州和紐澤西州每個有任何名氣的醫生，我都看過。」她說——但是沒有一個能斷定病因，經常反而讓病情惡化。桂思接受整脊治療，最後「實在太痛了，不得不停止」。

在奧蘭治，桂思的朋友琨塔・麥當勞運氣也沒有比較好。一九二五年四月，她終於拆掉包住身體九個月的固定石膏，雖然醫生已經全力治療，病情卻還是繼續惡化，現在，她走起路來舉步維艱。到年底為止，她一共找家庭醫生到家裡出診九十次，費用總共約兩百七十美元（折合現在的三千六百六十美元）。

這實在是命蹇時乖，就在她最想要姊姊雅爾碧娜陪伴的時候，卻發現自己連走十五分鐘到雅爾碧娜的家都沒辦法，高地大道朝火車站到雅爾碧娜家的那段路十分陡斜，琨塔實在沒辦法再走那段下坡道路，就算拄拐杖也沒辦法，爬上坡回去就更不用說了。努力將近四年之後，雅爾碧娜・雷瑞斯終於懷孕了，全家人都歡欣雀躍。這實在是天大的好消息，當時聽得到的好消息實在是少之又少。

那年春天馬賈家至少有理由慶祝，但是在附近的主街，卡羅家卻苦哈哈，繼續花錢帶瑪桂麗特去求醫，入不敷出；到一九二五年五月為止，醫療費一共是一千三百一十二美元（差不多折合現在的一萬八千美元）。莎拉．梅勒佛為了妹妹的病情心煩意亂，試著一直跟她聊天，或安慰，或說笑，想讓她心情好一點，但是瑪桂麗特因為面骨感染，兩耳聽力嚴重受損，難以聽清楚莎拉說的話。她承受著劇痛：右臉下顎骨折，牙齒大多不見了；頭基本上「徹底潰爛」——真的整個頭都化膿。但是她還活著，整顆頭潰爛，但卻還活著。

瑪桂麗特病情極度嚴重，把喬瑟芬．史密斯嚇得終於辭掉工作，沒有人看到瑪桂麗特的遭遇還能不為所動。費德瑞克．霍夫曼和內夫醫生也仍舊在為她而戰，看見她病情急劇惡化，他們現在求助於美國鐳企業的創辦人賽斌．馮．索侯奇，哪怕他可能不會出手相助。

馮．索侯奇不再效力於他創立的那家公司，跟那家公司毫無瓜葛了，說不定還對於被粗暴掃地出門而憤恨不平呢。或許他也覺得自己得負些責任。有一名女工的盟友後來這樣描寫他：「我對他十分滿意，他不只完全沒有偏見，而且全心全意想幫忙，貢獻一己之力。」

馮．索侯奇現在就是這樣做。他跟霍夫曼博士與內夫醫生三人協力把瑪桂麗特送進奧蘭治的聖瑪莉醫院（St Mary's Hospital），查明病因。她入院時有貧血的症狀，體重九十磅，相當於六點五英石，或四十一公斤，脈搏「微弱、快速而且不規律」。她鍥而不捨地活著，但是氣若游絲。

她能住院，霍夫曼是其中一位恩人。她住院大約一個星期後，統計學家霍夫曼又幫了表盤畫工們最大的一個忙：他在美國醫學協會發表報告，討論女工的問題——這是第一份重要的研究報告，指出女工的疾病與工作有關，也是第一份公開的報告。他的見解如下：「女工把微量輻射物質攝入體內，導致慢性中毒。」

「微量」這兩個字對美國鐳企業很重要——所有的鐳公司都相信，塗料所含的鐳微乎其微，所以繪畫表盤安全無虞。但是霍夫曼發現，問題不在於量，而是女工日復一日不停畫表盤，不斷將塗料攝入體內，鐳造成的影響也不斷累積。塗料裡的鐳含量或許微少，但是每天吞，連續吞三四五年，就足以造成傷害，尤其是鐳在人體內破壞力更強，會直接攻擊骨頭，這點尊克氏夫婦已經發現了。

早在一九一四年，專家就知道鐳會沉積在骨頭裡，造成血液改變。研究這類作用的鐳臨床機構認為，鐳會刺激骨髓製造更多紅血球，對身體有益。從某方面來看，這麼說是對的，確實會發生這樣的情形。諷刺的是，鐳滲透身體後，一開始確實會促進健康，催生紅血球，讓人錯以為十分有益健康。

不過那只是錯覺。鐳會刺激骨髓，催生紅血球，但是很快就變成過度刺激，人體將無法承受，最後，霍夫曼說：「累積造成的影響很可怕，破壞紅血球，造成貧血與其他病痛，包括壞死。」他最後強調：「我們面對的是一種全新的職業病，必須全神貫注。」接著，或許是想到瑪桂麗特的官司被司法體系慢慢拖著，他補充說，政府應該把這種疾病納入勞工賠償法規。

其實，這就是凱薩琳．懷利試圖達成的目標，打著消費者聯盟的旗號，大力鼓吹法律增列賠償鐳壞死。在此同時，瑪桂麗特討回公道的唯一希望是聯邦法院，但是她的案子不太可能會在秋天之前審理，愛麗絲・漢彌爾頓黯然指出：「卡羅小姐可能活不到法院開審。」

霍夫曼繼續公布調查發現，他指出，他到美國各地的作坊探查鐳中毒案件，發現「只有這家工廠裡有人中毒」。霍夫曼此時無意間揭露了真正的原因，但是他當時還不明白自己的話切中了關鍵。「這病最險惡之處在於，」他寫道：「顯然潛伏幾年後，才會顯現破壞傾向。」

幾年。鐳表盤位於渥太華的作坊營運還不到三年。

霍夫曼寫報告時，請教過馮・索侯奇，兩人都十分驚訝，別的地方竟然沒有病例。美國鐳企業認為，這明確證明了女工的病不可能跟職業有關。然而，霍夫曼和馮・索侯奇確信女工就是因為繪畫表盤才生病，做了科學家都會做的事：尋找原因。馮・索侯奇把最高機密的塗料配方給霍夫曼之後，他們相信找到原因了。「馮・索侯奇給的配方讓我了解，」霍夫曼後來說，「奧蘭治工廠跟別處所使用的塗料差別在於新釷。」

新釷是鐳二二八，不是鐳，至少不是用於補品和藥物的鐳二二六。這肯定就是答案。因此，霍夫曼根據布藍醫生的研究，在自己的報告中評論：「我認為稱之為『鐳（新釷）壞死』比較恰當。」

總之，確切而言，罪魁禍首不是鐳。

然而，霍夫曼的報告登上頭條新聞時，鐳產業展開反擊。鐳仍舊是神奇的元素，新產品不斷上市，奧蘭治就有賣一種鐳產品。有一種輻射極強的補品叫作「鐳補」（Radithor），在一九二五年初上市，是貝利鐳實驗室（Bailey Radium Laboratories）的威廉・貝利（William Bailey）所製作的，貝利鐳實驗室是美國鐳企業的客戶。貝利等人公開反駁那些試圖把表盤畫工的死扯上鐳的言論：「可惜呀。」貝利說，「有人提出沒有根據的理論，煽動民眾反對這種具有神奇療效的靈丹妙藥。」

鐳界人士快速反擊，但是，雖然霍夫曼的報告吸引了一些大眾關注，但是終究是相當小眾的專業出版刊物，訂閱《美國醫學協會雜誌》的人不多。再說，費德瑞克・霍夫曼是誰啊？他又不是內科醫師，內科醫師才可能真正了解這些事。就連女工的盟友們也察覺他沒有威信。「公開這個情況的人竟然是霍夫曼博士，」愛麗絲・漢彌爾頓寫信告訴懷利，「我覺得很可惜。他無法取信於內科醫師，他的研究不夠周密，也無法作為對抗攻擊的證據。」

女工需要的是孚眾望的人，醫界智囊，不只有威信，還能夠找到辦法明確診斷女工的病。布藍懷疑鐳是禍首，巴瑞也是，但是兩人都無法明確證明。最重要的是，女工需要沒有被美國鐳企業收買的醫生。

有時候，主會以神祕的方式行事。一九二五年五月二十一日，紐華克有一輛路面電車行駛在市場街（Market Street）的軌道上，車上突然出現騷動，在晚上尖峰時間搭車要回家的通勤者，紛紛讓出空間給突然倒地的那名乘客。大家大喊著給他一些空氣，要電車停下來，一名好心的路人毫不遲疑就蹲下來幫他擦額頭。

終究徒勞一場，那名男子初發病短短幾分鐘後就死了。他叫作喬治・華倫（George L.

Warren），是艾塞克斯郡（Essex County）的郡醫生，高階醫療主管，負責捍衛郡內所有居民的健康福祉，包括紐華克和奧蘭治的居民：現在這兩個地方，以前的表盤畫工不斷死亡，無法可擋。

華倫去世後，他的職位空了下來，郡醫生這個職位——後來改稱為頭銜響亮的「醫療檢驗長」（Chief Medical Examiner）——現在空缺，這個案子能不能破，就取決於誰來頂替這個職位。

第十八章

大家一致同意任命，委員會恭賀新任的郡醫生，用力握手，大力讚許地點著頭。

哈里森．馬藍醫生，請出列。

馬藍早已經表現出對表盤畫工的案子感興趣，曾經短暫見過巴瑞的幾位病患。雖然他沒辦法斷定病因，而且自己坦承「失去興趣了」，但是其實他始終記掛著那些病人。據說，海澤．庫澤死的時候，他原本想要安排驗屍，查明死因，但是西奧一心想幫摯愛的妻子把後事辦得完善，早早就把遺體埋了，馬藍還來不及跟相關的主管機關聯繫。

馬藍或許也受到地域政治阻礙，之前他只有權限調查紐華克的問題，工廠和許多受害者都在奧蘭治，他若深入追查，恐怕逾越規矩。然而，現在擔任這個新職，職權範圍變大，他終於有權力查辦到底。

馬藍才賦出眾，就讀紐約的內外科醫學院（College of Physicians and Surgeons），曾在紐華克市立醫院（Newark City Hospital）管理實驗室，擔任病理學主任。雖然有老婆和兩個孩子，但是他簡直就像跟工作結婚似的，「工作日和星期日沒有差別」，大多工作到三更半夜。他四十一歲，「看起來笨重，但器宇不凡」，有雙下巴。頭髮淺褐色，太陽穴附近漸漸灰白，平貼在頭皮上。他戴著圓框眼鏡，工作時不穿外套，「不打領帶」，個性風趣，開敞篷車，每天早上「一邊運動，一邊聽留聲機大聲播放的蘇格蘭風笛音樂」。人人都叫他老馬或馬仔，從來沒有人稱呼他海瑞森，更不會叫他海瑞。無巧不成書，他也是福爾摩斯迷。」

「鐳女孩案」是個謎，就算是最高明的醫學偵探也難以破解。

馬藍認真看待新職責，誠如他自己所言：「醫療檢驗人員的重責大任之一，就是避免企業勞工枉死。」然而，懷疑人間真善的人會說，他這番話跟他當時為什麼會關心鐳中毒案絕對沒關係；他們會說，備受矚目的專業人士最後會為別人挺身而出，只有一個理由。

一九二五年六月七日，美國鐳企業第一次有男員工死亡。

「第一個引起我注意的案子是，」馬藍後來說，「雷門博士。」

美國鐳企業的首席化學家死了；去年尊克氏夫婦看到他手上有變黑的傷痕，表達關心，他卻輕蔑以對。他在三十六歲死於惡性貧血，發病幾個星期後就死了。他死得太快了，一般貧血不會那麼快死，因此馬藍被請去進行驗屍。

他懷疑是鐳中毒，但是他對雷門的遺體進行化學分析，完全找不到鐳的蹤跡，顯然需要專家來進行檢驗。馬藍跟不久前的內夫醫生和霍夫曼博士一樣，現在轉向鐳權威賽斌・馮・索侯奇求助。他還向別人求助。在這個鎮上，他要到哪才能找最有資格的鐳專家呢？美國鐳企業肯定略知二。

馬藍、馮．索侯奇和美國鐳企業的豪爾．巴克一起在鐳工廠的實驗室檢驗雷門的組織和骨頭，美國鐳企業雖然提供協助，但是要求馬藍答應將檢驗結果保密。

檢驗非常成功。他們把雷門的骨頭弄成灰，接著用叫作靜電計的儀器來檢驗骨灰。他們這樣做可是醫學史上的創舉，首次測量人體所含的輻射，最後，他們判定雷門死於鐳中毒，遺體充滿輻射。

馬藍和馮．索侯奇攜手合作，馮．索侯奇請這位醫療檢驗官協助表盤畫工；內夫也提出類似的請求。因此，雷門死後大約一天，馬藍就前往聖瑪莉醫院，探視名叫瑪桂麗特．卡羅的勇敢少女。

她虛弱地躺在病床上，蓬鬆的深色頭髮包圍著慘白的臉。此時，「她的上顎嚴重腐蝕，鼻道洞開」。姊姊莎拉．梅勒佛也來探視瑪桂麗特。

莎拉不再像以前那麼福態，這一年來，體重直線下降。她認為是擔心造成的；擔心病入膏肓的瑪桂麗特；擔心現在十四歲的女兒。她跟多數的媽媽一樣，很少擔心自己。

一個星期前，她注意到自己變得很容易出現瘀傷。如果她對自己誠實的話，其實不只如此：她渾身上下都出現大塊的瘀青。不論如何，她是來探視瑪桂麗特，不想錯過探病時間，因此即便感覺十分虛弱，仍舊拄著助步拐杖，一跛一跛走上樓梯。她牙齒也在痛，但是必須從整體來衡量孰輕孰重：看看她的妹妹，病情嚴重多了。就算牙齦開始流血了，莎拉也還是只惦念著奄奄一息的妹妹。

馬藍見到卡羅家姊妹，發現雖然瑪桂麗特病得比莎拉更嚴重，但是莎拉也是病痛纏身。他問莎拉，莎拉坦承那些瘀青造成劇烈疼痛。

馬藍進行檢驗後發現莎拉嚴重貧血，他把結果告訴莎拉，並且和莎拉談論顎部的問題。接下來莎拉或許終於擔心起個中含意，「病情急速惡化」，終至必須住院。但是至少她不是孤單一人，她和瑪桂麗特住同一間病房：不論未來會發生什麼事，兩姊妹都可以一起面對。

醫院的醫生仔細幫莎拉檢查，憂心她病情惡化。她左臉腫起來，腺體發燙，一碰就痛，體溫高達三十九度，晚上更會增加到四十一度。嘴巴已經出現明顯的傷口，她看起來是「嚴重中毒」。

馬藍想幫這兩姊妹做檢查，查明鐳是不是致病的原因，但是他所知道的檢驗方式，就只有跟馮·索侯奇和巴克一起做的那些檢驗，必須把骨頭燒成灰。總不能燒活病患的骨頭吧。

最後馮·索侯奇想出了答案。倘若這兩姊妹身上有輻射，他們就得想出檢驗方法來證明。這些檢驗都是特別設計來檢測表盤畫工的身體，馬藍醫生和馮·索侯奇醫生把它們改善到完美，大多由兩人所發明。以前從來沒有內科醫師嘗試過用這種方法檢測活病患，後來馬藍發現有一位專家比他還早做類似的檢驗，但是在一九二五年六月，瑪桂麗特·卡羅的壽命進入倒數計時，他革新這些檢測方法時，全然不曉得另一名科學家進行的檢測。他真的是天賦異稟。

他們兩人發明了兩種方法：第一個方法是加馬射線檢測，讓病患坐在驗電器前方，判讀骨骼散發出來的加馬輻射；第二個方法是呼氣檢測，請病患對著一系列的瓶子吹氣，把氣體吹入驗電器，測量氡含量。第二個方法發想自鐳衰變會產生氡氣，倘若女工的顎骨裡有鐳，就可能會在呼氣時將有毒的氡氣呼出。

這兩位醫生把設備帶到醫院，準備對瑪桂麗特進行檢測，但是，他們抵達醫院後，卻決定先幫莎拉．梅勒佛檢測。

住院對她一點幫助都沒有。莎拉雖然在六月十四日接受輸血，但是病情依舊嚴重惡化，最後不得不搬出與妹妹同住的病房。瑪桂麗特問莎拉去哪了，護士告訴她，說莎拉「被送去接受特殊治療」。

這也算是真的。莎拉即將接受的檢測確實特別，她是第一個接受體內鐳檢測的表盤畫工，她將是證明這一切推測是否正確的第一人。

這是關鍵時刻。

馬藍和馮．索侯奇在聖瑪莉醫院的病房裡把設備裝設好，先檢測莎拉的身體。她虛弱地躺在床上，馬藍把靜電計拿在她胸口上方十八吋，檢測她的骨頭。「正常洩漏值」是六十分鐘十次分：莎拉的身體六十分鐘洩漏了十四次分。鐳。

接下來，他們檢測她的呼吸，他們期盼的正常結果是三十分鐘五次分。不過這次檢測可不只是把測量儀器拿在莎拉仰躺的身體上方那麼簡單，這次檢測，她必須幫忙。

這對她來說非常難，因為她病得很嚴重。「病患垂垂將死，奄奄一息。」馬藍回憶道。莎拉難以正常呼吸。「她沒辦法正常呼吸長達五分鐘。」

莎拉是個鬥士。她是否知道檢測的目的是什麼；甚至在那個階段，她是否能知道周遭發生什麼事，我們就不得而知了。但是馬藍請她對著機器呼吸，她就聽話奮力呼吸。吸……呼……吸……呼。她繼續呼吸，不顧脈搏加速，牙齦流血，跛行的那條腿痛個不停。吸……呼……吸……呼。莎拉．梅勒佛奮力呼吸。她躺回枕頭上，精疲力竭，氣力耗盡，醫生旋即查看結果。

洩漏值是十五點四次分。她每次呼氣都含有鐳，鐳隨著空氣溜出疼痛的嘴巴，通過疼痛的牙齒，像低語聲一樣越過舌頭。鐳。

莎拉．梅勒佛是個鬥士。但是有些戰鬥是我們打不贏的。那天，一九二五年六月十六日，兩位醫生把她留在醫院，沒發現她的敗血症惡化，身體出現許多新的瘀青，皮下血管破裂。嘴巴血流不止，牙齦流膿。瘸了的那條腿痛個不停，渾身都痛個不停，她再也承受不了，出現「譫妄」，神智不清。

但是這種情況沒有持續太久，不久後就結束了。六月十八日深夜，住院才一個星期，莎拉．梅勒佛就死了。

同日，馬藍就進行驗屍，幾個星期之後，結果才會出爐，這次他沒有承諾要保密，不用受到束縛，莎拉死掉那天，他就接受媒體採訪，媒體人員聚在一起，想聽他談談這個最新死亡的病患。「我現在的想法都只是懷疑而已。」他告訴媒體，「我們會採集梅勒佛太太身體裡的骨頭和一些器官，燒成灰，到實驗室用最精密的輻射物質檢測儀器做廣泛的檢驗。」接著他繼續說，八成是要讓莎拉的前東家心生恐懼：「如果我的懷疑是對的，這種毒善於潛伏，有時候潛伏很久才會發作，我認為這種毒可能已經在全國各地傳播一段時間了，只是沒有被發現。」潛伏的毒終於被揭穿了，但是馬藍沒有貿然下定論：「我們目前只是揣測，沒有明確的答案。」他說，「在能夠證明之前，我不會妄下定論，說商業『鐳中毒』確實存在。」但是，暗示得很明顯，只要他可以……

各家新聞爭相報導，莎拉的死甚至登上《紐約時報》的頭版，然而，儘管全世界都知道她的死訊，卻還是有人不知道。

她的妹妹瑪桂麗特。從六月十五日晚上莎拉被帶離姊妹共住的病房之後，瑪桂麗特就沒見過莎拉，她詢問姊姊的狀況好幾次，縱使看見莎拉病情惡化，肯定還是懷抱希望。自從瑪桂麗特生病後，莎拉始終是堅強的那個人，而且她病情嚴重也只有幾天而已。

每當她問起姊姊，護士總是瞞騙她，但是六月十八日，報紙新聞大肆報導莎拉的死訊，不知情的瑪桂麗特要求看報紙。

「不行。」護士說，不希望她難過。

「為什麼？」瑪桂麗特問。瑪桂麗特・卡羅當然會問為什麼。

於是護士告訴她莎拉死了。「聽說她勇敢承受姊姊的死訊——而且對於沒辦法出席喪禮，表達遺憾。」她病得太嚴重，沒辦法去。

莎拉的父親史蒂芬向主管機關呈報女兒死亡，安排女兒的喪禮，照顧十幾歲的外孫女瑪桂麗特。他在月桂林墓園（Laurel Grove Cemetery）看著女兒的棺木下葬到土裡，當時是六月二十日星期六下午兩點剛過不久。

莎拉雖然三十五歲了，但是對父親而言，去世的仍舊是他的小女孩。

第十九章

莎拉都還沒入土，前東家就急著撇清責任。

韋特向媒體提出說明。他說：「『鐳中毒』威脅不太可能存在。」談到美國鐳企業雇用的公司醫生，新任職的福林醫生，他透露：「我們聘請了聲望極高、十分可靠的專家來進行調查。」他告訴媒體，說莎拉在美國鐳企業工作時，曾經接受延年益壽研究所的檢查；一九二四年六月，美國鐳企業選擇無視尊克沒有公開的報告，現在韋特繼續堅持那樣的立場，揭露：「在一般工廠員工身上找不到的東西，在我們工廠也找不到。」他說：「認為雷門博士和莎拉．梅勒佛可能死於相同病症，實在是荒謬。莎拉．梅勒佛就算工作一百年，接觸到的鐳數量也不到雷門博士一年所接觸的一半。莎拉接觸的量微乎其微，公司幹部認為她的工作不能算危險。」

但是那些微乎其微的量還是留下了痕跡，被馬藍發現。莎拉死亡九小時後就接受驗屍，她是第一個接受驗屍的表盤畫工，也是第一個鐳女孩，讓專家澈底檢驗全身，尋找線索，查明造成她神祕衰亡的原因。

醫界偵探馬藍從頭到腳、按部就班檢驗這具沉默的遺體，一邊做記錄。他扳開嘴巴，往裡頭看，發現「布滿凝結已久的深色血塊」。他檢查左腿，就是跛行三年了的那條腿，馬藍記錄下來，比右腿短四公分。

他測量內臟的重量和大小，取出骨頭進行檢驗。他查看骨頭內部，還有血液製造中心所在的骨髓。健康成人的骨髓通常是黃色，富含脂肪；但是莎拉「整條左腿的骨髓都是深紅色的」。

馬藍是醫療人員，親眼目睹醫院運用鐳治療癌症，了解治療原理。鐳會不斷發射三種射線：阿伐、貝他和加馬射線。阿伐射線很短，用一層薄紙就可以阻斷。貝他射線穿透力稍強，可以用一層薄鉛片阻斷。（現代科學說要用一層薄鋁片。）加馬射線穿透力非常強。「加馬射線，」一名鐳專家說：「可以說很神奇。」因為加馬輻射線賦予鐳醫療價值，能穿透人體，被導引去破壞腫瘤。實驗室人員穿襯鉛圍裙，就是要阻隔加馬和貝他射線，他們不需要擔心阿伐射線，因為阿伐射線無法穿過皮膚，傷不了人。幸好是這樣，因為阿伐射線占所有射線的百分之九十五，「從生理學和生物學的角度來看，都比貝他或加馬射線更容易造成強烈傷害」，換句話說：阿伐射線，就是最壞的輻射線。

在莎拉．梅勒佛的身體裡，馬藍現在明白了，阿伐射線沒有被薄紙或皮膚阻隔，沒有被任何東西阻隔。鐳就在骨頭中心，鄰近骨髓，導致骨髓不斷被輻射沉積物發射出來的射線攻擊。馬藍後來說：「距離血液製造中心只有大約百分之一吋。」

無法逃避這種最危險的毒物。

鑒於阿伐射線能量極強——那些「不斷旋轉的強大隱形力量，我們還不了解」，馮・索侯奇曾經這樣寫道——馬藍現在明白了，莎拉在工作中接觸的鐳數量「微乎其微」，根本不是重點。根據這些檢測，馬藍醫生估計她體內含有一百八十微克的鐳，數量極小，但是已經足以造成強大的破壞，「以前從來不知道這種輻射曾經出現在人體內」。

他繼續檢測，就在此時，他發現了以前從來沒有人發現的事。因為他不只對莎拉出現感染的顎部和牙齒進行輻射檢測——所有表盤畫工的這些部位都出現壞死——他還檢測器官，還有骨頭。

全部都含有輻射。

脾臟含有輻射，肝臟、瘸了的左腿也是。他發現莎拉全身都有輻射，不過主要在骨頭裡，腿和顎部更是含有「大量輻射」——這些部位感染得最嚴重，跟顯示出來的症狀吻合。

這個發現至關重要，奧蘭治的漢非斯醫生從來沒想過他看的病患彼此有關聯，就是因為女工們的病症都不一樣——他怎麼會認為桂思・傅來爾的背痛，可能跟珍妮・史塔克的膝蓋怪疾，或琨塔・麥當勞的髖關節炎有關？不過造成這些女工病痛的是同一種東西，就是直襲骨頭的鐳——不過，鐳在途中似乎會決定，幾乎都是隨性抉擇，哪裡要沉積最多。因此，有些女工腳最先痛，有些顎先痛，有些脊椎先痛，把醫生完全搞糊塗了。其實她們身體裡的病原都一樣，都在她們的身體裡，就是鐳。

馬藍現在要做最後一項檢驗。「當時我從梅勒佛太太身上取出，」他回憶道，「部分的股骨和其他骨頭，用牙科膠片蓋住。我用膠片團團包住各個部位的骨頭，放在暗房的一個盒子裡。」他用正常骨頭做這個實驗，包覆膠片放置三、四個月，完全沒有出現感光顯影。

不到六個小時，莎拉的骨頭就造成膠片曝光：烏黑的膠片上出現一塊塊像霧的白斑。她的骨頭畫出了一幅畫，就像女工以前下班回家，走過奧蘭治的街道，身上發出亮光：在黑暗中發出詭異的亮光。

研究那古怪的白霧之後，馬藍現在又搞懂另一個關鍵概念。莎拉死了——但是骨頭似乎還充滿活力：能在感光底片上顯影；恣意散發測量得到的輻射。當然，這都是因為鐳。莎拉自己的壽命折短了，但是她體內的鐳卻擁有一千六百年的半衰期，莎拉死亡許久之後，骨頭裡的鐳還是會繼續散發輻射，長達數個世紀。鐳殺了她之後，仍舊繼續每天攻擊她的身體，「日復一日，週復一週，月復一月，年復一年」。

鐳至今還在攻擊她的身體。

馬藍暫停研究工作，苦心思索，不只想著莎拉，也想著她的妹妹瑪桂麗特，還有在巴瑞的診所看到的所有女工。思索著，他後來說：「根據科學知識，目前還沒辦法消除、改變或中和這些沉積的鐳。」

「沒辦法消滅鐳。」內夫醫生也這麼認為，「就算用火燒鐳，燒個幾天、幾星期、甚至是幾個月，鐳還是分毫無損。」他繼續提出相關的推論，「倘若是這樣……我們怎麼能消除人體內的鐳呢？」

這些年來，女工們一直在尋求診斷，找人告訴她們病因是什麼。一旦找出病因，她們確信，醫生就能把病治好。

但是鐳中毒，馬藍現在知道了，完全無藥可救。

獲得檢驗結果之後，馬藍旋即分享莎拉有憑有據的死因。「毫無疑問，」他寫道，「她死於急性貧血，是攝入夜光漆所造成的。」

由於莎拉是首位經過完整檢驗的個案，醫界人士相當感興趣，美國鐳企業的醫生福林立即寫信給馬藍：「我可以採集一些梅勒佛太太的組織嗎？我想拿來跟實驗室裡的動物比較一下，我想再過幾個星期牠們就會死。」尊克醫生也興味盎然地關注案子的發展，他跟美國鐳企業的鬥法還沒結束——因為亞瑟・羅德說話不算話。

美國鐳企業的律師賈蕭・史拽克負責處理尊克報告和勞動局這個棘手的問題，他有把報告拿給羅奇——但是拒絕讓羅奇保留影本。「你需要的話，」他輕薄地向羅奇說，「可以隨時到我的辦公室借閱。」史拽克把報告拿在手上離開，臨走前還說：「如果勞動局堅持留影本存檔，我願意提供。」

當然，勞動局堅持留影本，但是美國鐳企業把影本寄給羅奇的上司，麥布萊，不給羅奇。固執的凱薩琳・懷利干涉表盤畫工的案子時，麥布萊「火冒三丈」，為此訓斥羅奇一番。

尊克發現後也火冒三丈。莎拉・梅勒佛死亡的那一天，他寫信給羅德：「我準備立即公開我的報告。」他打算，如俗話所說的，公開然後挨罵。但是史拽克迅速回覆：公開就挨告。

如果羅德和史拽克自以為對尊克瞭若指掌，那他們可就大錯特錯。尊克的一個哥哥剛好是優秀的企業律師，尊克問哥哥對美國鐳企業的威脅有什麼看法，哥哥說「叫他們不怕死就去告！」因此尊克認為美國鐳企業只是虛張聲勢。

一九二四年六月三日尊克首度提出報告，最終是在一九二五年八月公開，不過新聞記載的日期是五月二十五日，也就是霍夫曼首度發表個人研究報告的五天前，好讓尊克成為發現女工生病跟輻射塗料有關的第一人。不管新聞記載哪一天，報告是在交給美國鐳企業遠超過一年後才公布，這個案子的評論者後來說：「哈佛調查人員所提出的這份報告是至關重要的科學文件，不只可以改善這家工廠的環境，還可以讓使用相同鐳配方的其他製造工廠了解鐳的毒性和潛在的致命影響。不管是從科學或是人道來考量，都必須立刻公開這份報告……但是有人卻鐵了心隱匿報告。」

美國鐳企業企圖瞞騙所有人——包括勞動局、醫學界、注定會被他們害死的女工。但是現在真相終於大白，勢頭漸起，有利於女工討回公道，哪怕鐳的支持者企圖破壞——聲望顯赫的馬藍是女工的醫界捍衛者，也是敵人攻擊的優先目標，擁鐳派企圖破壞他的信譽。鐳補的發明人威廉・貝利尖刻批評：「有些醫生從來沒摸過鐳，對鐳的了解跟學生一樣少，卻妄稱鐳有害，企圖博取聲名。他們的話荒謬至極！」貝利還說很樂意「把工廠一個月使用的鐳一口氣吃下肚」。

美國鐳企業也趕緊站出來幫腔，發言人輕蔑地說：「因為鐳的作用大多神祕，成為容易引發想像的話題。引發強烈抗議的，或許是那些想像，而不是事實。」羅德也加入脣槍舌戰，公開聲稱許多女工一開始塗繪表盤時就「健康欠佳」，現在只是找藉口把罪怪到美國鐳企業頭上，著實有欠公允。美國鐳企業攻擊的不只有受害的女工，一位發言人甚至說，去世的首席化學家雷門「一開始在鐳產業工作時，就不是身強體健」。

先是霍夫曼的報告，接著是莎拉的犧牲，現在還有尊克的報告，勢頭已起，逐漸增強，勢不可擋。就連之前似乎不願干預的安德魯．麥布萊，現在也大張旗鼓改變立場，親自走訪奧蘭治的作坊，質問為什麼沒有落實尊克氏夫婦的安全建議，美國鐳企業回答：「沒有認同所有的建議，許多建議已經採用，但是有些建議不切實際。」

麥布萊沒有因此就動搖立場。現在他說認為「人命關天，能救當救，不可草菅人命」。因此，他言明，倘若美國鐳企業不落實尊克氏夫婦的建議，「我就下令關閉工廠……我會不計一切代價逼他們聽命，否則就關閉工廠。」

對於長久以來支持女工的人，局勢徹底逆轉。曾經幫海澤．庫澤撫慰心靈的牧師卡爾．坤畢，得知官方終於有人關注，不禁感到欣慰。看見東岸的新聞媒體廣泛報導馬藍的調查結果，他甚是感動，寫信給馬藍：「您做的事，實在了不起，在下心裡的喜悅，難以言表。祝您馬到成功，許多人都感激您。」

但是，受影響最大的當然是表盤畫工本身。莎拉去世不久後，馬藍又把檢測設備搬回聖瑪莉醫院，這次輪到瑪桂麗特．卡羅接受鐳檢測，馬藍相信她的骨頭裡也潛藏著鐳。

馬藍進行檢測的那天，她「病情嚴重」，嘴巴，一如往常，是最痛的地方。鐳的阿伐射線，馬藍現在相信，正慢慢在顎骨上鑽洞。瑪桂麗特忍著疼痛，把呼吸管放進嘴裡吹氣，跟姊姊之前一樣，盡力平穩呼吸。吸……呼……。馬藍幫她檢測的那天，正常洩漏值是五十分鐘八點五次分。（正常值會因為溼度等因素而改變。）他查看瑪桂麗特的結果，發現數值顯示五十分鐘九十九點七次分。

至少，她認為，對打官司有幫助。

現在她比以前更有理由想要打贏官司：姊姊死後，卡羅家把莎拉的索賠也加入訴訟。美國鐳企業現在在打三件官司：對象分別是瑪桂麗特、海澤和莎拉。在三個人裡，只剩瑪桂麗特還活著。因此她想要盡全力幫忙打官司，不只為了她自己，也為了姊姊，就是這股動力讓她能活下去，苦撐下去，忍痛奮鬥。她在聖瑪莉時，即便躺在床上，卡利奇與卡利奇律師事務所（Kalitsch & Kalitsch）的律師伊瑟竇．卡利奇（Isidor Kalitsch）還是訪談她，記錄正式證詞，以防萬一發生三長兩短，他還有證詞可以幫女工打官司。

但是生病的女工不只有海澤、莎拉和瑪桂麗特，這點馬藍曉得——但是他不知道該如何聯絡其他人，請更多女工挺身而出。有些女工最後透過牙醫和內科醫師牽線而聯繫上他，有些透過名叫凱薩琳．懷利的年輕女性找上他。

「一九二五年夏天我身陷困境的時候，」凱薩琳．蕭後來回憶道，「懷利小姐又來我家拜訪，這次，她是來關心我的情況，因為她聽說我病了，她建議我去讓郡醫療檢驗長診治。」

那時凱薩琳已經被病痛折磨很久，她目睹了愛琳發生的事，在報紙上讀過莎拉發生的事，她不笨，她知道為什麼懷利小姐會找上門來，也知道馬藍醫生認為病因是什麼。她緩緩對姊姊喬瑟芬說：「我一定是鐳中毒了。」

她在腦海裡試穿鐳毒，就像套上新洋裝一樣，想像鐳毒緊緊貼在皮膚上，她無處可躲。凱薩琳覺得古怪極了，尤其因為那年夏天她狀況良好，再也沒有感到病痛。顎部不疼了，嘴裡的感染也都痊癒了，手術過後，胃痛也大有改善。「她的身體狀況整體良好。」她不可能得了別人得的那種病，她不可能的，因為她們都死了，她呢，還活著。但是只有一個方法可以確定，只有一個方法可以知道。凱薩琳．蕭立刻跟郡醫生約診。

不只有她。琨塔．麥當勞最近越來越擔心自己的病情：牙齒原本是她認為臉上最好看的地方，現在卻開始在嘴裡鬆動，接著無緣無故直接掉到手上。巧的是，她的女兒海倫也同時掉了乳牙。「痛我可以忍受。」琨塔後來說，「但是我真的很討厭掉牙，上排牙齒非常鬆，根本只是吊著而已。」

新問題浮現之後，琨塔開始去找內夫求診，這位好心的牙醫治療過她的姊姊茉莉。內夫一直在跟馬藍合作治療瑪桂麗特，因此就安排琨塔讓馬藍做特殊檢查。老朋友桂思．傅來爾也跟她一起來，現在桂思顎部完全不痛了，看似健康——但是背卻一天比一天痛。

她們一個接著一個來，凱薩琳、琨塔、桂思，她們沒有像莎拉或瑪桂麗特或雷門博士病得那麼重，還不至於命在旦夕。她們保持不動，馬藍用靜電計掃描她們的身體；請她們對著管子呼吸；幫她們做貧血檢測，貧血能揭發內幕，透露骨頭裡發生什麼事。

馬藍對每個人說的話都一樣。「他告訴我，」桂思回憶道，「檢查結果顯示我的身體裡有輻射物質。」「他告訴我，」琨塔說，「我的問題完全是體內有鐳造成的。」

他告訴她們鐳中毒無藥可救。

聽到這樣的消息，必需深呼吸一次。吸……呼……

「第一次發現病因，」桂思回憶道，「還有得知無藥可救時……」她越說越小聲，但是最後又繼續說：「我好害怕……我看到認識的人，就會對自己說：『唉，我以後再也見不到你了。』」

她們都會這樣想。琨塔回家看到孩子：我以後再也見不到你們了。凱薩琳把惡耗告訴父親：我以後再也見不到你了。

不過，這樣的診斷倒也讓凱薩琳寬了心。「醫生最後告訴我，檢驗結果顯示體內有輻射。」她回憶道，「我沒有像原本想得那麼害怕，至少現在不用在黑暗中摸索了。」

現在反而有了光。明亮輝煌的光。醒目耀眼的光。引領她們走向未來的光。「醫療檢驗官的診斷，」凱薩琳．蕭用獨到的聰慧說，「提出了用於打官司的完美法律證據。」

女工們等待真相等太久了，天秤終於倒向不利於美國鐳企業的那邊。女工們被判了死刑；但是也獲得了作戰的工具——她們的目標就是要討回公道。

診斷結果，凱薩琳．蕭現在說，「給了我希望」。

第二部分

力量

第二十章

必須做的事有很多。夏天還沒結束，馬藍醫生就幫凱薩琳·懷利的陣營發聲，要求修改工業賠償法規。但是修改法律只是其中一部分，女工現在知道美國鐳企業視她們的性命如草芥，天理難容，認為真正的問題是，公司的高階主管怎麼能如此草菅人命。為什麼基本人性沒有強迫他們停止舔尖的作法？

比方說，桂思·傅來爾聰明的腦袋反復琢磨發生了的事，不禁滿腔怒火，因為她記憶猶新地回想起確定美國鐳企業有罪的那一瞬間。

「不要那樣做。」賽斌·馮·索侯奇曾經這樣告訴她，「妳會生病。」

七年後……她果真進了紐華克市立醫院。

現在她恍然大悟：馮·索侯奇當時就知道了。他從頭到尾都知情。但是如果他知情，為什麼他要讓女工繼續塗繪表盤，慢慢自殺？

桂思立刻就有機會當面質問馮·索侯奇，一九二五年七月馬藍幫她和琨塔做輻射檢查，在場的醫生不只有馬藍。女工們被告知罹患不治之症時，馮．索侯奇就靜靜坐在檢驗設備旁邊。桂思聽著馬藍口中說出的話——「妳們的病痛全都……身體裡有輻射物質」——瞬間想起那句警告。

桂思聽到噩耗仍舊萬分震驚，但是展現獨特的堅毅，挺出下巴，目光水平看著以前的老闆。

「你為什麼沒有告訴我們？」她簡短問道。

馮．索侯奇肯定低著頭。他結結巴巴地說「知道那些危險」之類的話，還說「警告過公司其他成員，但是沒人理會」。那年稍早，他告訴過霍夫曼，說他「全力亡羊補牢，但是遭到掌管員工的公司成員反對」。

他現在對桂思說：「當時這件事不歸我管，是羅德先生管的，由於這件事是他負責督管的，我實在無能為力。」

唉，女工現在對她們的要命疾病無能為力，這點無庸置疑——馮．索侯奇對自己的病也無能為力。那年夏天他也對著他和馬藍設計的機器吹氣，可能是單純感興趣，也可能是極度懷疑，因為他身體不適。結果，馮．索侯奇的呼吸所含的輻射量在目前為止的受檢者裡是最高的。

從一開始，桂思就勇敢接受診斷結果。她十分勇敢，拒絕讓馬藍的預後影響人生，她以前就總是熱愛人生，說不定現在更加珍惜人生。因此，她把診斷結果置之腦後，繼續生活。她沒有停止工作；她沒有改變習慣：繼續游泳，繼續跟朋友往來，繼續去戲院。「我不相信放棄。」她這樣說。

至於琨塔，跟她的朋友桂思一樣，聽說她聽到噩耗也是「微笑勇敢」接受。在琨塔這種心地善良的女孩心裡，看見朋友受苦，比得知自己的診斷結果遠遠更加難受。「她經常擔心，」她的姻親愛索・布瑞利次（Ethel Brelitz）回憶道，「別人也罹患類似的疾病。」至少她有堅定不移的內夫醫生幫她治療；琨塔牙齒在夏天每下愈況，越來越仰賴內夫的照護。

幾乎一得知消息，桂思、琨塔和凱薩琳・蕭就希望對美國鐳企業提出告訴，好取得賠償，支付債臺高築的醫療費。她們知道瑪桂麗特・卡羅那年稍早成功提告，希望過程簡單。瑪桂麗特的律師伊瑟竇・卡利奇顯然是她們開始爭取正義的好地方；琨塔首先跟卡利奇約定見面，她以前從來沒做過這種事，心裡有些驚惶，一跛一跛走進律師的辦公室，概略說明自己的情況。卡利奇仔細聆聽後，告知壞消息：根據追訴時效，她不能提告。

現在要提告的女工碰上了老問題。紐澤西州的勞工賠償局規定五個月的追訴時效，美國鐳企業就希望現有的案子由勞工賠償局審理；瑪桂麗特離開美國鐳企業大約十三個月後才提告，因此向聯邦法院提告，聯邦法院的追訴時效比較寬裕，長達兩年。這點完全適用於瑪桂麗特，因為其他女工離職許久之後，她還繼續待著，因此她身體最早不適時，還在上班。但是琨塔一九一九年二月就離開美國鐳企業，現在已經過了超過六年，她才要提告，根據法律規定，遲了四年，即便症狀到一九二三年才出現，而且幾個星期前她才得知診斷結果是鐳中毒。

但是法律才不管這種全新的疾病要經過數年才會發病，法律規定就得乖乖遵守，根據法律，琨塔、桂思和凱薩琳都沒辦法向司法求助，或者應該說，至少伊瑟竇・卡利奇是這樣解讀。琨塔必需負責把他說的話轉告其他人：「無能為力了。」

這個消息令她們所有人惱火。「我發現，」桂思・傅來爾說，「別人做壞事，卻要我付出代價……」桂思現在去找另一名律師，亨利・高飛（Henry Gottfried），她跟高飛打過幾次交道，但是高飛告訴她，說打這場官司要花「很多錢」。高飛說除非桂思預付現金，否則他就幫不了忙。「但是我沒錢啊！」桂思黯然回憶道，「因為我不得不一直去看醫生。我很難過，但是律師們似乎沒收到錢，就對這件事興趣缺缺。」

律師不願意接這個案子，無庸置疑，其中一個原因就是美國鐳企業權大勢大。不只法律問題可能無法解決，女工在法庭上的對手將是富可敵國、人脈廣闊的公司，美國鐳企業跟政府掛勾，而且有財力撐到官司打完。凱薩琳・蕭說：「我求助的每個律師都認為，要跟這家鐳公司索賠是不可能的。」

還有另外一個問題，鐳治療產業都已經存在那麼久了，女工的病真的是新的嗎？真的是鐳害女工生病嗎？抑或許，如羅德所言，女工企圖「栽贓嫁禍」給美國鐳企業。

美國鐳企業隱瞞尊克的報告那麼久，現在終於感受到成效。那份報告揭露了鐳與女工生病之間的關聯，被隱匿許久，現在才公開短短幾個星期，根本沒有律師聽過鐳中毒，沒有人知道這件事——除了海瑞森・馬藍之外，完全沒有人知道。

那年夏天馬藍直接跟女工接觸，全力提供協助，有一天凱薩琳・蕭來到他的實驗室，討論一件十分重要的事。她一直想要寫作——於是呢，現在她和馬藍一起寫東西，主題跟死亡有關，總有一天，會有自己的標題。

注死名單。

馬藍寫在一份空白驗屍報告的背面。他用鉛筆快速畫出一條條線，畫出一個整齊的圖表，接著拿起自來水筆，用流暢的黑色墨水依照凱薩琳的指示書寫：

一、海倫・坤藍

二、茉莉・馬賈小姐

三、愛琳・魯道夫小姐

四、海澤・庫澤太太

五、梅勒佛太太……

六、瑪桂麗特・卡羅小姐……

名單族繁不及備載。慢慢地，有條不紊地，凱薩琳把想得起來的名字全都告訴馬藍：就她所知已經生病或死了的那些女工，以及還沒生病的。她想到大約五十個以前的同事，她把她們的姓名都告訴馬藍。

接下來幾年，聽說馬藍每當聽到有表盤畫工死亡，就會從檔案裡拿出名單來看。名單預測準得令人心驚膽寒，他會發現死者的名字就在一九二五年夏天寫的名單上，並且在死者的姓名旁邊謹慎地寫個工整的紅D。

D代表Death，也就是死亡。

凱薩琳當時相當健康，但是把正式診斷想通透後，她發現自己無法停止思考診斷所預言的結局。D代表死亡。愛琳去世已經讓她緊張兮兮；現在，每處疼痛都變成了可能導致她自己暴斃的徵兆。「我知道我會死。」她說。她說的時候加重語氣，彷彿在試穿尺寸合不合：「死。死。好像不合。」如今，她看鏡子時，發現在鏡子裡看著她的不再是同一個凱薩琳。「她的臉蛋，本來很漂亮。」有一份報紙這樣描寫當時的她，「現在被折騰得蒼白憔悴，懸念與擔憂令她意志消沉。」

這就是禍首。擔憂。害她「心理狀態變得非常不穩」。舊東家密切注意她，把話說得更加尖酸刻薄，說她「精神錯亂」。

「人生病沒辦法經常到處走動的時候，」凱薩琳自己說，「情況就會變得不一樣。朋友對待妳會不一樣，雖然她們還是會對妳很好，但是妳卻不再屬於她們的一分子。我好心灰意冷，有時候會希望……唉，我希望的都不是好事。」

她變得「病得很嚴重」，向一位精神科醫師求診無數次。但是白林（Beling）醫生終究無法阻止她胡思亂想，無法停止仍舊在她腦中播放的畫面，她的腦袋裡彷彿有卷電影膠盤轉個不停，播放著鬼女郎的悲劇。凱薩琳以前總是活潑開朗，喜愛交友，但是現在，她姊姊說：「她變得完全不一樣，性情大變。」

凱薩琳月經停止，沒辦法吃東西，五官幾乎變了樣，眼睛變大，更像蟲子的眼睛，好似瞪大凸出。人當面盯著自己的死亡時就會變成這個樣子。她喃喃低語：「晚上和下雨天的時候最可怕。」

那年結束之前，凱薩琳・蕭就因為精神疾病而住進醫院，這也難怪，她親眼目睹朋友承受恐怖的創傷；令人訝異的是，再也沒有表盤畫工罹患類似的病症。

近來到聖瑪莉醫院探視瑪桂麗特・卡羅的人發現她也大同小異，血液幾乎呈現白色，血球計數只有百分之二十。但是她的頭，她的臉……X光現在顯示鐳把下顎吞噬到「殘存無幾」。跟治療茉莉・馬賈時一樣，內夫發現自己無力阻止骨頭腐蝕。

一九二五年八月還有一個病患在聖瑪莉，那就是雅爾碧娜・馬賈・雷瑞斯——不過原因令人開心多了。她肚子懷孕隆起，雙頰得意得泛紅。她和詹姆斯努力將近四年，終於懷上孩子。之前一個月又一個月過去，她卻始終等不到盼望的喜訊，著實苦不堪言，身體一再洩漏她的心情。下個月就會懷孕，她總是這樣告訴自己……但是下個月總是帶來同樣的心酸失望。

終於盼到了喜訊，雅爾碧娜心滿意足地想，手珍愛地撫摸隆起的肚子。她就要當媽了——可以把孩子抱在懷裡，晚上抱孩子上床睡覺，保護孩子不受傷……

疼痛開始的時候，她便前往聖瑪莉醫院。雅爾碧娜緊緊抱著肚子，忍著不叫出來。感覺很奇怪，但是不知怎的，即便她不曉得正常應該是什麼樣的感覺——不知怎的，莫名其妙，她覺得不對勁。反正就是覺得不對勁。

醫生讓她住進病房，躺在床上。醫生叫她用力，她就用力。她感覺到嬰兒在體內移動，感覺到嬰兒出來了。她的兒子。雅爾碧娜感覺到他，但是始終沒聽到他哭。

嬰兒出生就死了。

第二十一章

雅爾碧娜・雷瑞斯沒有出現跟妹妹琨塔一樣的疼痛：髖關節炎和牙齒鬆動。嫁給詹姆斯前不久，她膝蓋曾經得風溼，但是，她說：「痊癒了，從此沒有再復發。」但是嬰兒在聖瑪莉死產才兩個星期後，雅爾碧娜的身體彷彿跟心一起碎了，四肢出現劇烈疼痛，左腿開始變短。一九二五年十月，家庭醫生的治療無法緩解疼痛，雅爾碧娜到骨科醫院向漢非斯醫生求醫。就在那裡，她無意間聽到醫生談論她，她聽到一名醫生說她是鐳中毒。

真是驚嚇連連，禍不單行。「我痛苦萬分。」雅爾碧娜後來說。

醫生們跟之前治療琨塔一樣，幫她打石膏固定四個月，希望能幫她改善病情。但是雅爾碧娜一點都不覺得有效。「我知道，」她沮喪低聲說，「我越來越虛弱……」

在醫院同一條廊道上的另一間病房裡，住著另一個前表盤畫工。綽號「德勒斯登娃娃」的愛娜・赫斯曼，從一九二五年九月就一直求醫，顯然是為了治療風溼；但是治療始終沒有效果，最後她找上漢非斯。

她的病症在七月出現。「一開始，」她後來說，「髖部出現疼痛，走路的時候，髖部會出現劇痛，害我走路搖搖晃晃，幾乎每次走路都會痛。所以我走路一跛一跛，得扶著屋裡的東西才能行走，只有這樣才能行走。」

漢非斯發現愛娜的左腿比右腿短一吋，幫她照X光。愛娜在丈夫路易斯的攙扶下就走到醫院，因此漢非斯以為她的傷勢不會太嚴重。但是查看X光片之後，他立即改觀：愛娜的腿骨折了。她絆著腿的時候把腿弄斷了，因為絆得輕，沒有摔倒，所以她沒發現自己受了重傷。

漢非斯回想愛娜的情況：「她的股骨（大腿骨）頸自發性骨折——通常這不會發生在年輕人身上。我從沒看過年輕女性出現股骨頸自發性骨折。」

以前從來沒有——這是頭一遭。

「當時，」漢非斯繼續說，「我們就知道她在鐳工廠上班，我們開始發覺這些病例有蹊蹺。但是她的X光片上沒有顯示任何白影，只有一處骨折。」

那不是鐳中毒，這證實了福林醫生檢驗後告訴愛娜的話。她可能再也沒辦法走路，但是福林不久前卻向她保證，她十分健康。所以她肯定沒事。

根據X光片，漢非斯只幫她治療斷腿。「醫生幫我打上石膏。」愛娜回憶道，「我打了石膏，行動受限整整一年。」路易斯把她帶回他們的小屋，跟他們養的那隻小白狗繼續過生活。

福林也繼續工作。他意外獲得寶貴的資訊，那是凱薩琳．懷利無意間給他的。「我去拜訪福林醫生，」懷利後來回憶道，「發現他十分關心。他說希望我能把我所知道的生病女工的姓名和住址全都告訴他。」

懷利不曉得福林在幫美國鐳企業工作，因為他沒說。懷利也不知道美國鐳企業「要求福林醫師去探視這些女工，提供醫療建議」。

因此，福林現在有了住址，一九二五年十二月七日，凱薩琳．蕭收到一封信。

「親愛的蕭小姐，」福林醫生在印有內外科醫學院信頭的信紙上寫道，「是否能請您到我的診所，或是位於南奧蘭治的寒舍，我想跟您談談我公正的鄙見……」

但是凱薩琳．蕭「精神狀況很糟」，沒辦法跟福林見面。「收到信的時候，我病得很嚴重。」她回憶道，「臥病在床，無法出門。」

她回信解釋自己的困境，福林回憶道：「我始終沒有回覆她的信。」他說，「我告訴我的技師，如果她不願意來我家或診所，我也絕對不會多事幫忙；我想要幫她，但是像她那種階級的女孩卻不知感恩。」

無法幫凱薩琳檢查，福林一點都不傷腦筋，因為他有很多其他的門路可以求助；他後來誇談說：「我幾乎檢驗過現在在這個行業工作的每個女工。」跟他合作的公司很多，包括美國鐳企業、夜光公司和沃特伯里鐘錶公司，他在各家公司都有人脈，因此他現在擁有空前的權限可以檢驗表盤畫工。然而，他似乎只是吹噓，其實沒有檢驗很多前畫工。

倘若他有，他應該會發現沃特伯里最近出現第二名女工伊莉莎白．唐（Elizabeth Dunn）生病。她在一九二五年稍早辭掉繪畫表盤的工作（是在福林開始調查之前或之後，就不得而知了），當時她只是在舞池上滑了一跤，就左腿骨折；這應該算是自發性骨折。倘若福林當時有發現她的情況——或是她以前的同事法蘭西絲．史布雷史塔克死亡——就會發現關鍵證據，證明表盤畫工的病不只出現在奧蘭治的工廠，而且是職業所造成。

福林也忙著誣衊馬藍醫生的研究。一九二五年十二月，馬藍和另一個名叫康龍（Conlon）的醫生，還有女工的牙醫內夫醫生，依據那年對女工進行的檢驗，聯合公布一份醫學研究論文，結論是那是「一種職業中毒，但至今仍不被承認」。這份論文後來變成破解醫學難題的典範。

然而，一九二五年，如此前衛的論述卻沒有獲得高度重視，馬藍的結論過於激進，引發了激烈的爭論，不只有福林出言詆毀。鐳醫學專家詹姆斯．艾文（James Ewing）醫生在紐約病理學會（New York Pathological Society）的會議中冷嘲熱諷評論：「要談鐳治療的不良作用，我們根本沒資格。」

他或許沒資格——但是馬藍絕對有。其實，馬藍認為使用注射或口服鐳來治病很危險，說「現在所知道的輻射物質都無法產生療效」。

這可激怒了看好鐳的人，這牽連的不只是幾個走向死亡的表盤畫工；馬藍現在攻擊的可是大發利市的產業。「那份創新的研究報告遭到大多數的鐳權威奚落。」馬藍後來回憶道，「我竭力保護民眾，幫罹患殘疾、面對死亡的女工爭取賠償，卻不斷遭受攻擊。鐳的製造商罵得特別兇，極力詆毀我。」

對鐳公司而言，理由充分。鐳礦回春公司（Radium Ore Revigator Company）去函告訴馬藍醫生，說他的論文「不知不覺害我們的銷售量減少到低於上一季的一半」。

然而，心有疑慮的不只有靠鐳賺錢的人，就連一九一四年正式把鐳列為「非正式新藥」（New and Nonofficial Remedies）的美國醫學協會也心存懷疑。在在都讓女工所求助的律師更加懷疑女工的指控。

大眾如此看待馬藍的研究，讓美國鐳企業樂不可支，他們很快就會提出自己的醫學研究來反擊；副總裁巴克幾乎毫不掩飾喜悅之情，在備忘錄中這樣寫：「咱們的朋友馬藍仍舊堅稱我們會害死許多表盤畫工，他的論文是女工的宣傳工具。但是我知道福林的報告很快就要公布了，他的調查結果全盤否定了馬藍的論文，我想他的報告寫得可圈可點。」他補充說，「我傾向認為有人會資助他經費繼續做研究。」

對美國鐳企業而言，福林正好是救兵，然而，無庸置疑，美國鐳企業當時如果知道福林寫信跟之前的調查員尊克醫生說了什麼，肯定會驚恐萬分。「雖然我沒有大聲說出來，」福林寫道，「但是我不禁認為女工得病的肇因是塗料。」

但是，就在科學家們公開為查明女工的病因而奮戰之時，有一個身陷疾病魔爪的女人仍舊在全力奮戰。瑪桂麗特．卡羅幾個星期以來都「半死不活」。霍夫曼認為，她是「記錄在案的最慘個案」。她免疫系統十分虛弱，相當危險，感染了肺炎等大大小小的病，但是她還是勉強回家過聖誕節，跟外甥女和父母一起過節。就在兩年前的那個聖誕夜，她去拔牙，引發了一切疼痛。姊姊莎拉去世則已經六個月了。

一九二五年節禮日深夜，二十四歲的瑪桂麗特跟隨姊姊去了那個未知的國度，深夜三點死於主街的家中。馬藍在她的遺體覆蓋X光片，馬藍後來說，她的骨頭讓X光片出現「美麗的顯影」。

兩天後，她的父母在這六個月來第二次把女兒安葬到祥和靜謐的月桂林墓園。但是瑪桂麗特沒有靜靜地死去：她是第一個提告的表盤畫工——最早證明對抗害死她的企業是有可為的——她發出一聲怒吼才死去。

這聲怒吼後來迴盪久久不止：在她死後久久不止；在她安葬後久久不止；她父母從喪禮緩緩走回家，關上門，將世界拒於門外，這聲怒吼依舊久久不止。

第二十二章

桂思・傅來爾翻閱當地的報紙，心裡想著，她只想要一些好消息。一九二六年到目前為止只有一則好消息。懷利小姐的新法已經簽署通過，桂思和表盤畫工都開心不已：鐳壞死現在成為法定賠償疾病了。在許多方面，通過這條法律比懷利預想的還要容易多了。

然而，除此之外，這年春天充滿苦難。桂思的顎部疼痛又復發了——現在下顎牙齒掉得只剩三顆，一個星期必須去找麥卡非醫生診治三次——背也疼痛萬分，不過她有一段時間沒有找醫生診治背痛，因為費用實在太昂貴了。然而，儘管病痛纏身，桂思仍舊天天通勤去上班。她只是說：「工作的時候我會覺得舒坦一點。」確實，聽說她在銀行遇到人總是開朗。

但是她繼續工作還有另一個理由。琨塔說桂思之所以工作，「是因為不想成為家裡的負擔」。桂思花了大約兩千美元（折合現在的兩萬六千八百美元）的醫藥費，父母根本無力幫她償還。不過就算桂思把賺的錢全部拿去付醫療費，也得花兩年才能清償積欠的費用，她一個星期賺大約二十美元（折合現在的兩百六十八美元）。她不曉得要去哪裡籌錢……應該說她只知道一個地方。

現在她已經花了將近一年求助多位律師，也幾乎全靠自己。面對一個又一個律師拒絕接案，其他女孩似乎都放棄了。

雅爾碧娜情況很糟糕；她只見親密的朋友，由於髖部被石膏固定住，無法出家門。詹姆斯・雷瑞斯拚命逗妻子笑——「他總是幫我打起精神，」雅爾碧娜說，「說我『很堅強』。」但是於事無補。「我是個大累贅。」她黯然哭訴。雖然她的妹妹琨塔認命繼續過日子，但是殘疾也繼續惡化：她現在兩腿都出現「白影」，內夫無力救治她的牙齒。

至於凱薩琳・蕭，再也沒有人見過她：她一直待在家裡，足不出戶。「別的女孩都去跳舞、看戲、戀愛、結婚，」凱薩琳哀戚地說，「我卻得待在家，看著痛苦的死亡步步逼近。我好孤單。」她只有去教堂的時候才會出家門。凱薩琳以前對於信仰並沒有特別虔誠，但是她現在說：「你不知道參加彌撒讓我獲得多大的慰藉。」她現在沒辦法工作，醫療費必須由家人負擔，六十五歲左右的父親威廉竭力幫忙，但是凱薩琳的姊姊透露：「爸爸擔得相當辛苦，他沒辦法像以前那樣工作。」

隨著時間過去，儘管被醫療費壓得喘不過氣，女工仍舊漸漸懷疑打官司是不是正確的作法。會不會怪罪美國鐳企業並不公平？凱薩琳最後求教福林醫生，根據他「公正的鄙見」，「鐳不可能、也沒有傷害她」。自然，凱薩琳把這件事轉告其他女工，她們聽糊塗了。雅爾碧娜這麼說：「幫我們治療的幾位醫生之中，只有一位醫生，馬藍醫生，說病痛是輻射物質造成的，我們都認為這實在耐人尋味。」女工病痛纏身，現在又對美國鐳企業是否有罪產生疑問，因此根本無心打官司。

其他女工或許無心打官司，但是桂思．傅來爾仍然一心想打官司。她還在讀當地的報紙，慢慢翻頁，陷入沉思。接著，她大吃一驚，發現藏在報紙上的一則小新聞。她實在難以相信眼睛所見，唸了出來：「鐳致死官司和解。」

什麼？她迅即繼續讀下去，發現標題沒有說謊。美國鐳企業庭外和解了瑪桂麗特．卡羅、莎拉．梅勒佛和海澤．庫澤的官司，女工打敗了美國鐳企業，取得了美國鐳企業害死她們的賠償金。桂思實在難以相信，這算是認罪吧？這幫她和她的朋友打開了提告的大門吧？她興奮地繼續讀：「卡羅先生（女工的父親）獲得九千美元（折合現在的十二萬零六百七十九美元），賠償瑪桂麗特．卡羅死亡，以及三千美元（折合現在的四萬零兩百二十六美元），賠償梅勒佛太太死亡。庫澤先生獲得一千美元（折合現在的一萬三千四百零八美元），賠償其妻子死亡。」

這根本算不上大錢。尤其是西奧的和解，對他和父親為了處理海澤的事而積欠的八千九百零四美元（差不多折合現在的十二萬美元），根本是杯水車薪，特別是卡利奇還抽了百分之四十五的酬庸。卡利奇抽的酬庸出奇高，但是父子倆別無選擇，只能答應，因為他是唯一願意接案的律師。最後，西奧只獲得五百五十美元（折合現在的七千三百美元），但總是聊勝於無。

桂思心裡納悶到底發生什麼事，美國鐳企業竟然肯賠錢，美國鐳企業跟女工對抗將近十八個月，看起來一毛錢都不會給。其實，美國鐳企業幕後可能有幾個理由——最重要的就是女工師出有名，尤其是卡羅氏姊妹；美國鐳企業很可能會因為陪審團的同情而輸掉官司。甚至只要從基本法律的角度來看，就可以知道女工勝算極大：女工在兩年追訴時效內提告；家屬主張女工死於被稱為鐳壞死的病，凱薩琳．懷利促成的新法支持家屬的控訴；還有尊克報告的爭議。美國鐳企業選擇隱匿尊克的報告時，莎拉還在美國鐳企業任職；倘若結果證明美國鐳企業早就接獲資訊，能夠救她，抑或至少能夠降低傷害，但卻沒有依報告採取行動，那麼美國鐳企業就會很難看。

桂思讀了報導，振奮得採取行動：這就是她一直在等待的好消息。她重新跟律師亨利．高飛聯絡，讀到和解的新聞兩天後，旋即採取行動，要求賠償。一九二六年五月六日，美國鐳企業接獲高飛傳來的以下訊息：「諸位，請在一九二六年五月十日星期一之前與我聯繫，商討傅來爾小姐的損害賠償事宜，否則我將提起告訴。」

美國鐳企業立即有條不紊把這件事交給律師史拽克處理，史拽克似乎請高飛說個數目。六月八日，高飛去函說，桂思願意以五千美元（折合現在的六萬七千美元）和解。

這筆錢不是什麼天文數字，但是不僅能支付桂思積欠的龐大醫療費，還能儲備一筆錢，無庸置疑，未來還需要支付開銷。桂思不是貪心的人，而且她實在不想要鬧出大官司，倘若美國鐳企業願意支付合理的賠償金，她願意收錢了事。

美國鐳企業過一個星期就回覆了。「已收到閣下八日的來函。」史拽克在六月十五日回覆，「我斟酌過閣下所提的條件，恕我無法建議客戶接受。」美國鐳企業「拒絕給予傅來爾小姐任何賠償，決定由法院來裁判」。

桂思聽見這樣的回覆，心肯定一沉。她肯定也大惑不解，因為不只美國鐳企業上個月才答應賠償她以前同事的損失，懷利小姐還促成了新法施行。局勢沒有任何改變嗎？

但是，現在結果證明，局勢並沒有任何改變。為什麼懷利能如此輕易促成鐳壞死法案通過，現在原因變得一目了然。第一，這項法案不可溯及既往，所以一九二六年之前傷病的人都無法索賠。第二，新修正的法條施行後，五個月的追訴時效就自動生效，表盤畫工如果鐳中毒，根本不會在這麼短的時間出現明顯的病徵。最後是最重要的一點，新法只賠償鐳壞死，確切來說是顎部壞死，也就是茉莉·馬賈和瑪桂麗特·卡羅所罹患的那種侵襲性顎部壞死。女工中毒出現的其他病症，諸如貧血造成元氣損傷、背部疼痛、髖部固鎖、大腿骨折、甚至是單純牙齒鬆動，都無法獲得賠償。懷利早就發現州內的製造商協會（Manufacturers' Association）並「不討厭」新法，現在，突然之間，原因變得顯而易見。新法，根據字面的意思，根本就沒打算讓人獲得賠償。

懷利很快就明白自己所犯的錯誤，消費者聯盟重燃熱血，開始推動將鐳中毒列為法定賠償疾病。然而，顯而易見，局勢要有所改變，這場仗將更加曠日費時，太久了，也太遲了，幫不了一九二六年六月沮喪地坐在奧蘭治家裡的桂思·傅來爾。

美國鐳企業不想和解，或許還有一個原因：有些證據顯示，美國鐳企業財務狀況不像以往那麼好，一名高階主管甚至說情況「捉襟見肘」。問題之一就聘請員工，剩下來的員工「提心吊膽，緊張不安」，新員工寥寥無幾。這一年結束之前，美國鐳企業為了減少損失，關掉奧蘭治的工廠，把地賣掉。即便如此，美國鐳企業還沒澈底倒閉，只是轉移到紐約營運。

桂思·傅來爾也還沒垮掉，哪怕美國鐳企業的回應造成了雙重打擊，高飛得知美國鐳企業拒絕和解，便推掉她的案子。但是她卻變得比以前更加堅定，決意繼續抗戰；她是父親的女兒，她是工會代表的女兒，對抗犯罪的公司，不會如此輕易退縮。「我覺得我們女工不應該澈底放棄希望。」她說。

她繼續求助至少另外兩名律師，不過還是遭拒，令她感到挫折。她遭遇的問題之一是，前東家請專家公布報告，聲稱女工生病並非鐳中毒所致，計謀得逞，現在正坐收其利。最引人注目的是一九二六年十二月公布的報告，作者是福林醫生。

「塗繪夜光表盤這項工作中並不存在工業危害物質。」他直截了當寫道。他說女工的病症是細菌感染所致，霍夫曼說這份報告「充滿偏見，毫無科學根據」。

但是報告裡不只有偏見：福林還無恥撒謊。不只他公開的結論跟他對尊克說的話自相矛盾——「我不禁認為女工得病的肇因是塗料」——而且一九二六年六月，也就是公布研究報告的六個月前，福林終於在沃特伯里鐘錶公司發現兩個鐳中毒個案。在在都澈底證明，這並非細菌在一間作坊傳播所造成的感染：女工是被工作害死的。

福林儘管知道那兩個個案很久了，但卻沒有改正或撤回他的報告，反而容許報告付印，讓美國鐳企業能利用公開的專業證據，繼續撇清責任。後來，福林確實說後悔做這個決定。但是從他後來的行為來看，他應該沒有很後悔……

福林聲稱女工的病單純是一般感染，然而他對奧蘭治的女工還不善罷甘休。一九二六年七月，上個月美國鐳企業才拒絕桂思的和解提議，福林騙桂思接受檢驗，會選擇這個時候可能是巧合。福林由一個桂思不認識的人陪同，幫她抽血和照X光，結果出爐後，福林微笑宣布：「妳的血象比我的還要好呢！」

「他告訴我，」桂思後來回憶道，「我比他還要健康，我什麼毛病都沒有。」

但是身體告訴桂思的並不是那樣。

福林對桂思、凱薩琳和愛娜・赫斯曼都堅稱她們身體健康，但是其實那年夏天女工們個個病情嚴重。琨塔・麥當勞仍舊繼續找內夫醫生治療鬆動的牙齒，現在，內夫決定約見鐳公司，一九二六年那個夏天的某個早上，他跟董事會在美國鐳企業紐約總部開會，包括總裁羅德和前途似錦的副總裁克雷倫斯・李（Clarence B. Lee）。內夫用盡千方百計幫女工治療，如今束手無策，只好向鐳公司開出一個條件，希望他們無法拒絕。

「如果你們要跟我玩球，」內夫告訴與會的高階主管，「我就跟你們這些人玩球。給我名單，女工的姓名，我一輩子都會守口如瓶，很多個案會自然死亡，我可以拖延這些女工四、五年……這是我桌上的牌，不過得給我一些報酬才行。」

原來，內夫殫精竭慮不是因為同情病患，而是想要拿錢，或許是卡羅氏姊妹的和解觸發他的貪念吧；他提供了許多免費的治療，渴望獲得補償：「我全都是自掏腰包！」他現在氣惱嚷嚷。他向美國鐳企業要錢也算合情合理，畢竟，他幫女工治的病是夜光漆造成的。但是他現在耍的陰謀，欺騙女工，讓女工死得不明不白，好保護美國鐳企業，這就遠遠超過要回別人欠他的債了。他對女工的忠誠消失殆盡。

「你的條件是什麼？」高階主管問，看似好奇。

「我告訴過羅德先生，我要一萬美元（折合現在的十三萬四千美元）。我認為我一毛都沒多要。」

美國鐳企業認真考慮他的條件。「你能篤定所有女工都會找你看病嗎？」

「我現在相信大多數的女工會找我看病。」內夫回答，信心滿滿地認為女工都把他當朋友。

「你會告訴女工你收美國鐳企業的錢辦事嗎？」

「我不會跟女工說我跟你們有任何瓜葛。」內夫微笑說。

或許是因為會議進行得順利，內夫壯了膽，又提出另一個建議：「如果你們需要我，」他說，身體往前傾，靠著會議桌，強調重點，「我可以出庭作證……『你相信這個女孩的病痛是輻射造成的嗎？』我會說不相信。我可以說任何我想要相信的話；月亮是藍起司做的！」

「你可以讓官司順著你的意走嗎？」高階主管問。

「只要我想要就行，也就是說，如果我幫你們辦事就行。根據慣例，專家會收錢幫人作證。」

內夫愛錢如命，但是這裡，他可能犯了一個要命的錯誤，這位來自紐華克的牙醫，一輩子都在幹牙醫，現在卻想跟大企業的大亨們耍狠。「不管怎樣，錢我一定要拿到。」他語帶威脅地說，「你們要我當你們的朋友？還是敵人？如果不能跟你們達成協議，我就告這些女工，到時候女工就得告你們，才能拿到錢。警告各位：我打起架來，就像獅子一樣凶猛。我對你們可是非常寶貴吶。」

他肯定認為很順利，他說出下一句話時肯定笑吟吟，確信他們現在是甕中之鱉。「我會盡量跟各位講道理，我不是來訛騙或勒索各位的。」

高階主管總結一下情勢：「我們必須給你一萬美元，否則你就要給我們惹一堆麻煩，如果我們付錢，你就會幫我們。」

「我能幫你們，對。」牙醫急切地說。

另一名董事拉高嗓門說話。「你以後得到的好處（也就是以後內夫幫女工治病，並且防止女工提告，就能拿到錢）還不夠嗎？你一定要拿一萬美元嗎？」

「我跟各位說過了，」內夫氣焰囂張地說，「我得拿到報酬。」

他搞砸了。他可能也不曉得，美國鐳企業已經收買福林醫生，幫他們幹這種下流勾當。羅德倏地站起身，準備趕他走。「你的提議實在不道德。」他說，「我們絕對不會跟你同流合汙。」

「不道德，是嗎？」內夫問，「這是最後的決定嗎？」

似乎是。

後來內夫討錢的證據澈底敗露，美國鐳企業擺出道德高尚的模樣，說他們把內夫攆走。

這場會議開了整整五十五分鐘。

第二十三章

伊利諾州渥太華
一九二六年

聖哥倫巴敲出響亮的歡樂鐘聲，傳遍渥太華，最近似乎每隔一個星期就會有表盤畫工結婚，舉辦婚禮，許多畫工是彼此的伴娘。法蘭西絲・葛雷辛斯基嫁給工人約翰・歐卡諾（John O' Connell）；瑪莉・達非嫁給木匠法蘭西斯・羅賓森（Francis Robinson）。瑪麗・貝克跟派崔克・羅希特訂婚了；瑪莉・維奇尼在跟喬瑟夫・托尼利（Joseph Tonielli）談戀愛；小佩・路尼和查克・赫肯史密斯終於計畫在一九三〇年六月結婚。夏洛特・內文思從一九二三年起就沒有在鐳表盤工作，她也愛得神魂顛倒，仍然跟許多女工保持聯絡，興奮地告訴她們亞勃特・波瑟（Albert Purcell）多麼有魅力。兩人在芝加哥的阿拉貢舞廳（Aragon Ballroom）跳舞相識，夏洛特精熟查爾斯頓舞，賣弄舞姿，婆娑而舞，吸引了阿亞的注目，阿亞是來自加拿大的工人。「她們倆是好朋友。」一名關係親近的親戚揭露；短短兩年內，夏洛特・內文思就變成最新在聖哥倫巴走紅地毯的新娘。

許多婚禮都在聖哥倫巴舉行，這座教堂是一棟白色石砌建築，頂上是灰色石板屋頂，裡頭有一座漂亮的祭壇，令當地居民欣羨不已——祭壇是仿大理石砌成的，填滿整個空間。聖哥倫巴相當狹窄，但是拱形天花板遠高於建築的寬度，看起來美得令人屏息。只有少數幾個教區居民置身於這場熱鬧哄哄的婚禮之外，其中一人是楷瑟琳・伍夫，然而，教堂裡有個年輕男子吸引了她注目，男子名叫湯瑪士・達諾胡（Thomas Donohue）。

他三十一歲，楷瑟琳二十三歲。阿湯身材矮小，眉毛濃密，一頭茂密的深色頭髮，蓄著八字鬍，戴著細框眼鏡。他做過許多種工作，包括工程師和畫匠，跟楷瑟琳十分類似，表盤畫工在鎮上的電話簿裡被歸類為「藝術家」，以肯定這項工作令人嚮往。後來，阿湯到當地的麗碧歐文斯玻璃工廠（Libbey-Owens）工作，跟阿亞・波瑟和派崔克・羅希特共事。

他「個性非常安靜，話從來就不多」，這可能是教養所致，阿湯來自愛爾蘭移民大家庭，一名親戚說：「他在七個孩子中排行第六，從來就沒有太多插話的餘地。」達諾胡家一家人在華勒斯鎮（Wallace）的農場長大，就在渥太華北方不遠處，在那裡，肥沃的田野永遠一望無際，天空遼闊得像會把人吞掉似的。楷瑟琳每天都會捻著串珠唸《玫瑰經》，阿湯跟她一樣信仰十分虔誠，就讀男子天主教學校，立志成為牧師，但是沒能如願。

阿湯在聖哥倫巴做禮拜，跟楷瑟琳一樣，教堂興建時，他的祖父捐了一扇彩色玻璃窗。不過達諾胡家的人沒有那麼常進城：「當時的人沒有像現在的人那麼常進城。」阿湯的姪子詹姆斯說，「只有大人物才會一個星期進城超過一次。」

阿湯．達諾胡當然不是大人物，他「一點都不外向」。其實，他跟楷瑟琳一樣。「他們倆都非常安靜。」他們的姪女瑪莉說，「非常害羞。」

或許這就是為什麼他們到一九三二年才結婚的原因之一。

楷瑟琳可能會跟鐳表盤的同桌同事伊內絲．寇可倫聊阿湯的事。伊內絲也會分享自己的故事，她跟文森．羅伊．威樂（Vincent Lloyd Vallat）訂婚了，文森是加油站的老闆，兩人預定那年稍晚結婚。

並非所有已婚的表盤畫工都會辭職，作坊似乎不想失去技術高明的畫工，因此鐳表盤成為提供職業媽媽兼職工作的先驅。「我辭職了十次還是十二次。」有一名女工回憶道，「公司每次都會讓我回去，因為訓練新人要花的時間太久了。」鐳表盤需要把最好的女工留下來，因為生意仍舊興隆。怎麼興隆呢？西鐘一九二六年生產一百五十萬支夜光錶，創下歷史新高，全都由鐳表盤上漆。

妻子們下班回家後，新丈夫們注意到家裡出現了古怪的現象。一名女工的丈夫後來寫道：「我記得結婚後，她把工作服吊在臥室：工作服會發亮，好像北極光。我第一次看見時，不禁毛骨悚然，活像有鬼在牆上飄來飄去。」

活像有人跟她們一起在房間裡，靜觀等待時機成熟，好發動攻擊。

沒有徵兆顯示美好的時光會結束，在渥太華，沒有女工生病，倒是有一名女工「臉上突然長了許多斑」，另一個女工說：「我因為覺得反胃，所以辭職。」但是這些病症跟工作毫無關係。還有一個女工在一九二五年底離開作坊，「髖臼疼痛難耐」，但是後來痊癒了。「雖然我們有幾個醫生，」她回憶道，「但是始終診斷不出病因。」她再也沒有回去鐳表盤工作，但是，她說：「我有一些朋友在那裡工作好多年，都沒有出現病痛。」

然而，雖然沒有畫工生病，鐳表盤的高階主管可沒忘記紐澤西州的競爭同業生意衰退，他們無疑也憂心忡忡地關注美國鐳企業被迫支付賠償金和解。瑞德先生發明的玻璃筆迅即發給工作人員，但是沒有解釋原因。

女工對於東邊發生的事一無所知，報導瑪桂麗特・卡羅官司的新聞藏在八百哩外的地方新聞裡，馬藍醫生去年的激進研究引發熱烈爭論……但是侷限於專業的醫療媒體。雖然紐約和紐澤西的一般媒體也有報導他的研究發現，但是這類研究發現在中西部的大湖區根本無法引發漣漪，住在渥太華的女工沒有讀《紐約時報》。

因此，持平而論，鐳表盤並不需要落實改變，女工沒有丟下畫筆抗議，也沒有任何外界壓力，要求改變塗繪方法。史班・凱做了全國性的研究，在結論指出用鐳塗表盤具有危險性；現在公布的醫學研究也提出相同的結論，儘管如此，卻還是沒有組織在全國層級出面干預，防止奧蘭治以外的工人受到傷害。

雖然鐳表盤採用了玻璃筆，打算停止舔尖，但是似乎不合用。或許是因為鐳表盤在恐慌之中匆促推出。女工認為，玻璃筆沒有非常成功；楷瑟琳．伍夫認為玻璃筆「礙手」又「難用」。玻璃筆推出後，毛畫筆並沒有被收起來，所以表盤畫工依舊繼續舔尖，清理外溢的塗料；有很多塗料外溢，因為新的玻璃筆很難畫。

女工們坦言：「一開始主管嚴密監控我們，阻止我們又使用毛筆。」但是監管並沒有維持很久：「主管沒有嚴格監管。」另一名女工後來說。

不用玻璃筆，使用毛筆畫表盤，本來是會遭到解僱的違規行為，但是大家並沒有落實這項規定。有一名女工說，有一次她和其他六、七名女工因為玻璃筆畫起來效率不彰，導致工作進度稍微落後，所以有一天便決定重新使用毛筆，趕回進度。結果她們被瑞德先生逮到違規，被炒魷魚，但是這名女工「馬上回去道歉，就復職了，後來其他女工也都復職了」。

漸漸地，才幾個月後，玻璃筆就沒人用了。楷瑟琳．伍夫說：「我們可以選擇使用玻璃筆或日式畫筆，我們覺得哪種畫起來最有效率，就用哪種。」嗯，如果標準是這樣，那高下立判。有些評論者後來非難女工重新使用毛筆：「貪心的女工，」有一個人這樣寫道，「想多賺點錢，就得畫快一點，畫最快最多的方法就是用嘴巴舔畫毛。」但是女工是論件領酬，不是領固定薪水，所以使用玻璃筆會大大減少酬勞。

當然，女工選擇這樣做，獲益的不只有女工：鐳表盤也得到了利益。瑞德受命發明玻璃筆，不過一旦確定玻璃筆不管用，鐳表盤便放鬆規定，准許女工重新採用舔尖，不再干預。畢竟，一九二六年西鐘的產量創下新高，鐳表盤絕對不適合在此時堅持採用新的生產方法，尤其是那麼沒有效率的方法。

「公司讓我們自由選擇要不要用玻璃筆。」楷瑟琳．伍夫回憶道，「我比較喜歡用毛筆，玻璃筆很難用，我當時不認為把畫毛放到嘴巴裡會有任何危險。」

因此，一九二六年那年，她、伊內絲和另一個首批女工愛拉．克魯斯，仍舊整天不斷舔畫毛和沾塗料，楷瑟琳每畫一個數字就把畫毛舔尖一次。

那年接近尾聲時，她放下畫筆，特別跟在一旁一起工作的好友伊內絲道別，那天是伊內絲舉辦終身大事前最後一天上班。一九二六年十月二十日星期三，伊內絲．寇可倫嫁給文森．羅伊．威樂，這對幸福的夫妻一起站在祭壇，莊重地說出誓言，發誓未來將攜手共度一生：實現每個夢想，度過每一天，迎接每樁喜事。

她們的聲音輕盈地迴盪在教堂清涼的牆壁之間。

「直到死亡將我們分離……」

第二十四章

紐澤西州奧蘭治
一九二七年

桂思．傅來爾一跛一跛走進漢非斯醫生的診間，強忍著不喊痛。漢非斯看到桂思的改變，十分震驚，他有一陣子沒幫桂思治療了。馬藍醫生請桂思來找漢非斯，說她「脊椎病症十分嚴重」。漢非斯直接帶她去放射科重新照X光，桂思心裡沉吟，馬藍醫生和霍夫曼醫生都努力幫助她。她心想，尤其是霍夫曼，實在是古道熱腸。霍夫曼發現她健康急劇惡化，旋即代表她寫信給總裁羅德，懇請羅德「秉持公平正義的精神」，幫助桂思。

霍夫曼對美國鐳企業的回覆感到訝異：「羅德先生已經跟本公司沒有關係。」

美國鐳企業似乎不滿被迫和解官司。美國鐳企業不當處置尊克的報告，顯然是羅德所指使的，或許公司高層認為他最好換個職務。他在一九二六年七月辭職，雖然不再是公司的公開代表，但是繼續在董事會裡擔任董事。

儘管頂層人事變動了，但是美國鐳企業對於前員工生病的態度絲毫沒有改變，即將上任的總裁克雷倫斯·李立刻拒絕霍夫曼的求助。霍夫曼寫信轉告桂思，並且補充說：「妳一定要立刻採取法律行動。」

嗯，桂思心想，她正在努力。儘管病痛纏身，她仍舊不停尋找律師，現在甚至在等一家銀行幫她介紹的律師事務所回覆。在此同時，她也來向漢非斯求醫，想查明背部有什麼毛病。

很難想像她聽到漢非斯轉告的消息作何反應。「當時做的X光檢查，」漢非斯後來說，「顯示脊椎骨被壓碎。」

桂思的脊椎遭到鐳破壞而碎裂。此外，她的腳掌骨頭「碎裂疏鬆」，「遭到澈底破壞」。肯定疼痛難耐。

「鐳會吞噬骨頭。」桂思後來在訪談中說，「就像火燒木頭那樣，慢慢吞噬殆盡。」

漢非斯無能為力，只能想辦法讓她的生活舒坦一點，想辦法幫她過日子。因此，一九二七年一月二十九日，他幫當時二十七歲的桂思·傅來爾穿上堅固的背架，從肩膀到腰，用兩根鋼條固定住。桂思天天都得穿著背架，一次只能脫掉兩分鐘。這個療程非常煎熬，但是她別無選擇，只能聽從醫生吩咐。她後來吐露：「沒有穿背架，我幾乎沒辦法站起來。」她腳掌上也穿戴固定架，有時候她會覺得自己單純靠固定架，渾身的骨頭才能固定在一起，才能繼續活下去。

三月二十四日，她需要固定架更勝以往。這天，她終於得到最後一批律師的回覆：「很遺憾，我們認為，根據追訴時效，您無權對美國鐳企業提告，因為您離職已經超過兩年。」

又走到了死胡同。

桂思只剩最後一張牌可以打。「馬藍醫生認同我的想法。」霍夫曼寫道，「當務之急就是立即採取法律行動。他建議妳找波特與貝瑞法律事務所（Potter & Berry）。」

這對她是有百利而無一弊。桂思・傅來爾當時二十八歲，背部和腳掌骨頭碎裂，顎部崩壞。她跟法律事務所約定一九二七年五月三日星期二見面，別的律師幫不上忙，或許這個雷蒙・赫斯・貝瑞（Raymond Herst Berry）可以。

只有一個辦法可以知道結果。

桂思仔細打扮赴約，這次約談攸關成敗。穿固定架之後，她的服裝全都得換掉。「實在很難，」她透露，「買到能完全遮蔽固定架的衣服。以前穿的那種衣服，現在都不能穿了。」

她把深色短髮梳理整齊，接著看著鏡子檢查儀容。桂思習慣在銀行每天跟有錢的客戶打交道，根據經驗，她知道第一印象很重要。

她新求助的律師們似乎也所見略同。波特與貝瑞法律事務所雖然只是一間小法律事務所，但卻把辦公室設在軍事公園大樓（Military Park Building），軍事公園大樓是紐華克最早興建的摩天大樓之一，當時是全紐澤西州最高的建築，去年才落成。在裡頭跟桂思見面的那名律師自我介紹後，桂思馬上就發現，他跟他的辦公室一樣新。

雷蒙．赫斯．貝瑞很年輕，還不到三十歲，一臉稚氣，容貌好看，金黃色頭髮，藍色眼珠，腦袋聰明絕頂。他剛從耶魯畢業不久，在那之前，畢業於布萊爾中學（Blair Academy），是班上的畢業生致辭代表。他現在已經是法律事務所的初級合夥人。恰巧，他曾經在美國鐳企業委託的林德福法律事務所任職，或許那段工作經歷讓他獲得了一些內幕消息。貝瑞幫桂思記錄冗長的口供。桂思似乎有跟朋友分享這條新的線索，因為三天後，凱薩琳．蕭也登門拜訪貝瑞。

貝瑞不是會魯莽做決定的人。他依照律師的基本專業，先仔細審度女工的訴求。貝瑞先拜訪馬藍的實驗室，再訪談馮．索侯奇，接著才請桂思和凱薩琳五月七日回到他的辦公室。他告訴她們，他做了初步調查，調查夠了。於是雷蒙．貝瑞接下她們的案子。他結婚了，有三個年幼的女兒，第四個明年就會出生，或許生了這麼多女兒，影響了他的決定。在一九一〇年代的世界大戰中，貝瑞也主動登記從軍打仗；而這個案子，他看得出來，將會是一場硬仗。根據跟凱薩琳簽署的合同，貝瑞能依當時的標準分得三分之一的賠償金，然而，桂思似乎有跟他討價還價，減為四分之一。

貝瑞聰明絕頂的腦袋認真思考著怎麼解決追訴時效的問題，他的理論是這樣：女工要到知道美國鐳企業是罪魁禍首，才可能提告。美國鐳企業無所不用其極誤導女工，不應該准許美國鐳企業用自己造成的延誤作為抗辯理由。畢竟，女工是因為被誤導，才會到一九二五年七月馬藍提出正式診斷時，才確定病因。因此，就貝瑞看來，兩年追訴時效應該從得知診斷那一刻起算。

現在是一九二七年五月，她們還來得及提告。

貝瑞分秒必爭，開始準備打官司。桂思的案子將優先提告，或許是因為她是第一個來求助的，也可能因為她的精神狀況比凱薩琳好。而且霍夫曼說，她在紐華克數一數二的大企業裡，「是非常受人敬重的員工」。貝瑞很可能也知道，美國鐳企業的律師會找女工的弱點，而桂思的好性格對她們全都大有助益。因此，一九二七年五月十八日，桂思正式對鐳公司提告。

這實在讓美國鐳企業坐立難安。貝瑞控告他們「輕忽疏失」，害桂思處於危險之中，導致身體「充滿輻射物質」，「不斷攻擊與破壞原告的組織……造成極大的疼痛與折磨」。他結論道：「原告要求十二萬五千美元（折合現在的一百七十萬美元），賠償第一項罪行。」

貝瑞控告兩項罪行。桂思總共要求前東家賠償二十五萬美元（折合現在的三百四十萬美元）。

美國鐳企業似乎罪有應得。

打從一開始，桂思的案子就吸引了新聞頭版，媒體刊登令人心痛的報導，支持她提告：**她身體日漸衰弱，控告東家**。桂思第一次到法院繳交文件後，《紐華克晚間新聞報》（*Newark Evening News*）下了這樣的標題：**女工靠鋼架撐直身體，出庭控訴**。這類報導，加上女工的朋友網路，很快就刺激其他表盤畫工挺身而出，琨塔．麥當勞就是其中一人，姊姊雅爾碧娜也在她身邊。

貝瑞和這些已婚婦女工作，現在提告不只是為了她們，也為了她們的丈夫。貝瑞在法律文件上幫琨塔的丈夫這樣寫道：「詹姆斯．麥當勞失去了妻子的服務，未來妻子將無法陪伴、撫慰與協助他，他還必須帶妻子求醫治病，被迫支付龐大的費用。原告詹姆斯．麥當勞要求賠償兩萬五千美元（折合現在的三十四萬一千美元）。」

把丈夫加入官司的作法並不過分——事實上琨塔越來越沒辦法順心當妻子與母親，她坦承：「現在我能做的家事，我盡量做。當然，我沒辦法做太多，我現在沒辦法彎腰。」由於她嚴重殘疾，她和詹姆斯最近不得不請管家，這又是一筆開銷。

她的姊姊雅爾碧娜也亟需幫忙。雅爾碧娜左腿現在比右腿短四吋，導致她殘廢臥床。她和詹姆斯還沒放棄成家的夢想，但是她流產過一次，導致她比以前更加難受。「我和丈夫都覺得人生無望了。」雅爾碧娜鬱鬱寡歡地說。

還有其他人飽受折磨。愛娜．赫斯曼拆掉打了一年的石膏，但是依舊疼痛：左腿縮短三吋；右肩變得無比僵硬，導致無法使用右臂；血液檢查顯示有貧血。一九二六年十二月母親過世，令她心情更加陰鬱。

但是愛娜心懷希望。美國鐳企業的醫生福林不是跟她說她十分健康嗎？她領了治療貧血的處方藥，遵照醫生的囑咐服藥。接著，在一九二七年五月的某個晚上，她摸黑找梳妝臺上的藥，看見鏡子裡的自己。一開始，她還猜想是不是母親米妮（Minnie）從墳墓回來嚇她，因為夜闌人靜，一片漆黑，有個鬼女郎在鏡子裡發亮。

愛娜放聲尖叫之後，便暈了過去。因為骨頭發出穿透皮膚的亮光，她很清楚這預示著什麼，她知道那種亮光，世界上只有一種東西會發出那種微光。鐳。

她回去找漢非斯醫生，把自己看到的現象告訴醫生，還有她有多痛。就在奧蘭治骨科醫院，她說：「我聽到漢非斯醫生跟另一名醫生講話，他告訴那名醫生，我中了鐳毒。那是我第一次知道病因。」

愛娜個性「安靜認命」。她後來說：「我篤信宗教，或許因為這樣，發生這種事，我才沒有氣任何人。」但是這不代表她不覺得不公平。她繼續說：「我認為有人應該提醒我們。我們沒人知道塗料是危險的，我們只是少女，才十五歲、十七歲、十九歲。」或許就是心裡認為不公平，一九二七年六月，得知診斷結果才一個月後，愛娜和路易斯・赫斯曼才會就去找雷蒙・貝瑞。

現在有五個女工：五個女工高喊著伸張正義，這五個女工要討回公道。桂思、凱薩琳、琨塔、雅爾碧娜和愛娜。報紙瘋狂報導，為這五個人取朗朗上口的綽號，突顯個人特色。因此，一九二七年夏天，官司正式開打。

五個注死女孩的官司開打了。

第二十五章

這五椿官司可以說是把美國鐳企業的高階主管澈底嚇了一跳，他們甚至說那是「貝瑞那幫人」搞出來的「陰謀」。以前美國鐳企業敢自信滿滿拒絕所有請他們大發慈悲的人，仰仗的就是自認為追訴時效讓他們立於不敗之地——但是現在，貝瑞機敏解讀法條，嚇得他們倉皇尋找辯護理由。

美國鐳企業把罪推給女工，或許是無可避免的。美國鐳企業回覆女工的控訴時聲稱，原告「亦有疏失，沒有充分注意，並且落實安全預防措施」。美國鐳企業不只如此：還否認曾經教導女工舔尖；否認作坊裡有女工舔尖；否認鐳粉會附著在女工身上。在一頁又一頁的答辯書上從頭否認到尾，美國鐳企業就只承認一件事：「沒有提出警告。」那是因為美國鐳企業否認鐳具有危險性。

美國鐳企業在那些否認（有人可能會說那是公然說謊……）中，透過法律進行書面反擊，不過這只是美國鐳企業試圖掌控局勢的開端。現在面對女工毅然決然對簿公堂，美國鐳企業偷偷在女工背後展開反擊。美國鐳企業以前的領班魯尼小姐是愛娜．赫斯曼的好朋友，有一天一位昔日長官突然出現在夜光公司，要求跟她談談，她不禁大吃一驚。一開始她開心地跟來訪的高階主管閒聊以前歸她管的女工，鉅細靡遺地分享她們的近況，那位高階主管興奮地提到她提供了「大量資訊」。

美國鐳企業和這位前領班似乎都完全低估桂思・傅來爾的意志力有多強。「魯尼小姐說她確定桂思・傅來爾是受到律師慫恿才提告。」美國鐳企業的備忘錄寫道。他們不曉得，要不是桂思兩年來鍥而不捨地尋覓律師，這一切根本不會發生。

其實，美國鐳企業開始懷疑，在背地裡捅刀的不只有律師，還有以前的一個朋友。「魯尼小姐似乎有理由相信，馮・索侯奇醫生在背後暗中協助所有官司。」備忘錄記載，「我確實認為我們應該查明馮・索侯奇的動靜與行蹤。」

跟魯尼小姐私下閒聊的這位高階主管不只造訪一次，不只兩次，是三次，到她的工作地點拷問女工的事。第三次拜訪時，她似乎明白發生什麼事了。「今天早上魯尼小姐說沒有其他的資訊可以提供了。」那位高階主管在關於這件事的最後一份備忘錄上記載，「我認為她是故意不說，擔心害到朋友。」

不過這不重要，因為美國鐳企業已經取得需要的情報，況且還有其他來源可以輕鬆取得資訊。美國鐳企業現在付錢請私家偵探盯梢五個女工，想挖出她們的醜事，好作為呈堂證供。貝瑞之所以決定先打桂思的官司，或許就是懷疑對方會用這種下流手段。

雖然桂思・傅來爾潔身自愛，但這不表示別人栽贓的醜事傷不了她。有一個舊傳言，甚至不算是傳言，是鐵錚錚的事實，白紙黑字印在雅蜜莉亞・馬賈的死亡證書上。她死於梅毒，所以誰敢說曾經跟她那種女孩共事的這五個女孩，沒有同樣感染邱比特病呢？謠言傳遍奧蘭治的大街小巷，悄悄緊緊貼著女工，就像第二層皮膚，就像鐳粉以前那樣。「你也知道小鎮的人就愛講八卦……」桂思的一名親戚後來說。

美國鐳企業還記得桂思曾經提議以五千美元和解，於是寄法律回函給貝瑞，末段註明：「煩請告知最低和解金額。」美國鐳企業的律師寫道，「我們就別討價還價了，請告知您最想要的金額。」

貝瑞謹守本分，如實轉達桂思。大家可以想像她聽到後作何反應；貝瑞聽從指示，去函回覆美國鐳企業的法律團隊——現在裡頭有三家不同的法律事務所，有些是美國鐳企業的保險公司的律師，倘若女工勝訴，保險公司就得賠錢。「桂思小姐現在不想提和解條件。」換句話說：咱們法庭上見。

貝瑞立刻認真準備打官司，趕緊會見女工的盟友——懷利、漢彌爾頓、霍夫曼、馬藍、漢非斯和馮．索侯奇——花許多時間研讀他們的文書，以及訪問他們。懷利把自己所知道的事一五一十告訴他，尤其是：「員工一個一個生病，」她說，「美國鐳企業不只沒有想辦法查明原因，反而無所不用其極隱匿問題，害員工無法獲得適當的治療。」

得知美國鐳企業隱匿尊克的報告，貝瑞立刻明白如何利用這種雙面手法造成的嫌隙來幫自己打官司，於是寫信給賽索．尊克，請他提供證據，協助女工。但是尊克卻透過祕書回覆說：「尊克博士不想作證。」貝瑞花了整個夏天試圖改變他的心意，但是最後他還是不得不動用正式的法院傳票。

不想作證的醫生不只有尊克。「我十分同情女工，」馬藍寫道，「但是我不能在民事訴訟中袒護任何一方。」馬藍不喜歡律師，也不想捲入法律戰；他雖然喜歡看福爾摩斯解謎破案，但卻不喜歡法庭戲劇。

馬藍不確定會不會作證，貝瑞不會放棄繼續想辦法說服他。同時貝瑞也開始尋找別的專家，幫女工重新做呼吸檢測，證明她們體內有輻射。他四處求援，處處碰壁，最後終於在波士頓找到一位願意幫忙的專家，但是女工嚴重病弱，無法前往。

同時，在另一邊陣營，美國鐳企業就沒有這種問題，福林仍舊繼續擔任公司的檢驗專家，而且不只效力於這家公司，貝瑞很快就發現這一點。

貝瑞現在知道沃特伯里鐘錶公司的鐳中毒案件了，基本上，那些案子存在，證明了他的當事人得的是職業病。因此，貝瑞去函康乃狄克州的勞工賠償委員會（Workmen's Compensation Commission），沃特伯里鐘錶公司的總部就位於該州。他想尋找可以在法庭上提出的證據。但是委員會的回覆完全出人意表：「倘若本會轄區內有任何人罹患職業病，」官員寫道，「我理應知悉，職業病在本州可以獲得賠償，此法已行之有年。沒有人向我提出申訴，我跟閣下一樣耳聞一些傳言，但是不知傳言是否屬實。」

這就令人大惑不解了。康乃狄克州法律的追訴時效長達五年，合宜多了，表盤畫工能夠在五年內發現鐳中毒，並且提告。到現在，至少有三名沃特伯里的表盤畫工死亡，還有一些生病，難道她們的家人都沒有提告嗎？

沒有——而且原因很明確：費德瑞克・福林醫生。幾乎從沃特伯里的女工剛生病，福林就能跟她們接觸，他獲得特權，能自由接觸員工，女工不只認識他，也信任他，他跟女工說她們十分健康，女工就相信他。一旦發現鐳中毒，福林「就立刻扮演起雙面人；一方面對表盤畫工扮演關心的醫療專家；一方面幫沃特伯里勸表盤畫工接受和解，幫沃特伯里明確擺脫後續的責任」。

這就是為什麼沒有人向賠償委員會提出申訴，一旦有人想要申訴，沃特伯里就會悄悄和解。沃特伯里鐘錶公司和美國鐳企業的解決手法之所以不同，有一個明顯的原因——線索就在公司名稱裡。沃特伯里是鐘錶公司，不是徹頭徹尾的鐳公司，答應和解就是默認塗料害女工生病，但是這不會影響沃特伯里的其他生意，因為它不是靠賣鐳賺錢。因此，當員工開始死亡，一有人索賠，沃特伯里就利用福林醫生居中協調，賠錢了事。「在這些協調中，」一名評論家寫道，「福林占上風，他知道自己想要什麼，跟他打交道的女工個個年輕單純，勢單力薄，沒辦法尋求法律諮詢。」倘若沃特伯里的女工能獲得法律諮詢，就會發現貝瑞清楚知道的事：根據康乃狄克州法律，追訴時效為五年，比較寬裕，許多女工很可能可以討回公道。然而，必須一提的是，五年的追訴時效只有到發現鐳中毒的時候，女工的案子爆發後，法律旋即修改，縮短追訴時效。

在這位好醫生的干預之下，沃特伯里平均賠償每位生病的女工五千六百美元（折合現在的七萬五千美元），但是這個數字被少數幾樁高額和解案拉高了，大多數受害者收到的和解金低於這個平均值；有些人簡直是被羞辱，沃特伯里只提供兩位數的和解金，比如說一個令人髮指的案例，一名女工死亡，卻只獲賠四十三點七五美元（折合現在的六百零六美元）。

如果瞇著眼睛看這局勢，試著自欺欺人，是可以說福林幫了沃特伯里的女工一個忙。他無疑是那樣認為，居中協調幫女工省下打官司的麻煩。但是沃特伯里和福林掌控全局——而且福林的詭計還沒使完，也就是馬藍所說的「雙面手法和扮演雙面人」。縱使福林現在被迫承認鐳中毒存在，這也不表示所有生病的女工都是鐳中毒致病。因此，福林繼續對沃特伯里的女工進行檢驗，依舊沒有找到確定鐳中毒的個案，一個都沒有，一九二五年、一九二六年、一九二七年，都沒有。直到一九二八年最後幾個月，他才終於承認，那五個女工可能是鐳中毒。福林在八次不同的場合告訴名叫凱薩琳·穆爾（Katherine Moore）的女工，說她體內一點鐳的痕跡都沒有。結果她後來死於鐳中毒。

貝瑞對於福林在沃特伯里搞的鬼一無所知，他得知委員會的回覆後，完全被難倒了，苦於缺乏證據。但是他的新朋友愛麗絲·漢彌爾頓很快就發現哪裡有鬼，幫他點破。福林悄悄把案子和解，當然沒有證據：沒有媒體報導；勞動局沒有前往沃特伯里調查；完全沒有律師介入——就只有在桌上交付小額和解金，收錢的人還心懷感激。一切都保密到家。

這一切對雷蒙·貝瑞毫無幫助。

從一開始，貝瑞就對福林醫生非常感興趣。他從女工口中得知，福林說她們身體健康，這種說法令她們一頭霧水，有些女工則是聽到要提告就洩氣。因此，早在一九二七年八月，貝瑞就決定深入調查福林醫生，馬上就發現一個驚人的消息。

福林醫生一直在幫女工做檢驗、抽血、判讀X光片；他一直在安排醫學治療，用有信頭的內外科醫學院信紙寫信給女工。「據我所知，」安排桂思給福林檢查的麥卡非醫生說，「福林醫生是醫學博士。」

但是現在，貝瑞請主管機關調查福林的專業資格，卻收到紐澤西醫療檢驗人員委員會（New Jersey Board of Medical Examiners）的回函如下：「根據記錄，本委員會從未發予費德瑞克・福林執照，批准其執行內外科或內外科任何分科之業務。」

福林不是醫學博士。

他的學位是哲學博士。

他是，誠如消費者聯盟所說，「騙子中的騙子」。

第二十六章

伊利諾州渥太華
一九二七年八月

愛拉．克魯斯住在柯林頓街（Clinton Street），她啪一聲關上家裡的紗門，走下屋外的幾階階梯。她出門時跟媽媽內莉說再見，但是聲音不如以往那麼精神抖擻了。

愛拉不知道自己怎麼了，她以前總是「身強體健」，但是現在卻老是感到疲憊。她開始走路去上班，一如往常，利用聖哥倫巴的尖頂來判斷方位，聖哥倫巴離她家就只有一、兩個街區。愛拉和家人——媽媽內莉、爸爸詹姆斯、弟弟約翰——會按時去這座天主教堂參加禮拜，她的大部分同事也是。

內莉聽到她說再見，也回答得很小聲；但是當時媽媽反對愛拉去當表盤畫工。「我從來就不希望愛拉去那裡工作。」她以前老是搖著頭這樣說，「但是那裡很乾淨，女工們都很開心。」

柯林頓街離表盤作坊也只有幾個街區，所以就算愛拉現在走路蝸移龜步，還是很快就走到那裡。她跟著來上班的其他女工一起走上學校階梯，楷瑟琳．伍夫走路微微跛行，最近才變成這樣的。瑪麗．貝克一如以往，喋喋不休。還有瑪莉．維奇尼、蘿絲．湯森和熙蒂．普雷。愛拉走進作坊時，小佩．路尼已經坐在工作桌前，跟平常一樣認真。愛拉跟所有人問好，她是個「受歡迎的少女」。

一九二七年，瑪莉．愛倫．克魯斯（Mary Ellen Cruse）（「愛倫」是父母幫她取的教名）二十四歲，跟楷瑟琳．伍夫同齡，亮麗的栗色頭髮剪成大膽時髦的短髮，短到顴骨，額頭上引人注目的瀏海橫掃過完美無瑕的肌膚，眉毛修拔整齊，笑容靦腆，笑起來左臉頰會出現酒窩。

她坐到木桌前，拿起畫筆。**舔……沾……畫**。她現在熟能生巧了，因為她從二十歲左右就開始在那裡工作，一個月工作二十五天，一天八小時，沒有支薪假期。

天呀，不過她現在好想休假。她過度操勞，身心俱疲，顎部疼痛。這沒道理啊，她平常總是身強體健。愛拉大約六個月前開始看醫生，雖然看過幾個不同的醫生，卻沒有人幫得上忙。跟小佩．路尼一樣，她最近拔了一顆牙，但是她說牙醫沒辦法讓傷口癒合。

愛拉聽到瑞德走進房間，抬起頭來，看著他走來走去，罕見地進行督察。最近他走起路來神氣活現——不過他怎麼能不神氣呢？他現在主管作坊：莫瑞小姐七月死於癌症後，他終於當上總監。愛拉又專心畫起表盤。沒時間浪費了。

不過今天工作得很辛苦。那整個夏天她不斷抱怨手腳疼痛，指關節非常痛，畫精細的表盤，實在很難跟上進度。她歇息片刻，把頭擱在雙手手背上，但是這也讓她擔心：下巴下面有一處硬硬的凸起，她不知道那是什麼，也不知道為什麼幾個星期前會突然出現，但就覺得十分古怪。

還好，至少今天是星期五，愛拉好奇女工們這個週末有什麼計畫——或許小佩的男朋友查克會邀朋友到小屋，或是打算到羅西戲院（Roxy）看電影。她心不在焉地用手指觸摸一、兩天前冒出來的小痘子，她的皮膚以前總是完美無瑕。那顆痘子長在左臉頰上，就在酒窩旁邊。痘子剛冒出來的時候，她去摳痘子，結果開始腫起來，她可以感覺到指尖下面的疼痛和壓力。她希望任何派對開始之前，痘子就會消失。

整個早上她都試圖專心工作，但是卻發現越來越難專心，這個週末她沒辦法參加派對了，這點是確定的。其實，她忽然想到，也不能工作。她累得沒辦法再工作了——她今天也沒辦法再工作了。她把裝著表盤的盤子拿給瑞德先生，說她生病了，必須回家。她回到柯林頓街的不到十分鐘前，聖哥倫巴的鐘響敲響了正午鐘聲。她告訴媽媽，說她身體不舒服，接著八成就上床睡覺了。

「隔天，」她母親內莉回憶道，「我們去看醫生。」女兒臉上那顆小面皰腫了起來，她想要去請醫生檢查。但是愛拉的情況一點都不嚴重，醫生心情愉悅地跟克魯斯家母女聊天，愛拉告訴醫生，說母親老是害怕她在鐳表盤工作，醫生開懷格格笑，反駁道：「真是胡說，那個地方再乾淨不過了。」

於是愛拉和內莉就回去柯林頓街了。

那個星期日愛拉可能沒有去教堂，星期一早上身體不適，確定沒有去上班。八月三十日星期二，母親又請一位醫生來家裡看診，醫生把面皰弄破，但是沒有東西流出來。他就這樣離開了，愛拉的病因似乎成謎。

或許是謎，但是愛拉．克魯斯知道情況不對勁。那顆痘子，那顆小痘子，不斷腫脹，腫個不停，萬分疼痛。她、媽媽、甚至是那位醫生，不管怎麼做，都沒辦法阻止痘子繼續腫脹，遏止感染，她臉嚴重腫脹，而且發燒。

「隔天，」內莉回憶道，「醫生又來查看她的臉，要求她去醫院。」

八月三十一日愛拉住進渥太華市立醫院，但是那顆痘子依舊越腫越大，最後沒辦法再說那是痘子了。那甚至不是瘡，比瘡大多了。愛拉整齊的髮型仍舊覆蓋頭皮，跟以前一樣時髦，但是頭髮下面的臉蛋，才過短短幾天，就變得面目全非。最後出現敗血症，她漂亮的臉蛋和頭都變成黑色。

「她承受極大的痛楚……」她的母親驚恐地回憶道，「我從來沒看過誰承受那麼可怕的痛楚。」愛拉是她唯一的女兒，只要醫生准許，內莉就守在病床旁邊，即便床上的那個人看起來不再像愛拉。但是她依舊是愛拉：她依舊是內莉的女兒，她還活著，需要媽媽。

九月三日半夜。星期六夜晚悄悄變成星期日清晨，愛拉病情惡化，躺在床上，身體出現敗血症，頭腫起變黑，面目全非，體內的毒物大肆破壞。九月四日星期日上午四點三十分，她突然死亡。上個星期她還在上班畫表盤，只不過臉上冒出一顆小痘子。怎麼會演變成這樣呢？

醫生幫她開立死亡證書。「鏈球菌中毒，」醫生寫下的死因是，「間接死因：臉部感染。」

九月六日，內莉和詹姆斯・克魯斯循著熟悉的路徑走到聖哥倫巴埋葬女兒。「克魯斯小姐的死，」當地報紙這樣報導，「令親朋好友震驚。」

確實令人震驚。留下了一個洞，在一個家庭留下一個永遠無法填補的洞。她的父母多年後說：「她走後，生活從此不一樣。」

愛拉的訃聞這樣哀悼：這個少女大半輩子都住在渥太華，交友廣闊，受人喜愛，留著短髮，在教堂尖頂的陰影中度過早逝的人生。訃聞裡只有提到另一個細節：

「她任職於，」報紙寫道，「鐳表盤……」

第二十七章

紐澤西州紐華克
一九二七年

福林沒有醫學學位的消息震驚所有人，懷利受騙氣憤難平，罵他是「不折不扣的惡棍」。漢彌爾頓寫信給福林，勸他「認真思考自己採取的立場」。但是福林不懂漢彌爾頓的意思，他這樣回覆漢彌爾頓：「您所說的『我最近的作為』是什麼意思，我實在不懂。」貝瑞挖出他的真實學歷，他似乎處之泰然，在他眼裡，他仍舊是工業衛生專家，就像身為統計學家的霍夫曼一樣，能夠被稱為那個領域的專家，他沒做錯什麼事。

漢彌爾頓看到福林油嘴滑舌的回覆不由得洩氣。「根本沒辦法跟他打交道。」漢彌爾頓憤然說。在此同時，貝瑞向主管機關檢舉福林無照行醫。

除了福林的事情之外，漢彌爾頓現在還給了貝瑞一樣祕密武器：私下引介華特．李普曼（Walter Lippmann）與《環球報》（*World*）。事後證明這實在至關重要。《環球報》可以說是當時美國最有影響力的報紙，承諾「永遠憐憫窮人，致力於為公眾謀福祉」，所以鬧得滿城風雨的表盤畫工官司正好適合這家報社力挺。李普曼是這家報社裡數一數二的作家，在一九二九年成為這家報社的編輯，後來有些人認為他是二十世紀最具影響力的新聞工作者，邀他加入女工的陣營，可以說是殺手鐧。

貝瑞馬上見識到李普曼的能耐。果然不出所料，美國鐳企業引用追訴時效來辯護，辯稱法院應該駁回女工的案子，美國鐳企業根本不應該接受審判。但是李普曼迅即在《環球報》上揭穿那種法律奸計，說美國鐳企業企圖拿追訴時效當擋箭牌，著實「天地不容」、「卑鄙齷齪」。「實在難以想像，」他寫道，「法院會駁回原告的告訴。」

他算是說對了。法院不認同美國鐳企業的辯駁。於是，女工的案子全部合併為一案，避免重複審理，轉交衡平法院（Court of Chancery）審理，女工的案件將交由衡平法院判決貝瑞對於追訴時效的解釋是否成立。倘若他和女工勝訴，將會有第二次審判，判定美國鐳企業是否有罪責。衡平法院被稱為「國王良心法院」（the Court of King's Conscience）：嚴格解讀法條，請求救濟未獲回覆，可請求衡平法院審理。審理日期訂在一九二八年一月十二日。

開庭審理之前有好多事要做。貝瑞終於找到一位專家願意重新幫女工做輻射檢驗；伊莉莎白．休斯（Elizabeth Hughes）是物理學家，以前當過馮．索侯奇的助理，她計畫在一九二七年十一月做檢驗。然而，貝瑞知道，不論休斯夫人發現什麼，檢驗結果都會在法庭上遭到質疑。其實，美國鐳企業已經挑明：「我們也應該派我們的醫生幫原告做身體檢查。」貝瑞預料檢查會引發爭論，無庸置疑，結果會變來變去，天氣潮溼的話，判讀數據就會偏頗，甚至不同的醫生看相同的數據，也可能會提出相反的解讀。

因此，貝瑞遭遇到馬藍醫生在一九二五年遭遇的問題。他要如何證明是鐳害死表盤畫工呢？只有一個方法可以辦到，但是貝瑞沒辦法要求他的當事人那樣做，因為要從受害人的骨頭中取出鐳，證明鐳確實存在，唯一的辦法就是把骨頭燒成灰。「要取出沉積的鐳，」馬藍說，「只能把骨頭燒成灰，接著把骨灰放到鹽酸裡煮。」

不：這個忙桂思、愛娜、凱薩琳或馬賈家姊妹都幫不了。但是……

但是或許馬賈家有**一個**女孩幫得了。

茉莉。

一九二七年十月十五日上午九點過後不久，一行人來到羅斯戴爾墓園，走過一排排墓碑，最後駐足在一座墳墓。他們在墳墓上搭一座帳篷，挖走墓石，接著開始挖出棺木，從墓穴裡挖出溼答答的泥土，直到挖出一個難以形容的木箱，裡頭裝著綽號「茉莉」的雅蜜莉亞．馬賈，外人都說這個女孩死於梅毒。一行人把繩索繞過棺木下面，接著再綁上更堅固的銀鏈。棺木被微微拉起，「拉離近日下雨滲到棺木周圍的積水」。

接著他們等待著官員到來。貝瑞跟鐳公司安排好了，美國鐳企業的人必須在下午三點三十分前到齊。

下午三點，美國鐳企業的專家來到茉莉的墳墓。

他們有六個人，包括副總裁巴克和無所不在的福林醫生。貝瑞深思熟慮地安排一位特別調查員到場監視早上的活動，他現在密切注意著美國鐳企業的人亂哄哄出帳篷。下午三點三十分，貝瑞聽到點名，跟休斯夫人走向墳墓，馬藍醫生和一群紐約的醫生帶頭進行驗屍，一共有十三名官員，齊聚一起觀看茉莉的遺體被挖出來。

有三個人跟醫生和律師們尷尬地站在一起：茉莉的妹夫和姊夫詹姆斯．麥當勞和詹姆斯．雷瑞斯，以及她的父親韋雷利歐。貝瑞提出這個想法時，馬賈家一家人並沒有反對。茉莉的遺體提供完美的補強證據，幫助表盤畫工在法庭裡打仗。即便過了這些年，她仍舊能幫助她的姊妹。

貝瑞的團隊抵達之後，工人準備拉起棺木，四周拉起簾幕遮蔽，所有的人進入帳篷，掘墓工人用力拉繩索和鏈子。慢慢地，茉莉從墓穴裡升到地面上。「外箱嚴重腐爛，輕鬆就拆開，棺木也好像隨時會碎裂。」那個秋日天色昏暗，棺木似乎發出詭異的光，「鐳的蹤跡顯而易見，棺木裡發出來自鐳塗料的柔和冷光」。

有人走到發光的棺木旁，從腐爛的木頭上取下一塊銀製名牌，上頭寫著雅蜜莉亞．馬賈。他們把名牌拿給韋雷利歐確認身分。他點點頭：沒錯，就是這塊。那塊家人幫茉莉挑選的名牌。

確認茉莉的身分之後，他們旋即拆掉棺木的蓋子與側邊，她就躺在裡頭。茉莉．馬賈從墳墓裡被挖出來，穿著白色服裝和黑色皮革淺口高跟鞋，跟她一九二二年下葬那天穿的一模一樣。

「遺體，」觀察家說，「保存得很好。」

他們小心把她抬出棺材，輕輕放到一個木箱裡，接著用汽車載到當地的殯儀館。下午四點五十分，開始驗屍。下午四點五十分，雅蜜莉亞．馬賈終於有機會說話了。

死人是沒有尊嚴的。醫生從她的上顎骨開始，把上顎骨切成幾塊取出，沒有必要取出下顎，因為下顎已經不見了，生前就被切除了。醫生橫鋸脊椎、頭顱、肋骨，用刀子刮削骨頭，準備進行接下來的步驟。他們鎮定地處理，宛如在執行某種儀式般小心翼翼，「用熱水清洗骨頭，把骨頭弄乾，最後燒成灰白色的骨灰」。他們把一些骨頭拿去做X光片檢測，把一些骨頭燒成灰，接著檢驗骨灰本身是否含輻射。

幾天後，他們檢查X光片，看見了茉莉從墳墓傳達的訊息。這麼久以來，她一直嘗試說話，現在，終於有人聽見了。

她的骨頭在烏黑的膠片上造成白色顯影。脊椎骨發出垂直的白光，像一大堆火柴慢慢燒成焦黑，看起來像一排排發亮的表盤畫工，下了班走路回家。還有，頭顱的顯影，少了顎骨，嘴巴看起來張得異常大，彷彿在尖叫，在這幾年不斷尖叫著要討回公道。眼睛原本所在的地方變成一個暗點，彷彿凝視著，瞪目指責，想要揭發詆毀她聲譽的謊言。

檢驗的醫生說：「找不到疾病的證據，尤其沒有梅毒的證據。」

清白的。

「每一處進行檢驗的組織和骨頭，」醫生們結論道，「都可以找到輻射的證據。」愛嚼舌根的人都說死因是邱比特病，其實不是，是鐳。

*

醫生們驗屍發現的結果引起廣大的關注，女工為正義而戰，慢慢變得廣為人知，現在另一名女工得知消息後，也前往貝瑞的辦公室，不過當時她沒有跟貝瑞簽約。

茱莉．馬賈的朋友愛拉．艾克喜歡玩樂，金黃色的頭髮毛躁捲曲，許多次在公司的野餐中開懷大笑，現在一九二七年秋天，卻來求助紐華克的這位律師。她的健康狀況比五名提告的女工都還要好，但是她告訴貝瑞：「我花了至少兩百美元（折合現在的兩千七百二十四美元）做X光檢查、做抽血檢查、吃藥和其他治療，全都沒有用。」去年她在班伯格百貨工作時摔了一跤，最後不得不放棄工作，因為肩傷始終無法痊癒。確實，貝瑞看得出來她的手臂從肩膀到手掌「嚴重腫脹」。她說痛得厲害，懇求貝瑞幫她。

這忙不只是要幫她。愛拉．艾克縱情玩樂的程度當時被認為過了頭，她跟一個有婦之夫生了一個兒子，兒子出生後那個男人就消失了，現在她獨力扶養兒子。她不能失業，或生病：兒子需要她。

貝瑞知道他們倆會再碰面。在此同時，他加快工作步調。一九二七年十一月十四日是個重要的日子：這天女工的案子第一次取證，作為一部分供詞。貝瑞寄發正式傳票給尊克醫生，現在尊克醫生不情不願地宣誓提供證據。

就在這個緊要關頭，貝瑞遇上了主要的對手：愛德華・馬力（Edward A. Markley），鐳公司的保險公司的律師，主導美國鐳企業的辯護。馬力差不多六呎高，約一百八十三公分，頭髮和眼睛都是褐色，戴著眼鏡。他的父親當過法官，他是家中的長子，因而養成了溫文爾雅、自信沉著的個性。他比貝瑞大六歲左右，這意味經驗也比較豐富。

從開始取證的那一刻起，貝瑞就明白這場仗絕對不會輕鬆。他試著驗證尊克的所有證據：羅德隱匿尊克的報告後，寫了許多目光偏狹、語帶威嚇的信，為罪行開脫；美國鐳企業對勞動局謊報。美國鐳企業的律師團對每個問題、每項證據，都一一反擊。

「我們抗議這個問題。」馬力說，「這與本案無關。」

「我們抗議。」史拽克說，「證人把他告訴羅德先生的話說出來。」

他們甚至不讓尊克說話。

「我想要說明我對本案的了解，以供記錄。」尊克醫生冷靜地開始說。

「且慢，我們抗議。」馬力立刻打斷，不讓尊克繼續說下去。

律師們認為那樣收集信件正本，根本就是在惡意陳述謠言，於是採用聰明的方法來質詢領頭的科學家及其同事。他們一一詢問撰寫尊克氏報告的三名調查員這個問題：「你以前有調查鐳中毒的經驗嗎？」

三人的回答當然都是「沒有」。這是在暗示：這些「專家」毫無經驗，怎麼可以把他們的話當真呢？只有凱薩琳．尊克指出顯而易見的關鍵：「這種疾病是首次被發現。」

然而，貝瑞可沒有被這一切嚇倒，他呈交尊克氏報告後，放肆地說：「我呈交的是我們手上最有利的證據，萬一羅德先生『忘了』原版放哪，我就可以拿出來用。」

美國鐳企業的律師團只是這樣回覆：「如果使用原版，我們一定會抗議……」

一月將會有一場硬仗：這點無庸置疑。

然而，一月到來之前，一場意外事故令每個人都大吃一驚。貝瑞始終關心那年稍早來求助的那名少女，他聽說愛拉．艾克「奄奄一息」，在骨科醫院住了幾個星期。她出現了鐳中毒常見的症狀：貧血、骨頭到處都出現白影。儘管這些症狀揭露了病因，馬藍卻說：「這個病例十分令人費解，不像其他病例那麼明確。」

一九二七年十二月十三日，愛拉．艾克死了。馬藍在注死名單找出她的姓名。D代表死亡。

那天稍早她接受手術，治療腫脹的肩膀，神祕死亡的原因就藏在這裡。醫生切開她的身體後，發現「有鈣質形成，附著與布滿整個肩膀部位」，長得「非常大」，長這麼大，馬藍和所有醫生都是第一次見過，就他們所知，沒有表盤畫工長過這種東西。

鐳是一種聰明的毒物，會利用偽裝，入侵受害者的骨頭，連經驗再豐富的醫生都騙得過。殺人如麻的鐳就像經驗老到的連環殺手，殺人伎倆日新月異。愛拉出現了所謂的肉瘤：長在骨頭上

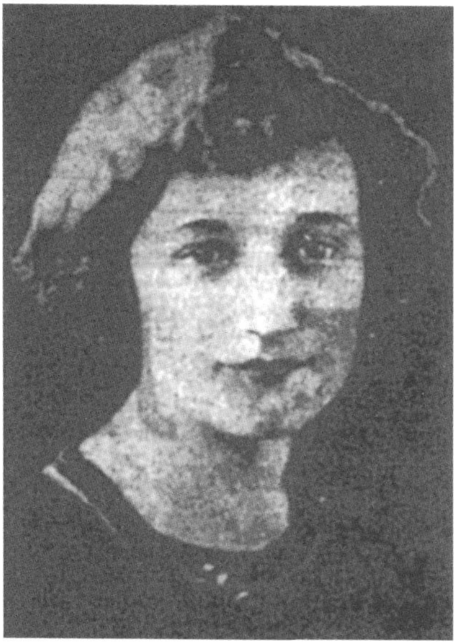

凱薩琳・蕭

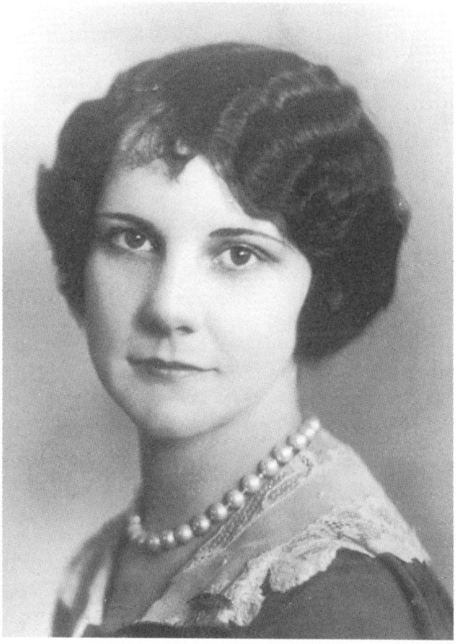

桂思・傅來爾

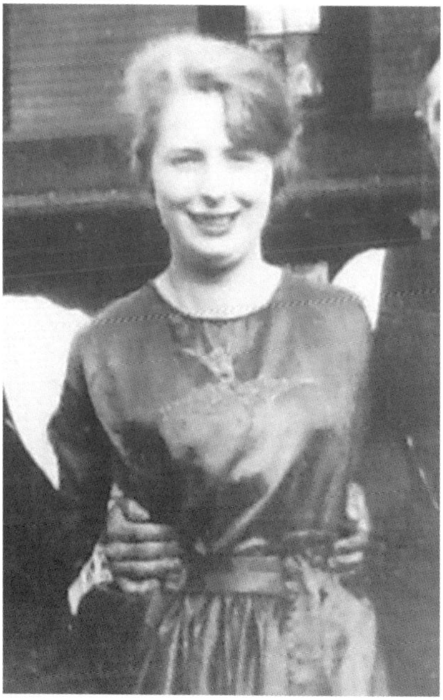

愛娜・博識・赫斯曼

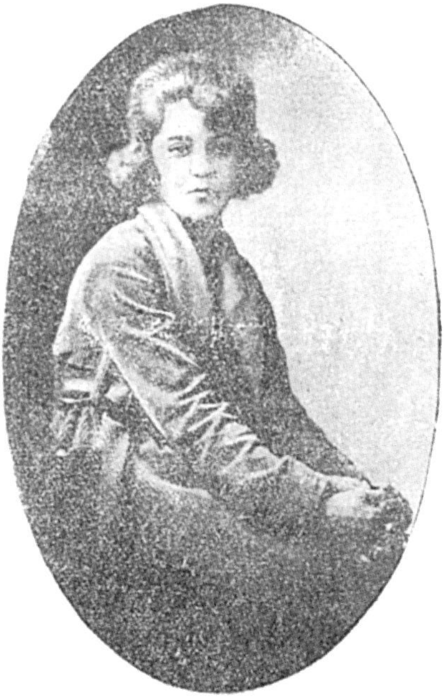

海澤・文森・庫澤

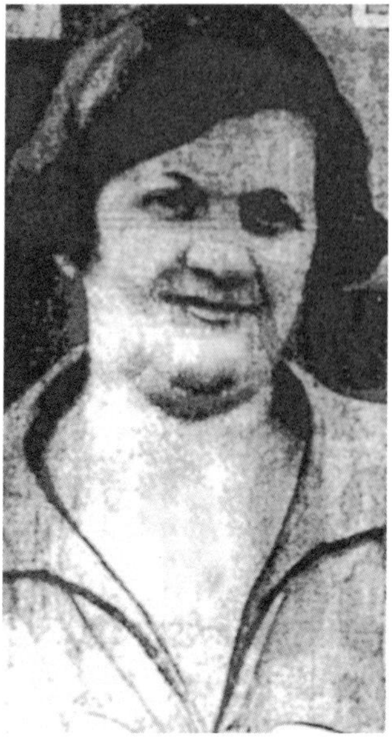

雅爾碧娜・馬賈・雷瑞斯

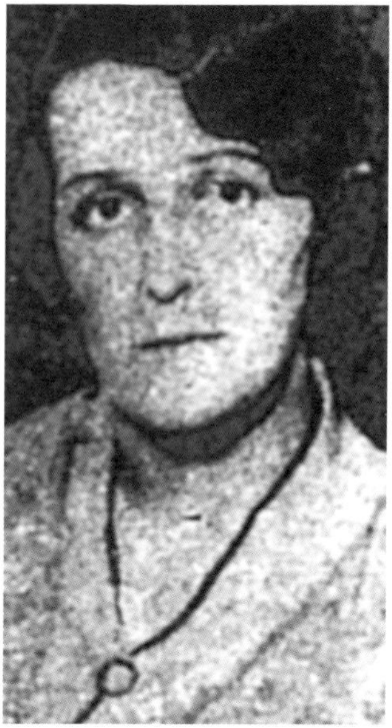

琨塔・馬賈・麥當勞

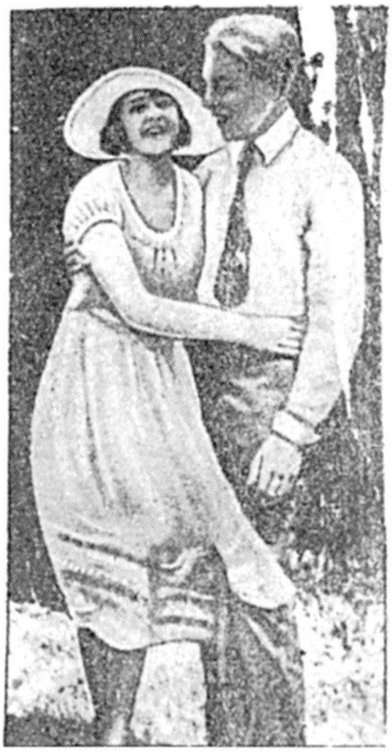

海倫・坤藍和她的男友

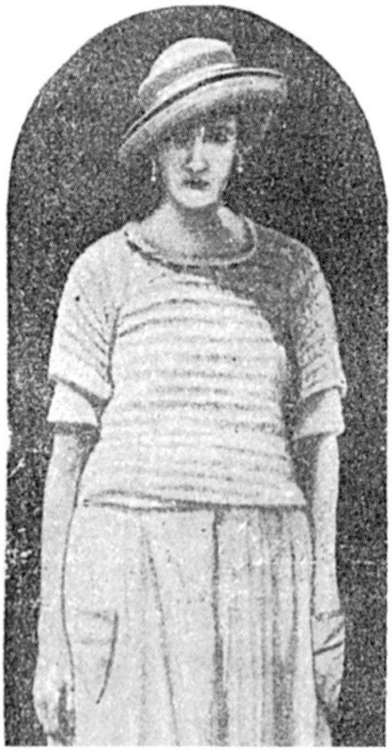

愛琳・魯道夫

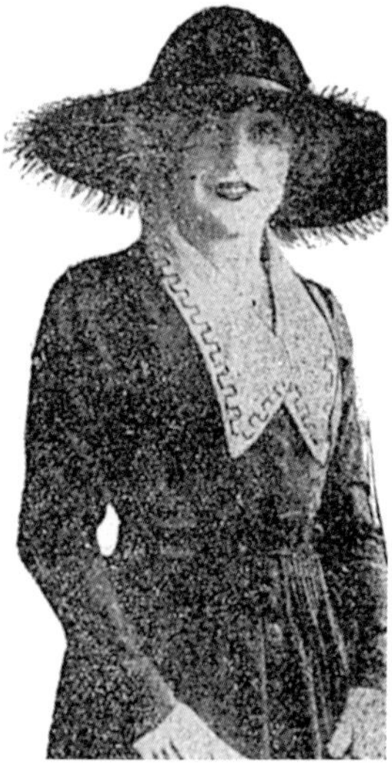

瑪桂麗特・卡羅

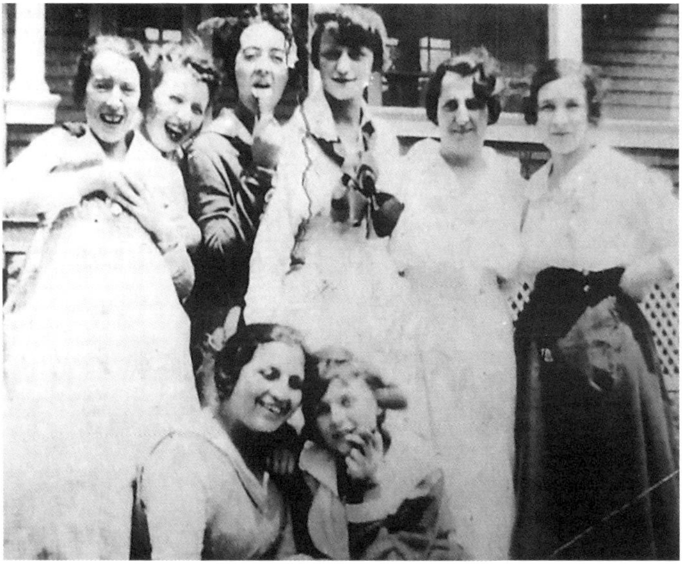

在一次公司聯誼會上的表盤女工，包含（左二）愛拉·艾克、（右三）茉莉·馬賈，和（右二）莎拉·梅勒佛。

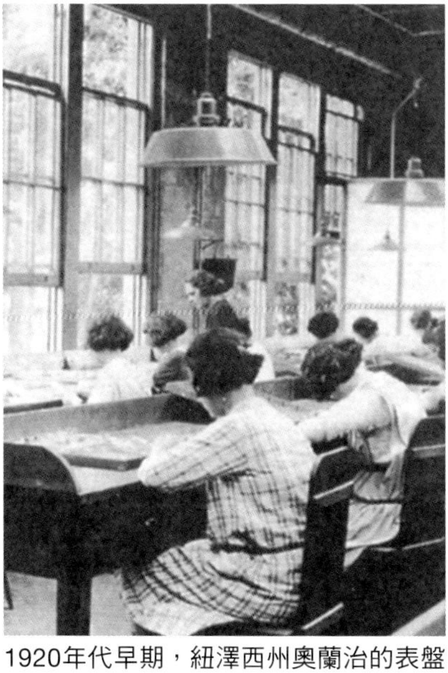

1920年代早期，紐澤西州奧蘭治的表盤作坊。

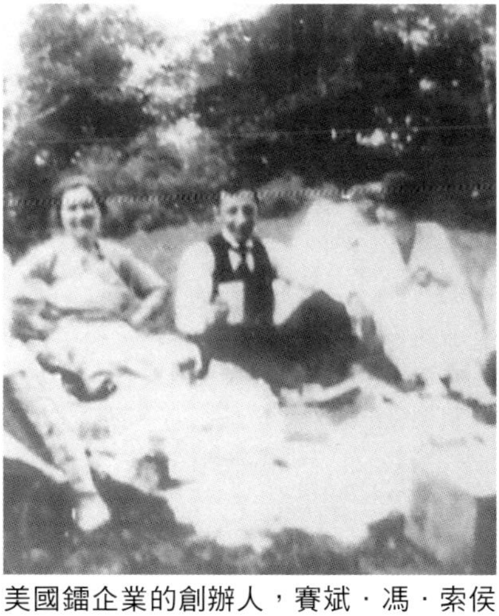

美國鐳企業的創辦人，賽斌·馮·索侯奇（中間）在公司一次野餐上。

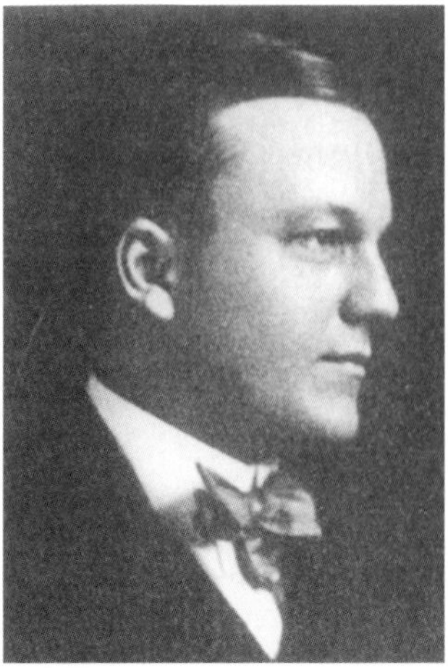
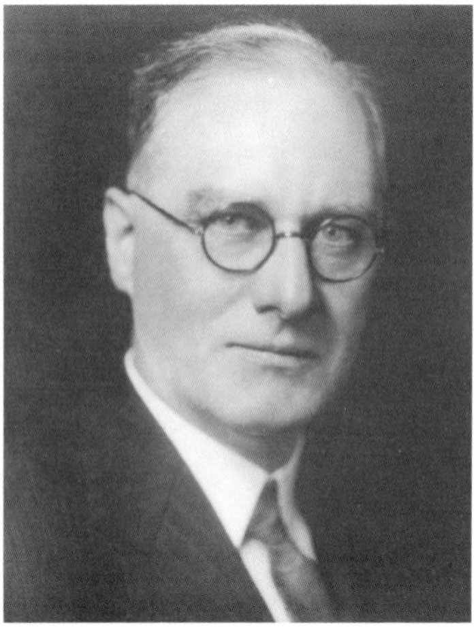
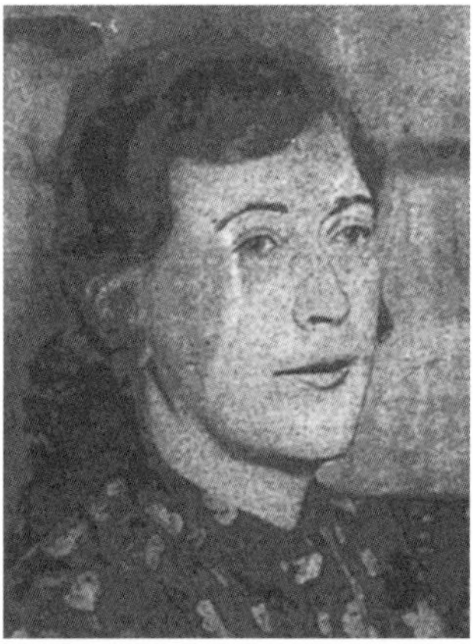
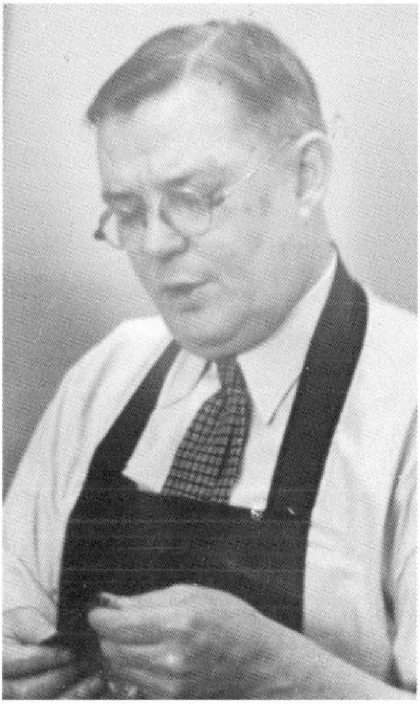
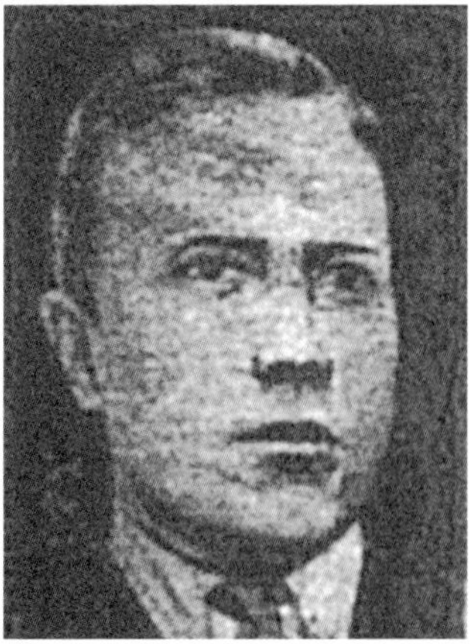

左上：亞瑟．羅德
右上：費德瑞克．福林醫生
中左：凱薩琳．懷利
中右：海瑞森．馬藍醫生
下左：雷蒙．貝瑞律師

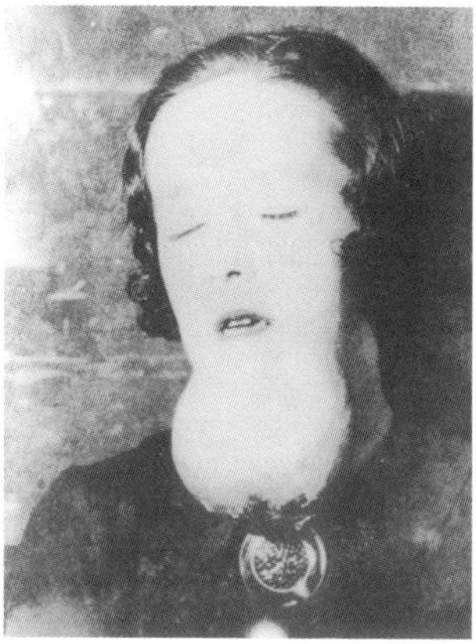
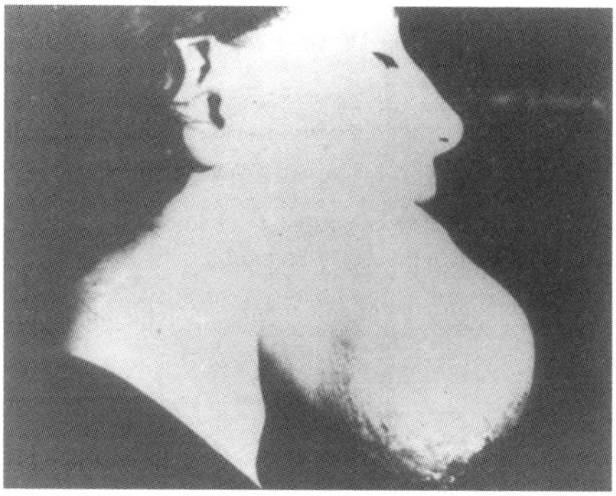

因鐳中毒顎部長出惡性肉瘤的表盤女工（正面和側面照）。

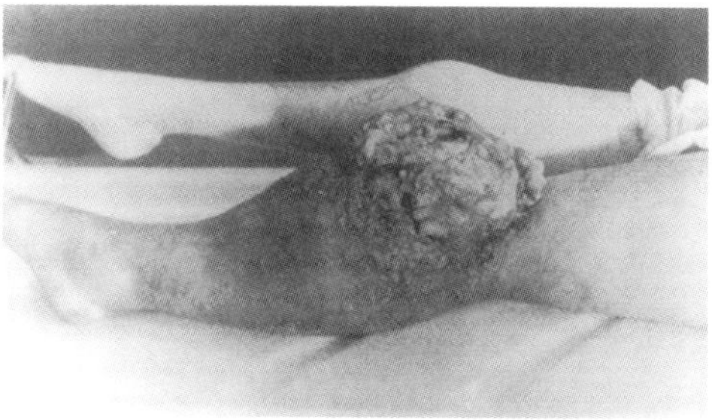

因鐳中毒膝蓋患癌症的表盤女工。

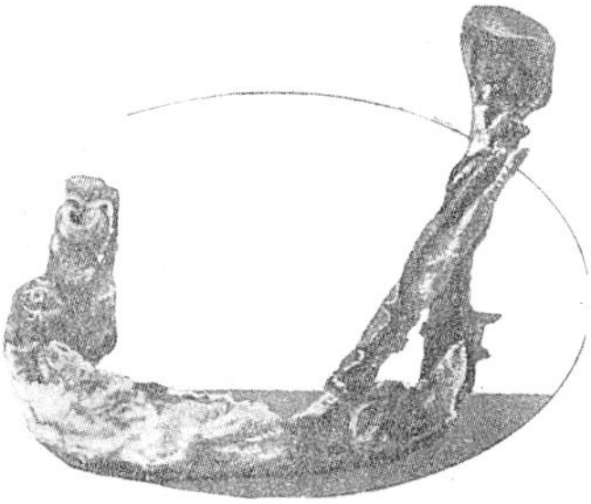

茉莉・馬賈的下顎骨受到鐳侵蝕而坑洞滿布、碎裂崩壞。

1928年，從左至右：琨塔・麥當勞、愛娜・赫斯曼、雅爾碧娜・雷瑞斯、凱薩琳・蕭，及桂思・傅來爾。

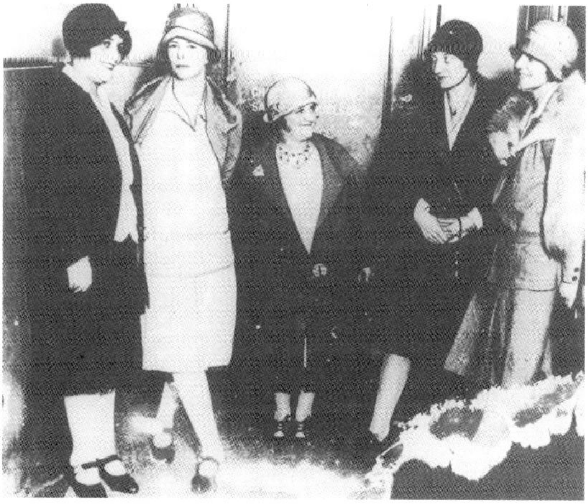

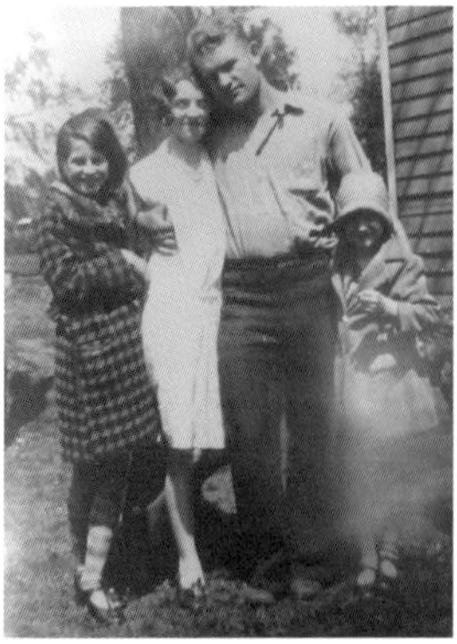

小佩·路尼和查克·赫肯史密斯，及她兩個妹妹（左一）Edith和（右一）Theresa。

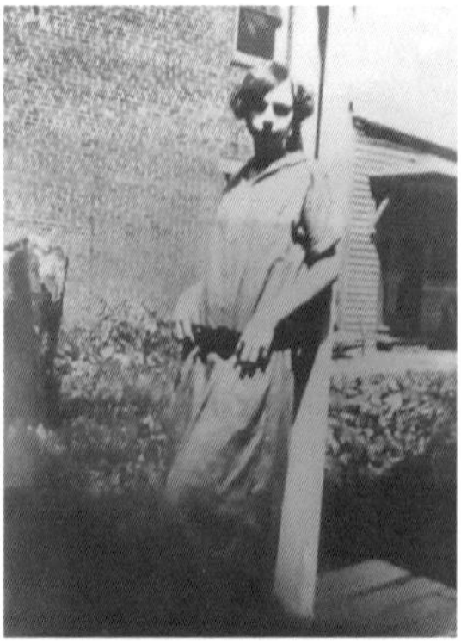

瑪麗·貝克·羅希特

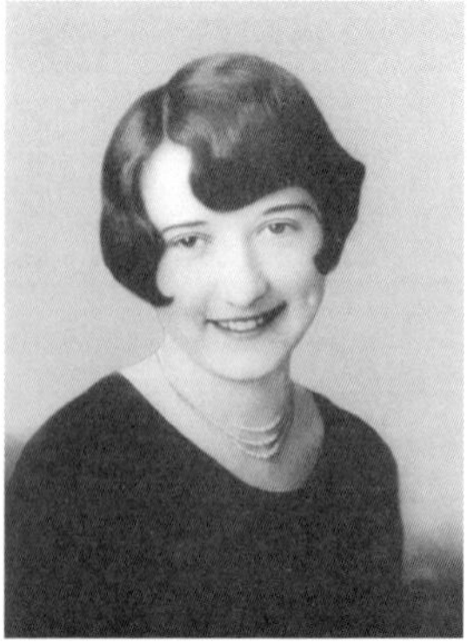

瑪莉·愛倫·克魯斯，綽號「愛拉」

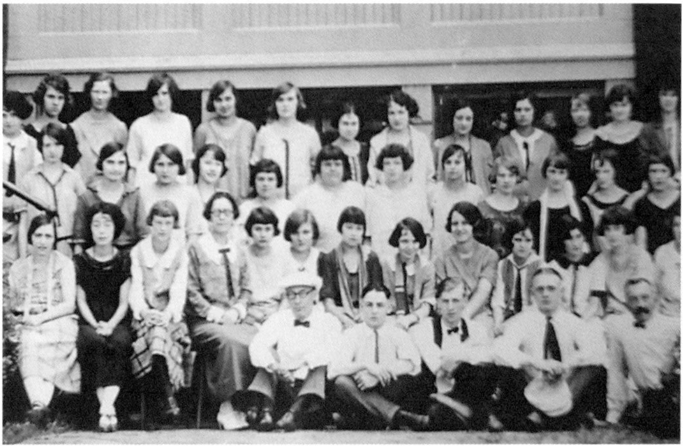

鐳表盤公司合照。

第一排：（左一席地而坐、頭戴白色狩獵帽）瑞德先生

第二排：（左二著黑洋裝）楷瑟琳·伍夫、（左四）拉蒂·莫瑞小姐、（左十）瑪桂麗特·葛雷辛斯基

第三排：（左一）瑪格麗特·路尼、（左八）瑪麗·貝克·羅希特、（右二）瑪莉·達非·羅賓森

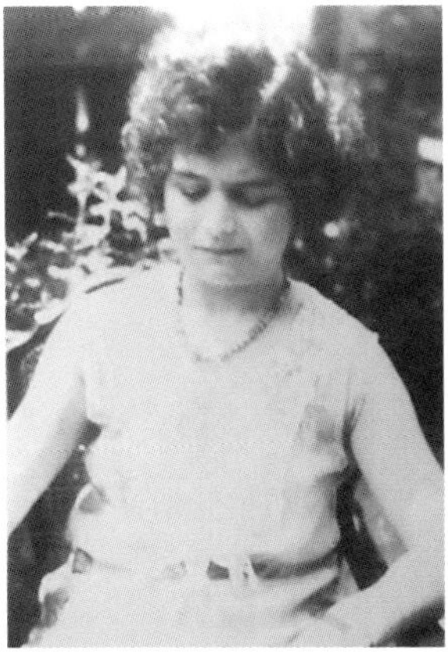

約1933年，玻爾．潘生病時期。

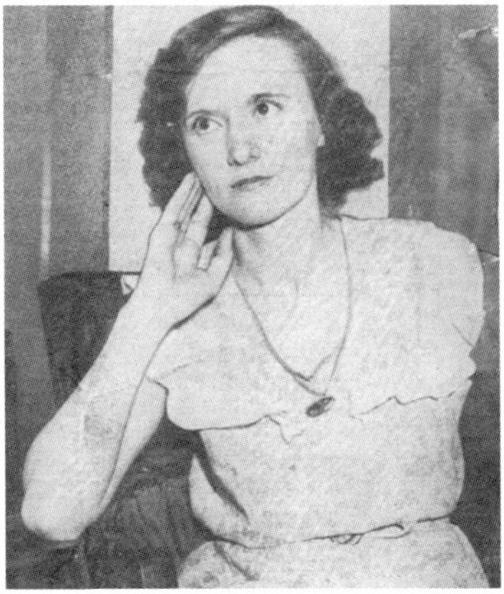

1937年，夏洛特．波瑟。

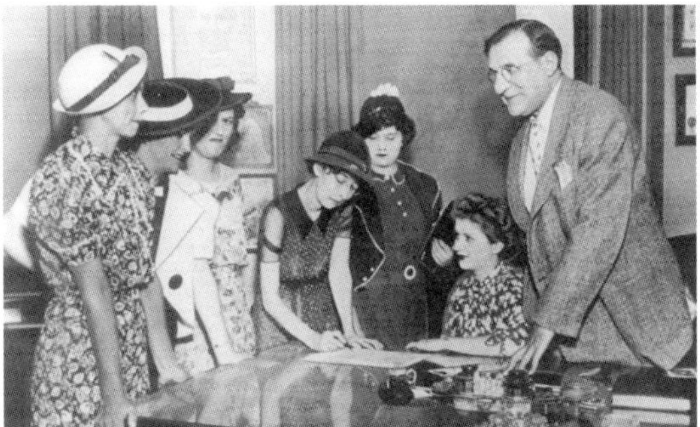

1937年，渥太華五位女工齊聚芝加哥，從左至右：瑪麗．羅希特、法蘭西絲．葛雷辛斯基．歐卡諾、瑪桂麗特．葛雷辛斯基、楷瑟琳．伍夫．達諾胡、玻爾．潘、果思曼的祕書凱蘿．瑞瑟，及雷納．果思曼律師。

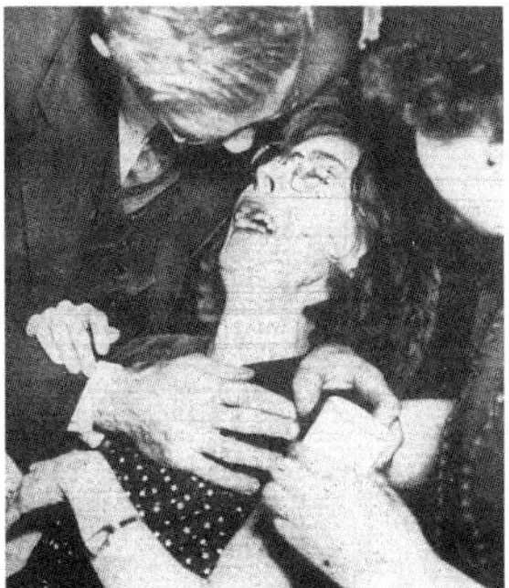

1938年2月10日楷瑟琳．伍夫在庭審上崩潰啜泣，阿湯．達諾胡和玻爾趕到她身邊安撫她。

1928年2月10日，從左至右：玻爾．潘、法蘭西絲．歐卡諾、瑪桂麗特．葛雷辛斯基、海倫．曼奇，及瑪麗．羅希特在郡法院大樓裡聽審。

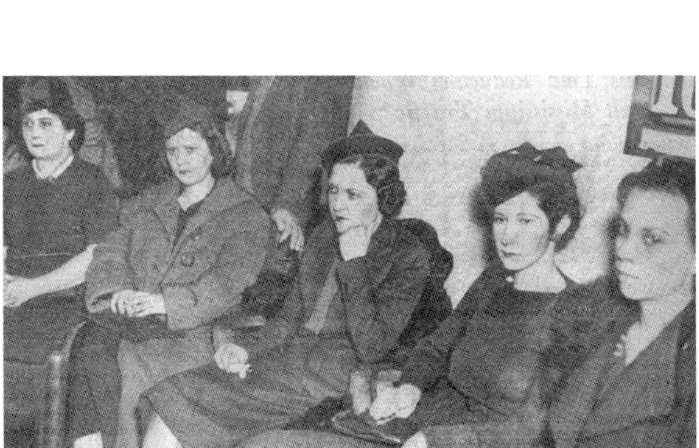

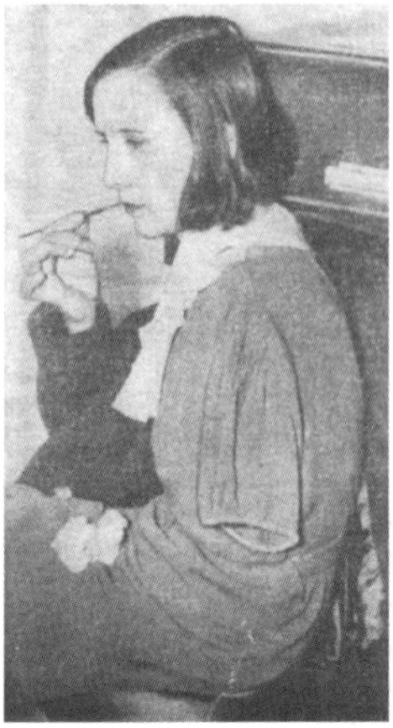

1938年2月11日，夏洛特·波瑟應果思曼律師要求示範舔尖作法。

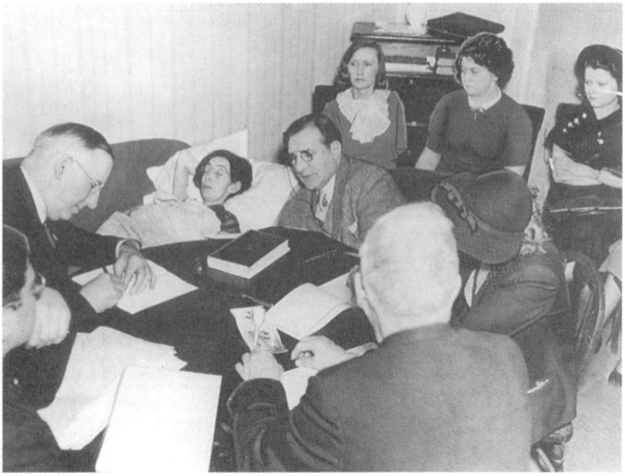

在達諾胡家楷瑟琳的床邊開庭審理。夏洛特坐在果思曼律師之後，鄰玻爾。

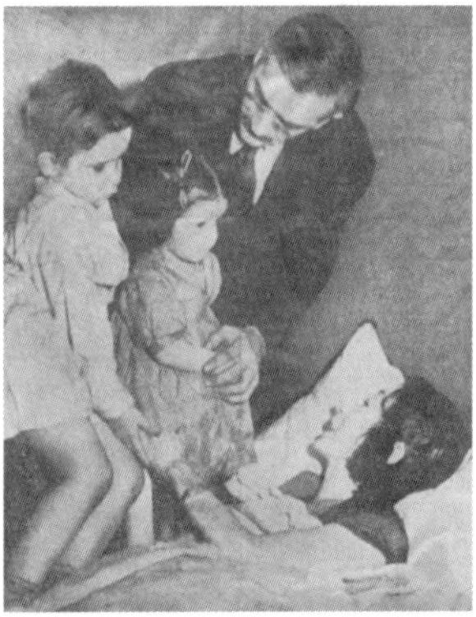

達諾胡一家人：阿湯、楷瑟琳、小湯、和瑪莉·珍。

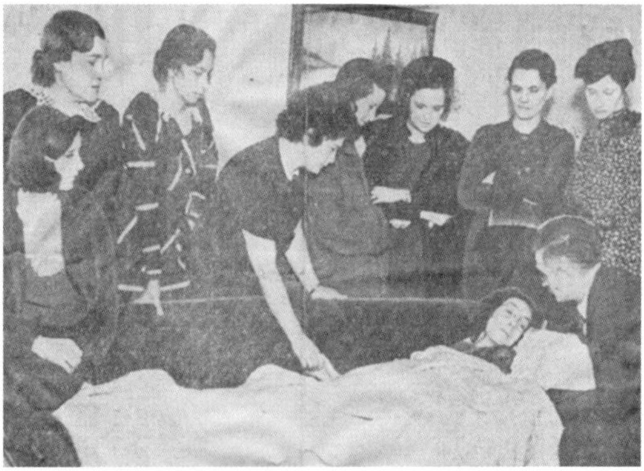

團結齊聚：眾朋友和阿湯圍繞楷瑟琳身旁。

的惡性腫瘤。她是第一個被發現死於這種疾病的表盤畫工，但她不會是最後一個。

她的死震驚了打官司的五個女工，她病情惡化得極為快速，不過這也為她們激發了更強烈的鬥志，面對即將爆發的戰鬥。

一九二八年一月十二日，一九二〇年代的大審判即將展開。

第二十八章

「開庭審理前一晚我難以入睡，」凱薩琳．蕭寫道，「因為我似乎等待這一天等了好久。」

不只她這樣。在一個結霜的一月天，五名女工抵達衡平法院，被團團包圍，四周擠滿新聞記者，照相機閃光燈朝她們的眼睛閃個不停，最後法庭裡頭的旁聽席座無虛席。

貝瑞希望女工準備好面對即將到來的硬仗，他已經盡量幫她們準備了，兩天前，他才把五名女工都找來，討論證詞。但是女工的心理強度只是方程式的其中一項，任誰都看得出來她們的身體健康日漸惡化，過去六個月她們飽受折磨。「有些女工的病情」，貝瑞寫道，「真的慘不忍睹。」

他最擔心的是雅爾碧娜．雷瑞斯。雅爾碧娜左腿無法伸展超過四吋，甚至沒辦法自己穿鞋子和褲襪，因為沒辦法彎腰。醫生認為她和愛娜．赫斯曼的預後是最糟的，但是令她煩憂的不是失去健康……

「變成這個樣子，害我失去了兩個孩子。」雅爾碧娜悲痛地說。去年秋天，貝瑞才從醫生口中得知，她失去了第三個孩子；如果情況不同，這個孩子很可能可以活下來。她得知自己懷孕時，欣喜若狂，但是開心維持不久，因為醫生發現她的病情之後，不允許胎兒繼續發育，因為她健康欠佳。醫生命令她接受「治療性」墮胎。

「有時候我萬念俱灰，」雅爾碧娜吐露，「想死了一了百了。」

漢非斯醫生說鐳中毒「摧毀了病患的求生意志」。貝瑞只能盼望女工在這一天能找到抗戰的意志。

愛娜．赫斯曼第一個作證，路易斯幾乎得背著妻子到證人席。一頭金黃色頭髮、容貌漂亮的愛娜在快照中看起來跟以前一樣，宛如模特兒，擺出輕鬆的姿勢，一條腿翹在另一條腿上。但是外表是會騙人的：她再也沒辦法打開雙腿，因為髖部以那個「異常的角度」鎖住。她也沒辦法使用右臂，甚至沒辦法舉起右臂來宣誓。

主審法官是衡平法院副院長約翰．貝克斯（John Backes），他經驗十分豐富，年約六十五歲上下。貝瑞肯定希望能獲得法官同情，因為貝克斯的父親就是在輥軋工廠受傷後去世。貝克斯留著濃密的八字鬍，戴著眼鏡。他親切地看著準備作證的愛娜。

貝瑞慢慢引導她，照演練那樣應答。愛娜專注聽他說話，回答簡單的問題，像是住哪裡，為什麼現在必須當家庭主婦。不過她在法庭外說過：「我連小小的家都沒辦法打理，我能做的就盡量做，但是大部分的家務都是我丈夫做的。」

愛娜累了。「最難忍受的事就是晚上髖部痛得無法睡覺。」她揭露。雪上加霜的是，才到第八個問題，她開始描述在美國鐳企業的工作性質，美國鐳企業的律師就開始多次抗議，打斷她說話。

貝瑞早就料到了。一月四日，貝瑞進行另一次三個小時的取證，美國鐳企業的律師在場，這次證人是紐華克的牙醫巴瑞醫生。他們同樣每件事都質疑。愛琳．魯道夫的牙醫檔案上寫著這麼一條注解：「恢復？好了。」巴瑞解釋說那是指她的麻醉恢復了。然而，律師團卻刻薄地說：「這裡的『恢復』不是指治療後恢復嗎？」他們用不同的問法問相同的問題至少八次，才善罷干休。

然而，巴瑞醫生是專業人士，愛娜．赫斯曼就不一樣了，她只是跛腳的二十六歲家庭主婦，美國鐳企業的律師採取攻擊策略，並沒有討到好處。他們不斷逼她回想痛到難以行走的日期和頻率，於是貝克斯打斷他們不停提問。「這哪裡重要？」他尖銳問道。愛娜繼續作證，貝克斯越來越同情她。「我無時無刻都在痛。」她告訴法官。

貝瑞有時在法庭上會不自覺顯露出經驗不足，他雖然聰明絕頂，畢竟對於審案工作仍是初出茅廬，不過他發現法官願意助他一臂之力。霍夫曼在愛娜之後出席作證時，貝克斯幫了貝瑞一把，教他怎麼提問（「他是怎麼獲得資訊？他知道什麼？」貝克斯提示道），甚至在預料對方會抗議時插手相助。

交叉詰問霍夫曼時，美國鐳企業律師採用對付尊克氏夫婦的那招。

「這是你第一次有機會思考鐳壞死這個問題嗎？」馬力問統計學家霍夫曼，他如連珠炮般發問，高大的身形在法庭上踩著方步。

「是的，那是全新的冒險。」

「……你完全不懂，對吧？」

「沒人……」霍夫曼回擊。

「我問的是你，」馬力厲聲說，「不是別人。那是你第一次調查這個主題嗎？」

「是的。」霍夫曼不得不答是。

馬力接著試圖讓霍夫曼的證據完全無法採用。「庭上，我認為，」他高傲輕蔑地說，「區區一個統計學家，沒資格在法庭上發表評論。」

但是馬力發現貝克斯不配合。

「我認為他完全有資格，」法官回嘴，「我認為你有點小瞧他了。」

從頭到尾，五名女工都看著這場法律戰如火如荼展開，她們兩側也有幫美國鐳企業講話的證人。「像變色龍一樣善變的」福林醫生也在法庭裡，坐在她們對面。桂思知道下一個輪到她，心如止水。「桂思十分習慣談論疾病和身體衰敗。」一名記者這樣描寫傅來爾小姐，「她講述那些去世的女工，眼睫毛連動都不會動。」

儘管如此，法警小心扶她走到證人席時，她肯定也稍微忐忑不安吧。機會來了，桂思心想。她得把握這個機會，說出自己的故事。

她坐在椅子上，有點尷尬：金屬背架擦破皮膚；最近動過手術，顎部纏綁著新繃帶。年輕的桂思身材纖細，深色頭髮梳理整齊，雙眼流露出聰慧，她現在讓自己冷靜下來，開始作證。「公司教我們用嘴唇把畫毛舔尖。」她說。

「所有的女工都那樣做嗎？」貝克斯問道。

「我看過的人都那樣做。」桂思答道。

「是否有人曾經告訴妳，不要把畫毛放進嘴裡？」貝瑞問道，切入問題核心。

「只有一次。」她說，「有一次馮・索侯奇醫生路過，看到我把畫毛放進嘴裡，叫我不要那樣做。」

「他還說了什麼？」

「他說那樣做我會生病。」

她雖然回答得簡明扼要，卻提供了許多有用的資訊。她和貝瑞都瞬間妙語如珠，問答如流，如他們所計畫的一樣順利。但是貝瑞也給她機會描述她的病苦，好讓每個人都能聽見美國鐳企業幹了什麼事。

「我雙顎被刮了十七次。」桂思坦白說，「顎骨切除好幾塊，牙齒大多拔掉了，脊椎不斷腐蝕，腳掌上有一塊骨頭完全壞死。」

這些話聽來著實駭人，法庭上許多人流下眼淚，難怪馬力出言狡辯時，法官會疾言厲色警告他。「如果我發現你們有罪，我想你們會後悔莫及。」他厲聲說。

聽了這番警告，馬力交叉詰問桂思時謹慎了些。他肯定也看得出來，桂思不是容易對付的角色。桂思確實不容易對付。

美國鐳企業律師的辯護關鍵，尤其是在衡平法院這裡，是追訴時效，以及女工什麼時候知道什麼事。倘若她們在一九二五年七月之前就知道是工作害她們生病，當時她們就應該提告。所以馬力試圖逼桂思說出，她在那之前就知道生病是工作害的。

「牙醫有告訴妳，他認為是工作害妳得病嗎？」馬力律師問道，一邊在法庭裡高視闊步。

「沒有。」

馬力又把問題重問一次。

「都說沒有了呀。」桂思不耐煩地說，「我去找他看病的時候，我在富達聯合信託公司工作。」他們也一一盤問她求助過哪些律師。談到貝瑞時，他們問她：「他是妳的第一個律師嗎？」

「不，不是第一個。」桂思回答，目光鎖在年輕的貝瑞身上，「不過只有他提告。」

凱薩琳．蕭興味盎然觀看審理過程。「一切都進行得十分順利，我當時心裡這樣想。」她後來寫道。她看著琨塔一跛一跛走到證人席，注意到法官立刻關心她，心裡甚感欣慰。「我注意到妳跛得很嚴重，」貝瑞一個問題都還沒問，貝克斯就對琨塔說，「有什麼問題呢？」

「髖部有問題——其實兩邊髖部都有問題。」琨塔回答，「還有腳踝，我沒辦法長時間穿著鞋子。兩邊膝蓋、一條手臂和一側肩膀，都痛得厲害。」

凱薩琳專心聆聽。「明天要再出庭，後天也要。」她寫道，「每天都要，直到整個案子審理完畢。接著——法庭就會做出判決。接著或許我就可以擺脫這一切，遺忘這一切。」她仍舊心不在焉地聽著琨塔說話，一邊開始想像往後的生活，她好希望能過得快樂。只要再熬過一月這幾天的審理，她心想，一切就會結束，不論是勝訴或敗訴。

結果並非如此。「我從白日夢中驚醒，」她後來說道，「聽到副院長用木槌敲桌子。副院長在說話。下次開庭，他說，是四月二十五日。我澈底崩潰，好想流淚，但是流眼淚於事無補，我知道。「我必須全力鼓起勇氣——奮戰到底。」

雖然延後開庭令人煩憂，但是時間終究飛逝。貝瑞擔心女工沒有獲得什麼治療，說動了幾位紐約的醫生讓女工住院，五位女工都讓他們照顧一個月。醫生們相信，以後可能會發明某種療法，可以清除女工骨頭裡的鐳。

「一位俄裔醫生，」桂思回憶道，「認為可以用某種鉛療法（用於治療鉛中毒）幫助我們，結果似乎沒辦法除去我們體內的鐳，我猜是永遠沒辦法了。」桂思或許是明白自己無藥可救了，於是請貝瑞來幫她正式草擬遺囑，即便她沒有太多東西可以留給家人。

儘管治療失敗，許多女工仍舊保持正向。「面對難逃一死，我毫不畏懼。」琨塔說，「不然我還能怎麼做？我不知道什麼時候會死，我盡量不去想死亡一直悄悄逼近。」不過，琨塔似乎比某些女工離死亡遠一點，比方說，她的病情惡化得比雅爾碧娜慢，因此，她習慣「同情姊姊的苦境，而不去自憐」。

許多女工發現，光是離開紐華克，待在安寧靜謐的醫院，就大大影響了她們的想法。「除了洗澡，我什麼事都不用做。」她們剛抵達後，凱薩琳就寫道：「而且我喜歡洗澡，因為有人幫我。生病的時候，有幫傭真好。」

待在紐約還有一個好處。凱薩琳寫道，他們終於「安全了，沒人來打擾，沒有不速之客來窺探，提供建議。」

無所不在的不速之客福林醫生老愛提供建議，即便貝瑞已經揭穿他，他還是不善罷甘休，企圖騷擾女工。福林最近告訴漢非斯醫生，他「真的是女工的朋友」，漢非斯竟然聽信了。女工們現在知道福林是美國鐳企業的爪牙，聽聞他誆騙漢非斯後，直接告訴貝瑞：她們不相信福林「偷偷摸摸的主動提議」，在她們的要求下，貝瑞寫信要求福林不要再做那些事，女工們認為那是騷擾。福林回答說他認為貝瑞無禮，最後說懶得回覆貝瑞信中其他不正確的地方。

然而，女工終究躲不了福林，四月二十二日，重新開庭的三天前，美國鐳企業的醫生福林傳喚女工接受強制檢查，福林跟其他專家，包括赫爾曼・施朗特（Herman Schlundt）博士（與副總裁巴克「私交甚篤的密友」），一起進行檢查。

桂思被扎針抽血時縮了一下，她始終害怕會造成穿割傷或瘀傷的東西，因為她的皮膚再也不會痊癒。有些表盤畫工「皮膚薄得跟紙一樣，光是被指甲擦到就會破皮」。一個星期後，桂思發現她的擔憂是對的：醫生扎針的地方，針孔周圍的肉都變黑了。

進行輻射檢驗期間，設備故意擺得刁難，「病患的大部分身體與儀器之間隔著桌子」。福林還「把儀器拿在離受測者兩、三呎的地方，讓輻射消散，無法傳達到儀器。」這也難怪美國鐳企業會判定所有女工體內都沒有輻射。

但是女工的案子還沒結束。三天後她們回到證人席，為自己的生命而戰。

第二十九章

凱薩琳．蕭率先上場。

「我一階一階爬上證人席的階梯。」她寫道，「坐在證人席上，我覺得好奇怪，比我預想的還要奇怪……我進行宣誓。」

就像對她的朋友一樣，貝瑞慢慢引導她作證。她回想起一九一七年二月一日，在那個寒冷的冬日，她興奮地走路去上第一天班。「那名少女指導我，」她回憶道，「教我把畫毛放到嘴裡。」

貝瑞引導她說出她所受的苦；她揭露說她變得「非常緊張」。美國鐳企業的律師無疑認為她的心理健康問題是弱點——或許就是因為這樣，他們才狠狠折磨她。

她剛說完「每畫一個表盤，有時候會舔尖四、五次，有時候更多次」，馬力就立刻站起身開始交叉詰問。

「有時候比較多次。」他開口說。

「是的。」

「有時候比較少次。」

「是的。」

「有時候妳都沒有把畫毛放進嘴裡，對吧？」他激動大聲說，刻意轉過身來說這句話。凱薩琳肯定遲疑了。「妳不知道嗎？」他一臉懷疑地說。

「我在回想啊。」凱薩琳緊張地回答。

「……也會因畫筆而異，是嗎？……畫筆是公司提供的，是嗎？」

「是公司提供的，對。」

「你要拿多少支畫筆，就能拿多少支。」

「不行。」

「……你要畫筆的時候，就會去找領班拿，是嗎？」他問，步步逼近。

「是的，」凱薩琳回答，「但是不能浪費畫筆。」

「當然不能浪費畫筆，但是公司會提供妳很多畫筆，是嗎？」

問題問得又多又快，馬力毫不遲疑，凱薩琳結結巴巴回答時，他就已經準備好下一句要說什麼來攻擊。

就像對付桂思那樣，美國鐳企業的律師廣泛詢問凱薩琳剛開始找牙醫治療的事，以及一九二〇年代初期是否有人說她的病跟工作有關係。在如此激烈的交叉詰問中，緊張的凱薩琳講錯話了，這或許是無可避免的。她回想她和幾個女工在巴瑞醫生的診所見面，當時巴瑞認為她們是磷中毒，她揭露說：「當時有說到工業病……」

馬力抓住這一點。「妳說『有說到』是什麼意思？」

凱薩琳發現自己說錯話了。「我壓根兒就不曉得我得的是工業病。」她趕緊澄清，但是馬力才不會那麼輕易放過她。馬力說起了死於一九二三年的愛琳。

「妳知道巴瑞醫生告訴愛琳，他認為有可能是工業病，對吧？」

「呃，他有點懷疑事有蹊蹺。」凱薩琳虛弱地承認。

「他告訴你說他有點懷疑？」馬力問道。

「他從來沒有直接告訴我……我知道的事，都是家人告訴我的。」

「家人什麼時候告訴妳的？」馬力打斷，八成希望凱薩琳的回答能澈底毀了這樁官司。

「哼，我不知道。」凱薩琳回嘴，恢復冷靜，「我的表親生病好久，我不記得了。」

問題似乎沒完沒了，她被問得疲憊不堪，貝克斯密切注意脆弱的證人，一度插嘴問，「妳累了嗎？」

但是凱薩琳回答得堅決。「不累。」她說，「我盡可能坐直身子，因為我的脊椎有點脆弱。」齊聚法庭裡的記者專注聽她陳述，倉促記錄她所承受的這項病痛，她要是注意到這點，應該會感到欣慰。

跟一月的那場庭審一樣，這次法庭裡也擠滿新聞記者，比以前還要多，因為現在女工的故事開始傳到國外，記者後來寫下感人的報導，描述凱薩琳、雅爾碧娜和琨塔作證時所說的證詞。新聞媒體說她們是「情同姊妹，微笑面對慘劇」，說她們「保持幾近樂天知命的態度」。

她們冷靜沉著，跟那些在一旁觀察審判的人截然不同。「女工們專心聆聽，強忍哀傷，」一份報紙這樣報導，「平常漠然不動的旁觀者卻頻頻用手帕拭淚，似乎不會為流淚感到害臊。」

貝瑞引導琨塔．麥當勞說出朋友們的命運，怎麼有人聽了能不哭呢？

「妳認識愛琳．魯道夫嗎？」貝瑞問她。

「認識，我在鐳工廠認識她。」

「海澤．庫澤呢？」

「認識。」

「莎拉．梅勒佛呢？」

「認識。」

「瑪桂麗特．卡羅呢？」

「認識。」

「依麗娜．艾克呢？」

「認識。」

「……這些人都死了嗎？」

「是的。」

桂思似乎有跟貝瑞說想要再被傳喚一次，因為現在她又回到證人席。她一直盯著法庭對面聚在一起的美國鐳企業高階主管，她過目不忘的記憶立即清楚認出其中一個面孔。

「傅來爾小姐，」貝瑞迅速跟桂思商議過後開口說，「一九二六年夏天費德瑞克・福林醫生幫妳做過檢查，檢查時還有一個妳不認識的醫生在場，後來妳有再見過那名助理醫師嗎？」

「有。」

「他今天在法庭上嗎？」

桂思看著對面的那群高階主管。「在。」

貝瑞指向她點出來的那個人。「是那位巴克先生嗎？」

「是的。」桂思說得篤定。

「妳知道他是美國鐳企業的副總裁嗎？」

「我當時不曉得。」她尖銳地說。

福林跟桂思說她比福林還要健康的那一天，巴克就在現場；福林提出診斷結果，說她健康無虞，巴克就站在一旁。巴克的在場，證明了美國鐳企業對於福林的勾當牽扯甚深：副總裁竟然參與女工的醫學檢查。

下一個上證人席的是貝瑞請來的呼吸檢測專家伊莉莎白・休斯，她作證說眾所周知，「操作人員和工作人員全都應該避免被鐳輻射所傷」，因為「幾乎這個領域裡的每個人都曾經灼傷手」。報紙這樣報導休斯的證詞：「她展現對這個主題了解透澈，至少讓副院長貝克斯信服她言之有物。」

這當然讓美國鐳企業的律師氣得牙癢癢，於是他們迅即想辦法詆毀休斯夫人，哪怕她經驗豐富。

「妳現在的職業是什麼？」馬力問她，對答案心知肚明。

「家庭主婦。」她說，她目前在家照顧年幼的孩子。

接著馬力發動攻擊，問題一個接著一個問，影射她對鐳一無所知。馬力對她窮追猛打，不只質疑她的資格，也貶低她的技術不足以進行呼吸檢測，最後把她逼到走投無路，逼她承認「無法定義何謂可觀數量」的鐳。

「好吧。」馬力得意洋洋地說，「如果妳說妳不知道，那麼就算了。」

不過此時貝克斯再度插手。「我想要知道證人知道什麼。」他大聲說，「不是你說算了，就算了。我想她說很多了，沒有你說得那樣淺薄。」

伊莉莎白還沒作證完，午餐休息時間就到了，她和貝瑞似乎都鬆了一口氣。午餐過後重新開庭，馬力態度仍舊張牙舞爪，幫茉莉．馬賈驗屍的醫生到證人席作證，說是鐳害死她，馬力試圖讓關於茉莉的證據全都變成無效，結果失敗了：「我想聽聽。」貝克斯說。

「我想提醒庭上，」馬力被這個決定激怒，咆哮道，「這名女工死亡後，死亡證書上寫的死因是**梅毒**。」

馬力這麼拚命幫美國鐳企業打這場官司，是有充分理由的。美國鐳企業關掉令他們頭痛的奧蘭治工廠之後，現在財務恢復正軌，最近接到一張訂單，才幾天前而已，就值五十萬美元（折合現在的七百萬美元）。因此他們不想要輸掉這場官司。

四月二十五日最後一位作證的證人是漢非斯醫生，他長久以來幫女工治病，由他來描述她們異常的病情，十分可信。他作證說，「這幾個病患都」出現相同的病症，而且不只有她們，還有他看診的其他女性——包括珍妮．史塔克。最後漢非斯幫她解開膝蓋怪疾的謎。漢非斯現在說：「我認為她死於鐳中毒。」

他作證很久，這對五名女工簡直就像忍耐力考驗。漢非斯仔細說明她們每個人的病歷——她們第一次來找他診治令人費解的疼痛；他「猜測」該如何治療；現在，今天，病患們如何全都殘廢了。她們已經不是他第一次見到的那些女孩，雖然她們努力保持心情開朗，但是身體卻背叛了她們。「我以為他會永遠不停講下去。」凱薩琳回憶道，「實在好痛苦，好難受。」但是她勇敢忍下來。「他必須那樣做，」她繼續說，「必須講出來——不然我們怎麼討回本該還給我們的公道呢？」

於是女工們聆聽著，她們在公開法庭聽著漢非斯承認：「我認為無藥可救。」

許多記者們即便眼睛盈滿淚水，仍迅即將目光投向女工，但是鐳女孩堅忍接受他宣判確定的死刑。

然而，貝克斯跟記者一樣，似乎無法承受。「你無時無刻都希望能找到解藥嗎？」他趕緊說。

「我們希望能找到解藥。」漢非斯說。

「無時無刻？」法官再次強調。

「是的，庭上。」漢非斯簡短回答。但是法官的催促並不會變出解藥，女工們注定難逃死劫。唯一的問題是，她們是否能在死之前討回公道。

隔天，審判繼續，更多專家提出證據。德高望重的醫生們作證說，至少從一九一二年起，鐳可能會造成傷害就是常識了。貝瑞提出許多文獻，納入法庭記錄，包括美國鐳企業自己發表的論文，支持醫生們的論述。

雖然馬力試圖降低那些文件的影響力，舉證鐳具有療效，像是美國鐳企業的客戶威廉・貝利對於鐳補所宣傳的療效，但是顯然他的論述漏洞百出。他引述籍籍無名的期刊，提出鮮少人知的研究，一名作證的醫生坦承沒聽過該名作者，這位專家證人補充道：「他是誰？他跟什麼有關連？」馬力只能防禦性地回答：「我不是來接受質問的。」

這天對於雷蒙・貝瑞來說進行得相當順利，醫生們接受交叉詰問絲毫沒有被惹火。有一位醫生說使用鐳的人是「笨蛋」，說他認為「應該禁止」鐳製作的藥物。

「那些不是藥事委員會（Council of Pharmacy）核准的嗎？」美國鐳企業的律師氣憤問道。

「我想是呀。」那位德高望重的醫生漫不經心地回嘴，「但是他們核准了什麼，跟我沒有關係。」

勞動局的安德魯・麥布萊和約翰・羅奇作證說明自己在訴訟中的角色，美國鐳企業的兩位總裁克雷倫斯・李和亞瑟・羅德也出席作證。羅德證實自己去過表盤塗畫作坊「許多次」，但是卻作證說：「我不記得有看過作業員把畫毛放進嘴裡。」他也否認馮・索侯奇跟他說過塗料有害；

他說「我們聽聞一些早期的病症和病例之後」，才首次知曉鐳可能有害。

「你聽到的第一個病例是誰？」貝瑞問道。

「我不記得姓名。」羅德冷冷說道。表盤畫工對他而言微不足道，他懶得去回想這種細微末節。

接著貝瑞傳喚一位非常特別的人來幫女工作證：海瑞森．馬藍出席作證。貝瑞費了好一番唇舌才說服他來作證。這位醫療檢驗官是超級明星，沒有別的詞可以形容。「他的證詞直截了當，堅定嚴明，顯然與眾不同。」報紙熱烈讚揚，稱他為「明星證人」。

他一開始先詳細解釋卡羅氏姊妹的驗屍結果，證實鐳中毒存在。他的證詞聽在五名女工耳裡，十分難受，尤其是琨塔，聽得「痛苦萬分」。「她聽馬藍說話的時候，」一份報紙寫道，「瀕臨崩潰。」後來，她單靠堅定的毅力，似乎恢復冷靜，一直坐到審理結束，只有微微的情緒波動。

馬藍勢不可當。美國鐳企業的律師試圖辯稱鐳中毒不可能存在，因為「在至少兩百名女工裡，只有提告的這幾個女工有這種病症」。馬藍坦白回答：「還有大約十三、四個女工死了被埋了，如果你把她們挖出來，八成會發現同樣的病症。」

「請法庭將這些話從記錄中刪除，這些話是馬藍醫生沒有根據的假設。」美國鐳企業的律師馬力趕緊說。

「留下記錄。」貝克斯立刻回答。

美國鐳企業試圖辯解說除了奧蘭治，「沒有其他的通報病例。」

「有，有其他的通報病例。」馬藍反駁。

「只有一、兩個零星病例啦……」馬力說，輕蔑地將手一甩。

但是馬藍堅定地說，沃特伯里的病例確實存在。他的證詞強而有力；貝克斯甚至說美國鐳企業的塗料就是「鐳中毒」，這讓馬力氣急敗壞地反駁：「這塗料絕對不是鐳中毒！」他氣憤大嚷。

那天接近尾聲的時候，貝瑞站起身對馬藍進行覆主詰問。馬力果然不出所料，提出抗議，法官再度駁回他。「你試圖削弱馬藍的見解。」他告訴馬力，「貝瑞律師現在試圖補強被你削弱的部分。」

他轉向貝瑞。「繼續說吧。」

案子的發展讓貝瑞樂不可支，明天他就要給美國鐳企業致命的一擊。馮・索侯奇醫生即將出席作證，貝瑞迫不及待想要問他曾經警告美國鐳企業塗料有危險性的事，這將能澈底決定判決——肯定對女工有利。

隔天早上，馮・索侯奇作證接近尾聲時，貝瑞使出殺手鐧。

「請問，」他說，兩眼炯炯有光，轉頭面向馮・索侯奇醫生，「你說你沒有阻止舔尖，是因為這件事不歸你管，是羅德管的，是這樣嗎？」

「我抗議，庭上。」馬力立刻打斷。

但是法官還沒裁決，美國鐳企業的創辦人就逕自回答了。

「絕對沒這回事。」

馬力和貝瑞都目瞪口呆盯著他瞧。接著馬力自信地回到座位上，交疊修長的雙腿。「好吧。」美國鐳企業的律師馬力一派輕鬆地說，打手勢請證人繼續說。

「絕對沒這回事。」馮・索侯奇又說一遍。

貝瑞無法置信，因為不只桂思和琨塔跟他說過這件事，馬藍和霍夫曼也說過：而且他們都是聽馮・索侯奇醫生親口說的。為什麼他現在翻供呢？或許他是擔心自己的形象，抑或許發生了別的事。「我們應該查明馮・索侯奇的動靜與行蹤。」一份美國鐳企業七月份的備忘錄這樣記載。或許美國鐳企業透過密室協商，說服馮・索侯奇翻供。

貝瑞也質問他警告桂思的事，或許至少在這裡他可以扳回一城。

「唉，貝瑞先生，」馮・索侯奇回答，「這件事我不想否認，但是我記得不是很清楚……我可能那樣跟她說過，但是那樣做是再自然不過了，經過工廠，看見不正常的事，一個女工竟然把畫毛放到嘴裡，我當然會說：『不要那樣做。』」

這番解釋連約翰・貝克斯聽了都覺得莫名其妙。「你那樣做的理由是什麼？」法官問道。

「環境不衛生啊。」馮・索侯奇立刻回答。

「你警告這名年輕女士別把畫毛放進嘴裡，」貝克斯直截了當說，「我想知道，你當時知不知道塗料裡含鐳，可能會對她造成傷害。」

但是馮・索侯奇不為所動，他選用的代名詞值得注意。「完全不知道。」他回答法官，「我們不知道會有危險。」

貝瑞大失所望。他在法庭上公開譴責馮．索侯奇是「敵意證人」。當初聽到他警告的桂思．傳來爾，腦子裡肯定也有冒出一些形容詞。

貝瑞再次給她機會發言。馮．索侯奇作證完之後，她立即被傳喚到證人席——「不是要詆毀馮．索侯奇，」貝瑞解釋道，「而是要證明他到底說了什麼。」但是馬力立刻對她的證詞提出抗議，法官不得不裁定抗議有效，似乎有違他的本意。「刪除證人回覆。」貝克斯說，「這些作證規則根本是訂來阻止人說實話的。」

只剩下幾個證人，包括凱薩琳．懷利和福林醫生，福林是美國鐳企業花錢請來作證的。接著，一九二八年四月二十七日上午十一點三十分，貝瑞把案件陳述完畢。現在，那天剩下的時間，以及接下來的日子，美國鐳企業將有機會為自己辯護。接著，判決就會出爐——女工們雖然心懷希望，但也不禁猜想著那一刻到來時，到底會是什麼心情。

馬力站起身，修長的身軀不費吹灰之力滑離椅子。「我在想，」他平穩地對約翰．貝克斯說，「我們是否能開個會，這樣或許能縮短時間？」

於是他們便私下商議，討論完後，貝克斯法官敲了敲木槌，宣布事情。

「審理結束，九月二十四日再開庭。」

九月是五個月後。**五個月**。講白一點，女孩最缺的很可能就是時間。

凱薩琳．蕭哭道，拖延實在是「沒心肝又沒人性」。

但是法律說話了，莫可奈何，只能等到九月。

第三十章

女工們悲痛欲絕。就連長久以來都保持無比堅強的桂思．傅來爾，都無法承受，她撲「倒在客廳沙發上，任由壓抑的淚水潰堤」。

母親試著安撫她，溫柔觸摸女兒被金屬束縛的背，避免弄傷細薄的皮膚。「桂思，」她說，「這是妳第一次無法保持笑容。」

但是女工們無法相信發生了什麼事。馬力說「只剩下半天，他實在沒必要進行陳述」，因此案子就延後到法院時程表有充足的時間，美國鐳企業打算傳喚大約三十個專家證人。《奧蘭治信使日報》（*Orange Daily Courier*）那個星期的系列報導是〈孤單女孩〉（Girl Alone）；唉，五名表盤畫工真的覺得好孤單。

但是她們並不孤單：她們有雷蒙．貝瑞。他立刻起身對抗這項裁決，關鍵是，他找到兩位律師法蘭克．布萊納（Frank Bradner）和賀維．穆爾（Hervey Moore），兩人表定在五月底有一件官司，願意把法庭時間讓出來審理女工的案件。貝克斯立刻答應更改審理時間，貝瑞也馬上把好消息告訴女工。

然而，美國鐳企業對貝瑞的干預極度不悅，說他們「沒辦法」在五月出庭，他們的專家「出國幾個月，夏天過後才會回來」。

貝瑞火冒三丈。「我確定你必須認同，」他去函告訴馬力，「這樣的情況實在諷刺至極，為了讓某些專家必須到歐洲遊玩，而任由中毒的受害者衰弱死亡。」

儘管美國鐳企業堅不妥協，根據貝瑞自己的說法，「這場仗完全還沒結束」。貝瑞知道美國鐳企業故意拖延，可以說是自私冷酷的算計——或許是意圖讓女工死亡，如此一來法庭便無法做出判決——他現在只好利用當事人孱弱的健康來打這場官司，請四位不同的醫生簽署宣誓聲明書：「五位女工皆病情日益惡化，有些人、乃至於所有人，極可能會在一九二八年九月之前死亡。」

女工們讀了這份聲明書都驚駭萬分，漢非斯說她們「心理一直處於緊繃狀態」，但是貝瑞直覺認為這招會奏效，結果正如他所料。因為面對這種不公不義，媒體氣憤填膺，貝瑞的盟友華特・李普曼當仁不讓，在《環球報》寫道：「我們必須大聲疾呼，這是有史以來對司法最嚴重的嘲弄，應該遭到天打雷劈。」

他的社論極具影響力，立刻在全國各地獲得支持。有個人寫信給《新聞報》（*News*）：「快點開庭，別再拖延，給這五個女工機會一搏！」同時，經常被稱為「美國良心」的社會主義政治家諾曼・湯瑪士（Norman Thomas），說這個案子是「血淋淋的例子，澈底顯露資本主義體制的自私醜態，絲毫不關心勞工的生命，只是一味守護自身利益」。

「到處，」凱薩琳・蕭簡直無法置信地說，「都有人在問，為什麼拒絕幫這五個只剩一年可以活的女工討回公道，原本沒有希望的案子，無人聞問，現在卻突然受到大眾注目。」

而且民眾嚇傻了。「世界各個角落湧入許多信件。」凱薩琳回憶道。

雖然大多是正面的，但是還是有些支持對立面。「鐳不會產生妳們所指控的那種傷害，」一家鐳公司的高階主管咬牙切齒地寫信告訴琨塔，「真是可悲，妳的律師和醫生竟然那麼無知。」有些江湖郎中興沖沖主動表示要幫忙。「給我一千美元（折合現在的一萬四千美元），我可以把妳們通通治好。」一名提議用「科學浴」治療的女性說，「如果治不好，我就只收預付款兩百美元（折合現在的兩千七百七十五美元），其餘分文不收。這可是攸關生死……妳們最好趕緊接受治療，否則等到毒氣攻心，那就再見了，小妞。」

許多信都有推薦療法，像是煮沸的牛奶、火藥、咒語和大黃汁，還有人建議用電毯，製造商預料會有獨一無二的商機。「我們不是為了賺錢，是想幫她們治病。」公司澄清，「她們幫我們的方法打廣告，能獲得優渥的酬勞。」

女工們聲名大噪，無可否認，真的聲名大噪，本身也善於預測機會的貝瑞立刻善加利用。他跟女工討論，打算利用新聞媒體，女工全都贊同。因此，一九二八年五月雖然過得緩慢難熬，每天似乎都有新聞媒體高呼伸張正義，貝瑞確保女工成為注目焦點。琨塔和桂思這兩位密友一起接受拍照與採訪，桂思穿漂亮的櫻桃圖案短衫，現在下巴始終纏著繃帶；琨塔則穿灰色的洋裝，領口有蝴蝶結。每個女工都積極發言，分享生活細節：琨塔必須被背著去醫院看診；雅爾碧娜失去了所有的孩子；愛娜雙腿交叉，無法治療。她們讓自己的品格在苦難中閃耀，令民眾欽佩不已。

「別在報紙上把我們忍受苦難的事寫得那麼偉大，」琨塔露出大剌剌的笑容說，「我不是烈士，也不是聖徒。」桂思則說她「仍舊認真生活，懷抱希望」。「我面對命運，」她說，「效法斯巴達人的精神。」

這些採訪並非都是輕鬆的，當記者問起茉莉的死，琨塔必須停頓片刻，讓自己冷靜下來。凱薩琳．蕭在一次採訪中說：「別以為我哭是因為心情沮喪，其實是因為髖部很痛，有時候感覺就像一把刀子刺進我的側身。」

但是悲劇和痛楚是吸引大眾的誘因之一，鐳中毒的傷害會殺死腹中的胎兒，症狀會令人面目全非──「似乎摧毀了女工的女性特質」。大眾震驚悲傷，深深被女工所感動。

貝瑞很快就發現，媒體報導著實幫了大忙，因為愛德華．馬力氣急敗壞。「我個人不喜歡你的態度。」美國鐳企業的律師馬力氣呼呼寫信告訴貝瑞，「尤其是你利用報紙把這些案子宣傳得惡名昭彰。利用報紙來審案，這種做法有道德問題，我這樣說已經很客氣了。我相當篤定，不論是今生或來世，你最後一定會獲得適當的獎賞。」

貝瑞只是簡短回覆。「我著實嚇一跳呢，」他故作天真寫道，「你竟然會提到道德問題……」

然而，不論馬力對媒體有什麼看法，他所代表的美國鐳企業知道必須提出辯護才行，果然不出所料，美國鐳企業推出福林醫生，他聲稱自己的檢測顯示女工體內「沒有鐳」；他說深信女工健康出問題是心理造成的。對於女性的職業病，這樣的回覆司空見慣，經常先歸咎於女性歇斯底里。《環球報》等媒體完全不相信福林的說法，李普曼寫說，福林說的話「看起來完全是經過安排，刻意附和美國鐳企業律師的論點」。他繼續寫道：「企圖對法庭施壓，並非本報的行事風格，這樣做，實在是怯懦、不公又殘酷。」

支持女工的浪潮高漲，馬力無力阻止，每當被問到有何評論，他只能說他認為女工們被「一個紐華克的年輕律師利用了」。當然女工本身並不那樣覺得，她們帶頭衝鋒，要將前東家繩之以法。世人終於願意聽她們說話，她們絕對不會閉上嘴巴。

「我死之後，」凱薩琳．蕭告訴媒體，流露令人心碎的感傷，「棺木上只能放百合花，沒辦法放我喜歡的玫瑰花。如果我贏得二十五萬美元，說不定就能放很多玫瑰花。

「我認識很多女工不願坦承自己鐳中毒，」她繼續說，「她們說自己沒病。她們害怕失去男友和美好時光。她們知道她們得的不是風溼——天吶，真是傻瓜，可憐的傻瓜！她們害怕遭到排擠。」

桂思．傅來爾也把真相說出來。「我不能說我很開心。」她承認，「但是至少我沒有澈底心灰意冷。我打算充分利用剩餘的人生。」此外，她說，時間到之後，她要把遺體捐給科學，希望醫生能找出治療方法，希望以後其他女工也能效法。「對我而言，身體只剩疼痛，沒有其他意義。」桂思透露，「如果把遺體捐給科學，或許能幫別人延長壽命或緩解疼痛。這是我唯一能貢獻的。」她露出堅定的笑容，「這樣你能了解為什麼我要捐出遺體嗎？」

記者聽得如癡如醉。「桂思不只完全沒想過放棄希望，」一名記者聽到桂思的承諾之後評論道，「她反而懷抱希望——而且不是你我可能懷抱的那種自私希望，而是希望貢獻一己之力，為人類謀福祉。」

有這種公共講臺——和大眾的同情——這樁官司的勢頭絕對有利於女工，就在此刻，貝克斯法官幫貝瑞想出鼓舞人心的追訴時效解釋方式。他解釋說，因為女工的骨頭裡有鐳，鐳仍舊繼續傷害女工，女工仍舊繼續受到傷害，「因此，在鐳造成傷害的每一刻，追訴時效都必須重新計算」。這真是高明。

當然，這番論述在法庭上是否能夠成立，仍有待檢驗——但是貝瑞發現，在大眾的壓力之下，司法系統現在願意支持他。不論鐳公司作何反應，法庭預訂繼續審理，一九二八年五月接近尾聲時，孟騰（Mountain）法官去函告訴貝瑞：「我會排定在下星期四審理你的案子，那天早上你務必準備好繼續審理。」

伸張正義的路上將暢行無阻——這一點貝瑞和女工們都確信不疑。他們順著民眾支持的風頭，勝利似乎在望。

貝瑞在辦公室裡，為開庭做準備，就在此時電話響起。

「貝瑞先生嗎？」祕書蘿思說，「克拉克法官打電話來。」

第三十一章

威廉・克拉克（William Clark）法官備受尊崇，含著銀湯匙長大，祖父是參議員，桃子農場（Peachcroft）是他們的家產。他三十七歲，頭髮紅褐色，眼睛灰色，鼻子大大的。他也是貝瑞的舊上司，當時貝瑞只是個小職員，克拉克曾經是林德福法律事務所的合夥人。

「到克拉克法官的辦公室，」貝瑞一九二八年五月二十三日的日記寫道，「跟他討論：鐳中毒案件。」前上司有事要提點他。

「有沒有可能，」克拉克一派輕鬆地問，「庭外和解呢？」

克拉克法官不只跟貝瑞這一方商量。五月二十九日，克拉克跟李總裁和美國鐳企業的法律團隊會面；貝瑞沒有受邀參加。一位記者詢問那次會面的事，他評論說：「我完全不知道有這種事，我根本不考慮庭外和解。」

雖然他對記者公開宣稱，「比以前更加堅決，這場官司要打到底」，其實私底下他開始心生疑慮。不是他認為贏不了，而是判決能否及時出爐，受惠女工。每次他看見她們，她們似乎又比之前更加虛弱，漢非斯已經告訴他，「不管是身體或心理而言，她們都沒辦法」參與即將開庭的審理。跟朋友們比起來，桂思・傅來爾通常幾乎算是充滿活力，但是現在她似乎也變得比較安靜，比較少表露情感。「我不敢用手做太多事。」她吐露，「怕劃傷，因為鐳，再小的傷都不會癒合。」女工們變成宛如用醫療棉布包纏起來的瓷娃娃。貝瑞想要她們討回公道，但是他最想要的是，她們在最後的日子能夠過得舒適。或許，他心想，只要和解條件公平，他應該會好好思考克拉克的建議。

貝瑞思索才一天左右就妥協了，因為凱薩琳・蕭在教堂倒下。「我全身痛得好像一道道火在燒！」她放聲大叫，「我受不了了，真希望我活不了一個月。」

貝瑞似乎下定決心了：如果對方願意馬上開條件，不試著幫女工和解，似乎不近人情。任何官司都可能要打好幾年，再說，貝瑞從檔案裡的四份宣誓聲明書清楚了解，女工們可能活不到九月。

五月三十日，克拉克法官私下調解的事被揭露，這個舉動在法界引發諸多非議，因為克拉克干預不是他所裁判的案子。然而，克拉克說他氣憤那些批評。「就因為我是聯邦法官，」他不言而喻地問，「我就不能有憐憫之心嗎？」他說，他的動機完全是出於人道考量。

隔天，美國鐳企業召開董事會會議，討論能提出什麼和解條件，副總裁巴克現在聲稱「董事們想要做公平的事。」然而，他補充說，「我們絕對不承認任何責任。」

美國鐳企業想要和解的理由非常充分。由於貝瑞的計策，美國鐳企業說那是「精心策畫的宣傳活動」，在這場宣傳活動中——沒有任何反諷的意味——「活生生的女人難逃死劫，把人性的層面突顯得感人肺腑」，支持女工的輿論排山倒海，勢不可當。在庭外和解這樁遐邇聞名的官司，不只能擺脫官司，消除惡名，這也意味美國鐳企業能選擇何時要在法庭裡打仗。未來必然還會有其他的表盤畫工提告，美國鐳企業無疑預料，如果各家報紙不再瘋狂刊登桂思．傅來爾和她的朋友們，接下來幾年會過得比較輕鬆。和解是美國鐳企業的上上之策。

美國鐳企業現在樂見齒輪快速轉動，隔天，六月一日星期五下午四點，貝瑞就和美國鐳企業的律師團在克拉克法官的辦公室開會。兩個小時後，克拉克趕著去搭晚班的火車，向在外頭守候、激動興奮的新聞媒體迅速說明：「現在還沒有明確的消息，但是我確信，星期一會在會議中澈底解決這個問題。」

每個人似乎都很開心——女工除外。她們不以為然。鐳受害者拒絕現金和解：「告到底，停止協商。」一則新聞標題這樣寫道。美國鐳企業提議給她們每人一萬美元（折合現在的十三萬八千六百零六美元）和解金，但是所有女工的醫療費和訴訟費必須從這個金額中扣除，扣完只剩微薄的賠償金。

「我不會急著接受別人第一次開出來的條件。」桂思激動大嚷，「我吃了這麼多苦頭，我不會向他們低頭。」琨塔．麥當勞直截了當說：「我有兩個年幼的孩子，我得確定我死後他們衣食無缺。」

不，女工們說，我們不接受。桂思一如往常，領導作戰：她宣布「誓死拒絕接受美國鐳企業的條件」。因此，跟女工討論之後，貝瑞向美國鐳企業提出另一套賠償條件：一次支付每位女工現金一萬五千美元（折合現在的二十萬八千美元）；終身每年給予六百美元（折合現在的八千三百一十六美元）撫卹金，支付過去與未來的醫療費用；而且美國鐳企業必須支付所有訴訟費用。美國鐳企業必須在週末考慮清楚。

六月四日星期一是個鬧烘烘的日子。上午十點，雙方繼續談判，全球媒體駐守在外頭。四十五分鐘後，律師們走出克拉克的辦公室，利用後側的樓梯才躲過群聚的媒體。

他們回去擬定正式文件。那天下午，貝瑞請五名勇敢的女性到辦公室，她們盛裝打扮：全都戴著漂亮的鐘形帽，桂思肩頭上圍著狐狸毛皮。連雅爾碧娜也特別出席這場十分重要的會議；過去一個月，她幾乎沒有離開過病榻。但是掛在她們所有人臉上的笑容，比任何服裝都美麗，比任何珠寶都耀眼。因為她們成功了，克服萬難，打了一場極度艱困的仗——哪怕身體無比虛弱——最後終於逼美國鐳企業負起責任。

她們跟貝瑞談了三個小時，最後，女工們簽署了和解文件。美國鐳企業在最後的協議上堅持單次賠償金額維持一萬美元，但是答應其他的所有條件。這樣的成就著實非凡。

媒體的閃光燈泡發出刺眼強光，女工擺姿勢拍照，紀念這一刻。琨塔、愛娜、雅爾碧娜、凱薩琳和桂思。她們全都站成一排：夢幻隊。「微笑姊妹」——而且，這一天，她們的笑容不是悲傷的，是開懷的，假牙都露了出來，歡欣喜悅，還有當之無愧的得意洋洋。

晚上七點克拉克法官親自正式宣布和解，此時，大約有三百人聚集，「通往電梯的所有廊道和通道都擠得水洩不通」。克拉克奮力擠過人群，找到一個可以宣布消息的好位置。他清了清喉嚨，請眾人安靜下來，一陣噓聲之後，現場陷入靜默，只有閃光燈的啪啪聲和筆在記事本上寫字的窸窣聲打破靜默。所有媒體都全神貫注定睛看之後，法官旋即宣布協議的確切條款。「各位可以說我成就了一樁美事，」他油腔滑調地補充道，「儘管說，沒關係。」

和解協議明確指出美國鐳企業不承認有罪，馬力故意補充道：「美國鐳企業沒有疏失，原告，即便有憑有據，根據追訴時效，不得提告。我們認為美國鐳企業的法律立場無懈可擊。」同時，美國鐳企業本身也發布聲明，聲稱和解的動機單純出於「人道」考量。聲明最後寫道：「美國鐳企業希望這些女工獲得治療之後能夠痊癒。」

和解協議裡還有一條至關重要的條款。美國鐳企業堅持由三名醫生組成委員會，定期幫女工做檢查：一名醫生由女工指派，一名由美國鐳企業指派，一名由雙方同意指派。「倘若委員會中任兩名醫生認為，女工不再有鐳中毒造成的症狀，」貝瑞指出，「美國鐳企業就可以停止付款。」美國鐳企業的幹部打什麼算盤，司馬昭之心，路人皆知；他們甚至懶得向貝瑞隱瞞。「我澈底相信，」貝瑞寫道，「美國鐳企業打算無所不用其極，中止付款。」

這一切著實令他極度坐立不安，尤其因為，他雖然知道前老闆「備受尊崇」，但是現在卻耳聞傳言，說克拉克「跟美國鐳企業的某些董事友好」。更糟的是，他「可能跟某家公司的一些董事有間接生意關係，那些董事擁有美國鐳企業的控制股權，而且是他的同學」。貝瑞甚至耳聞克拉克「曾經是美國鐳企業的股東，不久前還是，甚至可能到現在還是」。

貝瑞惶恐不安地說：「我十分擔心這種情況。」

在紐華克的艾塞克斯郡法院裡，那些精緻的壁畫描繪出四項元素：智慧、知識、憐憫……和權力。在這個案子，貝瑞心裡沉吟，最後一項似乎十分貼切。

克拉克親自寫信給女工：「我對各位深感同情，誠摯希望早日發現治療方法，治癒各位的身體疾病。」這次和解，到頭來，主角還是女工，她們獲得了勝利，從來沒想過能活著見到這一天。

「我很高興有錢了。」雅爾碧娜面帶笑容說，「因為現在我丈夫不用那麼擔心了。」她的妹妹琨塔補充說，「和解將具有重大的意義，不只對我，還有我的兩個小孩和丈夫。經歷這次磨難之後，我要好好休息。我想跟他們去海邊度假。」她說自己「對和解條件不滿意」，但是也說：「我很開心可以不用再擔心上法庭，而且想到馬上就能收到錢，也很高興。」

「我想我的律師貝瑞先生打了一場漂亮的官司。」愛娜心潮澎湃、心懷感激地說，「我很高興能夠和解，我們沒辦法等太久，只要我們珍惜這份福氣，就能獲得我們想要的很多東西。」

凱薩琳只簡單說：「上帝聽到我的禱告了。」

只有桂思回應得比較柔和。她說她「很高興」：「我想要求償更多，但是獲得這筆錢，我就很高興了。這筆錢能幫上很多忙，能減輕一些心理痛苦。」她還談到她們起初提告的勇氣，還有她們如此公開達成的成就。「我關心的不是自己，我比較關心的是，」她說，「這或許能成為數百名女工的參考範例。」

「其實，有很多女工中毒——數量遠超過大家所知道的……」

第三十二章

伊利諾州渥太華
一九二八年六月

紐澤西州的和解案成為國際重要新聞，而且登上《渥太華每日時報》（*Ottawa Daily Times*）的頭版。「鐳塗料致死人數增加到十七人！」報紙標題驚呼，「鐳中毒受害者死亡人數劇增，令人驚駭！」

在鐳表盤作坊的女工嚇傻了，許多血淋淋的案例令她們憂心忡忡，去年夏天愛拉・克魯斯死了，還有幾名離職的女工身體不適：瑪莉・達非・羅賓森、伊內絲・寇可倫・威樂。女工們仔細讀著《渥太華每日時報》，越讀越心慌，報上說鐳中毒首先出現的症狀是牙齦和牙齒腐蝕。小佩・路尼一陣反胃想吐，她去年拔牙，傷口仍舊還沒痊癒。

「女工陷入混亂，」楷瑟琳・伍夫回憶道，「大家在工廠裡開會，幾乎快要暴動了，人人心驚膽寒，心情鬱悶，幾乎沒辦法工作——也幾乎不敢談論即將降臨的劫難。」

作坊變得鴉雀無聲：女工工作變得緩慢，手不再飛快把畫毛放進嘴裡。由於女工幾乎沒辦法工作，產量銳減，鐳表盤只得採取行動，請來專家做健康檢查。

瑪麗・貝克・羅希特眼睛睜得斗大，看著檢查過程。她注意到「他們把女工分開，有些女工被帶到樓上，跟其他人分開。他們兩組都檢查，但是分開來檢查。」女工不曉得原因。是跟鐳表盤一九二五年所做的其他檢查有關係嗎？但是女工從來沒有被告知以前那些檢查結果，所以根本不曉得。

女工被分成兩組，惶恐不安地去找醫生，醫生檢測女工的呼吸裡是否含有輻射，使用紐華克的醫生所發明的檢測方法，醫生也進行X光檢查和抽血檢查。

楷瑟琳・伍夫有接受檢查，小佩・路尼和瑪麗・羅希特也有。即將離職結婚的海倫・曼奇也對著機器吹氣。鐳表盤一再向女工保證，會全力確保她們健康，於是女工回到工作桌等待結果，希望結果能讓她們安心。

但是結果卻從來沒有公布。「我要求公司提供檢驗報告，」楷瑟琳回憶道，「公司竟然說不能公布。」

她和瑪麗討論這件事，難道她們沒有權利知道嗎？個性直率的瑪麗認為她們不應該乖乖任人宰割。滿懷恐懼與氣憤的她和楷瑟琳，去找瑞德先生當面談。

她們的主管瑞德先生有點尷尬地調整眼鏡後，大大張開雙臂。「唉，我的好女孩呀，」他像父親一樣對兩人說，「如果我們把健康檢查報告給妳們女工，這個地方會天下大亂的！」他講得活像在開玩笑似的。

不過這番回答顯然沒有消除兩人的不安，楷瑟琳後來說：「當時我們倆都不明白他的意思。」瑞德先生見兩人仍有疑慮，於是繼續說：「別擔心，沒有鐳中毒這種東西，鐳中毒的那些報導都是假的！」

「工人有危險嗎？」瑪麗追問。

「妳們什麼都不用擔心。」總監瑞德再強調一遍，「安全得很。」

儘管如此，女工繼續每天拚命看報紙，看到更多駭人聽聞的報導，看得心驚膽跳。

宣布紐澤西州女工和解的三天後，作坊裡氣氛依舊十分緊繃，當地報紙的第三頁裡有一大篇新聞，完全支持瑞德先生的說詞。女工們把那篇新聞指給彼此看，讀完肩膀都輕鬆了起來。那是鐳表盤公司刊登的滿版公告，女工終於從這裡得知最近檢查的結果。「我們經常請檢驗專家來做詳細的……健康檢查，他們熟悉所謂的『鐳』中毒，了解相關症狀與徵候。」鐳表盤的公告寫道，「專家連近似的徵候與症狀都未曾發現。」

感謝老天爺。檢查結果安全。**她們不會死**。鐳表盤進一步向女工保證：「倘若檢查報告發現有問題，抑或我們隨時有理由相信工作環境危害到員工的健康，我們早就立刻停止營運了。員工的健康始終是公司幹部最關心的事。」公告繼續寫道：

鑒於鐳中毒的報導廣為流傳……此時必須呼籲大家注意一個重要的事實，目前為止新聞只有偶爾提及……東部報導所謂的「鐳」中毒，所有悲劇都發生在使用新釷製作夜光漆的公司……鐳表盤只使用純淨的鐳。

這就是為什麼瑞德先生說「沒有鐳中毒這種東西」，女工現在明白了。這就是為什麼鐳是安全的——因為害東部女工生病的不是鐳，是新釷。

鐳表盤為了佐證自己的聲明，引用費德瑞克．霍夫曼博士這位「專家」的研究，他仍繼續宣傳長久抱持的見解，認為新釷是禍首，即便馬藍醫生不認同，霍夫曼仍舊堅持己見，是馮．索侯奇改變霍夫曼的想法，雷蒙．貝瑞看了霍夫曼在媒體發表的一些言論之後，寫信告訴他：「檢驗結果指出，害紐澤西州女工病痛的，鐳多過於新釷。」但是霍夫曼似乎對於跟個人見解相悖的說法，都視而不見。

現在，在渥太華，瑞德先生得意地印出寫著公司聲明的公告，貼在工作室，刻意吩咐女工去看看。「他說我們應該特別注意這份公告。」楷瑟琳回憶道。

他繼續消除女工的疑慮：「鐳會讓妳臉頰紅潤！」他咧嘴笑著告訴瑪麗，接著轉向瑪桂麗特．葛雷辛斯基厚臉皮地說：「鐳會讓妳們這些女孩變漂亮喔！」

女工繼續讀報紙——但是繼續只讀好的新聞。鐳表盤連續刊登公告好幾天，那份報紙本身也寫一篇社論，支持社區裡的這家雇主，說鐳表盤一直都「很關心」員工的健康。全鎮都很開心。「鐳表盤」被譽為渥太華的企業龍頭，要是失去這家公司，肯定十分令人扼腕，但是，幸好鐳表盤關心員工，讓大家不用驚恐。

就因為這一切，女工返回工作崗位，不再驚慌。「女工去上班，聽從指示工作。」瑪麗的一名親戚說，「風波就這樣結束了，她們從此不再過問。」

一名當時的居民回憶道：「女工們是『虔誠的天主教教徒』，從小被教養不能質疑權威。」

再說，有什麼好質疑？檢驗結果正常，塗料裡不含致命的新釷，這些是簡單的事實——印在紙上，釘在公布欄上——跟日出一樣確實，太陽每天早晨都會升起，彷彿淌血，染紅伊利諾州遼闊的天空。在作坊，舊程序重新繼續。舔……沾……

似乎只有一家人不相信鐳表盤。

公告刊登的隔天，愛拉．克魯斯的家人就對鐳表盤提告。

第三十三章

紐澤西州奧蘭治
一九二八年夏天

戰勝前東家的那五名紐澤西州表盤畫工生活過得很開心。凱薩琳從和解金拿兩千美元（折合現在的兩萬七千七百美元）給父親威廉，償還抵押貸款：「我發現，令我最快樂的事，莫過於讓家人快樂，不過其實這點我早就知道了。」她說，「看見父親不用再擔心那些事，我實在好開心。」

至於她自己，她說她會活得「像灰姑娘，當舞會上的王妃……今天我是主角」。這位新進的作家買了一台打字機，還有花了好多錢買服飾：絲質的洋裝和內衣褲。「我買了我一直想要的那種外套。」她興沖沖地說，「和一頂相配的棕褐色毛氈帽。」

愛娜一直很喜歡音樂，買了一架鋼琴和一台收音機。許多女工買了汽車，讓出門更加輕鬆。

但是女工們對理財也很精明，把錢拿去蓋房子和出借收息。

「那筆錢一毛錢都沒有進入這棟房子，」桂思告訴記者，「對我來說，錢不代表奢侈，是代表安全。那一萬美元全都安全地投資了。」

「為什麼投資？」記者問道。

桂思回答時露出神祕的笑容。「為了未來！」

讓她們心情愉快的不只有錢，她們求診的許多醫生現在給了她們希望。馮．索侯奇說：「就我看來，那些女工會活得比她們預期的還要長很多。」就連馬藍也發現，這幾年沒有人死於跟茉莉．馬賈和瑪桂麗特．卡羅一樣的病症，因此推論現在「表盤畫工有兩種病例，一種是早期的，一種是晚期的。早期病例會出現嚴重貧血和顎部壞死……晚期病例不會出現貧血和顎部感染（或者已經痊癒）」。馬藍認為會有這樣的不同，是因為新釷衰減得比較快；女工在最初七年受到猛烈攻擊，不過一旦新釷進入下一個半衰期，攻擊力道就會大幅減弱，饒了女工一命。鐳毒就好比正在漲潮的潮浪，而剛好就在女工逃到安全的地方時，海水開始退去。雖然鐳仍舊攻擊著骨頭，但是眾所周知，鐳的攻擊力道不像新釷那麼凶猛。馬藍現在假定，倘若晚期病例「熬過早期的病痛，就很有機會在鐳中毒中逃過死劫」——不過那些宛如被蟲蛀蝕的骨頭一輩子都會在身體裡隱隱作痛。「我認為，我們現在診治的女工，」他說，「或許會永遠殘廢，但是很有機會打敗病魔。」

這樣的預後，聽起來或許有點淒涼，但卻給了女工最寶貴的東西：**時間**。「或許有人會找到方法治癒我們，哪怕是在最後一刻。」桂思開朗地說。

大部分的女工夏天都出門去度假。雅爾碧娜和詹姆斯展開「一輩子夢寐以求的旅行」：開車到加拿大旅行。路易斯．赫斯曼帶妻子去享受「漫長悠閒的旅行」。愛娜寫信告訴貝瑞：「我們有一棟小屋，可以眺望湖泊，欣賞美景。」琨塔和詹姆斯夫妻倆到阿斯伯里公園（Asbury Park）幾次，她們沒有發瘋；琨塔知道，這筆錢是用來確保不論她發生什麼事，孩子都能不虞匱乏。

不論怎麼度過夏天，女工們都可以放心，罹患類似病症的其他女工將能受惠，她們的官司引發巨大的關注，年底將會舉辦全國會議，討論鐳中毒。此外，史班．凱現在正在進行更詳盡的聯邦研究，深入探索鐳中毒。「毫無疑問，這是職業病，應該重新調查。」凱的上司艾索伯．史都華這樣說。有人問他，都已經有發明別的方法，為什麼有些公司還在使用舊的畫筆來塗繪表盤，他機靈地回答：「八成是因為製造商認為新的方法畫得太慢，賺得不夠多。」

凱薩琳．蕭整個夏天都不在紐華克，去體驗「真正的鄉村生活」。她覺得舒坦多了，說夏天「過得好開心」，「以前從來沒有像這樣度假」。「我喜歡坐在門廊曬太陽，」她愉悅地寫道，「遠眺綿延廣闊的林地與山丘。」

坐在門廊上的時候，她寫信給貝瑞，感謝他所做的一切。「我自己知道，」她寫道，「從人道觀點來看，很難找到另一個像你一樣的人……再怎麼感謝你都不夠……此刻想到官司大勝，著實令我心潮澎湃。」她也跟其他女工一樣寫信給馬藍，但是只有簡單說：「謹此表達由衷感激，感謝您大力幫忙，讓這一切能有快樂的結局。」

快樂的結局……要是真的就好了。私底下，貝瑞最擔心的是，凱薩琳的「快樂結局」跟童話一樣是虛構的。「我認為這件事絕對還沒結束。」他寫信告訴一位助理，「真正的鬥法只是延後而已。」

和解之後，美國鐳企業立刻啟動損害控制模式，處理他們口中的「所謂的鐳中毒」；美國鐳企業仍舊否認有任何危害物存在，而且似乎確信受命幫女工檢查的醫療委員會，很快就會背書五名女工全都健康沒病。美國鐳企業分秒不浪費，馬上任命兩名很可能會幫忙背書的醫生：一名是詹姆斯・艾文（James Ewing），這位鐳醫療專家已經公開反駁馬藍——貝瑞的一位醫生朋友警告說：「一定要留意他」——另一名是雙方同意任命的羅伊・奎佛（Lloyd Craver）。這兩人都是某家醫院的顧問，「與使用鐳密切相關」，但是貝瑞發現「沒辦法」反對他們加入。女工們委任的醫生是愛德華・寬霸（Edward Krumbhaar）。馬藍寫道：「現在覆水難收了，貝瑞必須全力突破困境。」

一九二八年秋天，女工被請到紐約的一家醫院，讓委員會進行第一次檢查。其中兩位醫生否認鐳中毒存在，這不禁令人納悶，他們對於現在來到他們面前、病痛纏身的女工有什麼看法。凱薩琳「明顯嚴重跛腳，腰桿挺不起來」；桂思「左手肘動作明顯受限」，剩下的顎骨「曝露」在嘴裡。琨塔打著石膏；愛娜雙腿交叉，無法治療。女工寬衣後，接受侵入性身體檢查，進行檢查的這些醫生，女工都不認識。令醫生最震驚的，或許是雅爾碧娜的症狀。寬霸後來說：「雷瑞斯太太兩邊髖關節動作明顯受限，奎佛醫生幾乎沒辦法做陰道檢查。」

醫生們進行呼吸檢測，其中兩名確信這項檢查能夠還美國鐳企業清白。但是結果，艾文事後寫道：「呈現陽性，令我們十分驚訝。」但是他可不認為這證明了女工說的是實話，反而繼續說：

「現在出現的問題是，病患有沒有使詐……為了讓檢查完全可信，我們認為必須到病患可以脫衣服的飯店進行檢查。」女工們必須重新接受所有檢查。

十一月，五名女工到馬賽飯店（Hotel Marseilles）接受進一步檢查，這次委員會醫生只有奎佛在場，不過發號施令的人不是他。負責人是施朗特博士，他是副總裁巴克的「密友」，四月美國鐳企業進行呼吸檢測，巴克就已經聲稱女工體內沒有輻射。這次巴克自己也在場「協助」；還有另一名醫生在場，法樂（Failla）醫生。

女工立刻察覺，這次檢驗並不公正，但是她們又有什麼辦法能夠阻止呢？根據和解協議，她們必須答應接受身體檢查，於是她們被迫依照指示脫掉衣物，接受檢查，美國鐳企業的人在一旁密切觀察她們的一舉一動。

然而，女工們一離開飯店，桂思．傅來爾立刻打電話給貝瑞。以前在許多方面，她總是這群人的關鍵，她們的領袖，這次也不例外。此時，她向貝瑞提出集體抗議。

她們的律師火冒三丈，立即去函美國鐳企業，說他認為安排在飯店檢查「十分可疑」，再者，巴克和施朗特在場，「已然違反和解協議」，因為委員會的檢查應該不能有所偏頗。然而，結果卻出人意表，法樂醫生竟然強調：「五名病患體內都含有輻射。」

這著實給了美國鐳企業重重一擊，因為他們似乎天天被告，他們想要民眾認為這些名聲響亮的表盤畫工不再受鐳所害，好作為進一步抗辯。貝瑞正在代理一件新案子，幫梅．考柏利．坎菲爾打官司，這名表盤畫工曾經指導過凱薩琳．蕭。梅跟其他人一樣，牙齒掉光，牙齦感染，顎部也「覺得怪怪的……好像裡頭有東西在敲敲打打似的」，而且身體右側斷斷續續癱瘓。

貝瑞打贏了一場仗，新戰爭打到一半，在梅的官司，法官就裁定福林醫生不能代表美國鐳企業幫她做檢查，只有合格的醫生才可以。這是一場小勝利，因為貝瑞向主管當局投訴福林並沒有下文，主管當局不作為，讓他能夠繼續暢所欲言：福林接下來怪女工「飲食不當」，導致「鐳容易沉積在骨頭裡」。

沒人知道馮．索侯奇的飲食是什麼，或是恰不恰當，但是那年十一月，他敗給了體內的鐳。馬藍向馮．索侯奇醫生致敬：「要是沒有他寶貴的協助和建議，」馬藍說，「我們的調查肯定會困難重重。」這倒是真的，要是沒有馮．索侯奇幫忙發明檢測方法，醫學可能永遠沒辦法證明鐳中毒。當然，如果馮．索侯奇一開始就沒有發明夜光漆，女工就會過著截然不同的生活……

對女工而言，她們無法忘記親眼目睹馮．索侯奇在法庭裡背叛她們。或許，當時，大家對他的死多少有點幸災樂禍，有一份報紙說鐳塗料「名符其實是試管裡的科學怪人，最後攻擊自己的創造者」。馬藍補充道：「他死得很慘。」

這表示馮．索侯奇沒有出席一九二八年十二月舉辦的全國鐳研討會，所有的關鍵人物都到場：漢彌爾頓、懷利、馬藍、漢非斯、羅奇、艾索伯．史都華、福林、施朗特和美國鐳企業的高階主管。

沒有人邀請表盤畫工。

這是自願參與的會議，由鐳產業籌辦，試圖奪回一些控制權。擔任主席的醫務總監坦承：「我們在這裡擬定的任何事項，都只是建議性質，不像政策規定那樣具有公權力。」誠如懷利的上司後來所說的：「目的是要粉飾真相。」

大家討論各項議題，史都華對著鐳產業發表慷慨激昂的演說：夜光錶不過就是一時流行的玩意兒。你們要繼續使用這種毫無用處的東西嗎？就算你們用盡一切方法，裡頭還是含有極度危險的元素，我真的希望你們能認同，付出這樣的代價不值得。

但是各家公司都無法苟同，有一家公司說，他們百分之八十五的生意來自夜光表盤——這個產業油水太多了，沒人願意收手。高階主管爭論說，只有紐澤西州的案子曝光，問題還沒延燒全國。由於福林把沃特伯里的女工都封了口，在美國鐳企業之外，史都華就只能拿一個有正式文件記錄的案子來反駁，這個案子的證據就是伊利諾州的愛拉．克魯斯提告——但是她的案子只是疑似，還沒有經過證明。這是一個地方性的問題，而且缺乏證據，這表示女工的支持者沒辦法推動任何提案，即便懷利的上司說那是「工業冷血謀殺」。

這場會議沒有證實鐳中毒存在，甚至連鐳具有危險性也沒有證實，單純認同應該透過兩個委員會進一步研究——但是沒有記錄指出委員會曾經開會。隨著紐澤西州女工的故事變成昨日的新聞，不再有人支持表盤女工討回公道。「鐳企業，」貝瑞黯然寫道，「在玩遊戲。」鐳公司似乎會贏。

在全國鐳研討會還有兩名代表值得一提：鐳表盤的喬瑟夫．凱利和魯佛斯．福戴斯——鐳表盤最近在渥太華的報紙刊登公告，這兩名高階主管都有在那篇公告下方簽名。他們似乎只是靜靜聽，沒有加入討論，他們聽著一名專家說：「我建議現在製造手錶製造商都不要使用畫筆，因為還有別的方法可以盡。」他們聽著別人討論紐澤西州女工如何死亡和殘疾，他們聽著這個產業如何殺人卻不用償命。

會議結束後他們就回家了。

第三十四章

伊利諾州渥太華
一九二九年

一九二九年二月二十六日，鐳中毒調查員史班．凱前往位於渥太華這個小鎮的拉薩爾郡（LaSalle County）法院。他很訝異，法院竟然如此安靜；今天要審理愛拉．克魯斯的官司，東方的鐳官司引發軒然大波，他以為這裡會鬧哄哄，結果卻空無一人，在這個睡意濃厚的小鎮裡，大家連睫毛都懶得動一下。

在法庭裡，審理過程同樣平淡無奇，沒有大批記者，沒有明星證人，雙方律師沒有脣槍舌戰，只有克魯斯家的律師喬治．威克斯（George Weeks）站起身要求延期審理。有紐澤西州的官司推波助瀾，凱很訝異，威克斯竟然沒有要求盡快審理。

事後，凱詢問威克斯才明白原因，原來威克斯對鐳中毒一無所知，而且在渥太華找不到能夠請教相關資訊的醫生，所以不得不數度要求延期。克魯斯家求償三千七百五十美元（折合現在的五萬一千九百七十七美元），這樣不算貪心，但是這樣的速度，他們一毛錢都拿不到。威克斯找不到人請教什麼是鐳中毒，更別說證明愛拉是不是死於鐳中毒。她的父母聽說，取得證據的唯一辦法，就是把她的遺體挖出來驗屍，但是這樣要價兩百美元（折合現在的兩千七百七十二美元）；他們根本沒有這麼多錢。於是案子就這樣擱淺。

凱繼續到鎮上探查，拜訪多位醫生和牙醫，他們都答應，一有任何表盤畫工出現鐳中毒的症狀，會立即通知他。一如以往，他們都回報沒有病例。

他也造訪鐳表盤的作坊，裡頭依舊繁忙，滿室女工埋首塗繪表盤。他跟主管見面，要求鐳表盤把檢查數據拿給他看，鐳表盤現在定期會對員工做健康檢查——不過女工注意到，跟以前一樣，檢查之前都會被分組。楷瑟琳·伍夫甚至記得：「我只有在一九二八年被叫去做過一次健康檢查，但是有些女工顯然身體健康，卻定期被叫去檢查。」

楷瑟琳並沒有特別健康，仍舊跛腳，而且最近開始會陷入短暫昏迷。她心裡擔憂，於是問瑞德先生能不能再去讓公司的醫生看病，但是瑞德先生說不行。她對自己說自己是在庸人自擾，鐳表盤向她保證過，專家的檢查顯示她很健康，而且發誓，如果有任何危害物質，就關閉作坊；但是作坊卻日益繁忙。轟動的紐澤西州官司落幕後，過一段時間，訂單又快速增加到每年一百一十萬支錶，生意又回到正軌。

然而，這次調查鐳表盤令凱傷透腦筋，來自芝加哥的兩名實驗室員工血液出現改變，顯示鐳表盤的安全防護措施不足。女工也照舊在作坊裡沒有洗手就吃東西。凱結論道：「鐳表盤應該採取更多防護措施來保護員工。」

他跟喬瑟夫．凱利見面，總裁凱利向他保證，說鐳表盤「打算盡可能協助你」。凱現在仔細研究過檢查結果，想要特別討論兩位員工，其中一位正是愛拉．克魯斯。凱說：「我認為這個案例一定要納入我的調查。」他要求進一步取得關於這兩位女工的資料。

凱利雖然有把資料寄給他，但是卻只給雇用日期，根本沒什麼用處。凱時間有限，所以沒有繼續拷問鐳表盤，他認為掌握的資料已經足以繼續執行任務。

鐳表盤的女工從來沒看過他的報告，他在報告中寫道：

一名表盤畫工，ML，二十四歲女性，任職於伊利諾州的一間作坊，於一九二五年接受驗電器檢測，發現體內有輻射。一九二八年，她再度接受檢測，發現體內仍有輻射……無法取得完整的資料，鐳表盤反對把病症稱為鐳中毒，但是檢測結果似乎明確指出就是鐳中毒。

ML就是Margaret Looney，瑪格麗特．路尼。鐳表盤告訴她，說她「十分健康」，說根據檢查結果，沒什麼好擔心。

她不曉得即將發生什麼事。

小佩．路尼抬頭對著查克．赫肯史密斯微笑。「謝謝你。」她說。

查克露出燦爛的露齒笑容，肩膀肌肉結實。小佩坐在一台紅色金屬拉車裡，他拉起拉車的握柄。「出發囉……」他用典型的活力對著未婚妻大喊，**接著那尊冰冷的大理石運動員雕像活轉成真人**。

「最後，小佩病得太嚴重，沒辦法走路，查克會把她抱到拉車裡，帶她到附近逛。」小佩的外甥女達琳回憶道。小佩的妹妹金附和：「姊夫會把姊姊抱到紅色的小拉車裡，帶她到處逛。」

但是不論查克拉車時笑容多麼燦爛，不論他多麼堅定要裝出勇敢的表情，面對現實，他還是無法隱藏真實的感受。「整件事令他悲痛欲絕。」達琳哀傷地回憶道。

全家人的心情都是這樣。到了一九二九年夏天，紅髮的小佩．路尼飽受病痛折磨，首先，拔牙的傷口始終沒有癒合，接著出現貧血，再來髖部也痛了起來，現在幾乎無法行走——因此查克才會拉著那台強占來的紅色小拉車帶她到小屋，或沿著飢餓岩逛。他善良體貼，而他當時深愛著小佩。他們將在下一個六月結婚。

不過查克和紅色小拉車無法時時刻刻隨伺在側，小佩要去鐳作坊時，就得走路去。妹妹金記得，以前她和路尼家的所有兄弟姊妹，都會望眼欲穿地等她回家。

「我們全部都會坐在門廊等她，因為她看起來嚴重不良於行。」金說，「她一路一跛一跛走回家，我們會跑去迎接她，每個人都會伸出一隻手攙扶她。」

小佩被兄弟姊妹攙扶回到家後，沒辦法跟以前一樣再幫母親做家事，必須躺下來休息。她的母親看見女兒病情惡化，心裡難過。小佩日漸消瘦，她每次從嘴裡拔出一顆顆牙齒和一塊塊顎骨，家人都看得心驚膽顫。最後，父母辛苦湊錢，帶她去芝加哥看醫生，城裡的醫生告訴她，說顎骨已經腐蝕得像蜂窩一樣，而且應該換工作。

或許小佩打算等病情好轉，就去找新工作，但是小佩很聰明，她知道自己好不了了。渥太華的醫生似乎茫無頭緒——有一個醫生在一九二九年六月幫她治療，只有在她胸口上放一袋冰袋——但是小佩自己似乎憑直覺知道發生什麼事。「她知道自己必死無疑。」小佩的母親傷心地回憶道，「我們看得出來她慢慢走向死亡，我們實在無能為力。」

「唉，媽。」她以前經常這樣說，「我的時間快要到了。」

令她疼痛難耐的不只有髖部或牙齒：還有腿、頭顱、肋骨、手腕、腳踝……她生病好幾個月了，但是她依舊天天去上班，去畫那些表盤。她辛勤認真，直到最後。

凱提醒過鐳表盤，說小佩是特殊的案例，政府格外關心，因此鐳表盤十分密切注意她，他們知道她在一九二五年和一九二八年的輻射檢測都呈現陽性，他們從自己的醫學檢查，清楚知道她有什麼問題。因此，一九二九年八月六日小佩在工作中倒下，瑞德先生旋即安排她住進公司醫生的醫院。

「我們家人對那件事完全沒有置喙的餘地，」她的外甥女達琳說，「我們幾乎被拒於門外，我始終覺得古怪，什麼樣的工廠會有自己的醫生？完全沒道理呀。」

「鐳表盤八成付了醫藥費。」她補充道，「我們沒錢支付昂貴的醫藥費，這點是確定的。」

小佩在那間遙遠的醫院，孤苦伶仃，離鐵軌旁的家好遠。小佩有九個兄弟姊妹，跟他們全部一起睡在一間小房間，三個人睡一張床，現在卻孤身一人。兄弟姊妹不能去探視她，有一次妹妹珍去探視，醫生們卻不讓她進去小佩的病房。

小佩出現了白喉的症狀，立即被隔離。由於身體虛弱，她不久後也感染肺炎。鐳表盤為了裝出關心的樣子，密切注意她的病情起伏。

一九二九年八月十四日半夜兩點十分，瑪格麗特・路尼死了。這個女孩本來明年要嫁給查克；喜歡讀字典，曾經夢想當老師；大家都知道她喜歡格格大笑，如今卻驟然辭世。

她死的時候，家人雖然與她相隔，但是仍舊在醫院。小佩的妹夫傑克・懷特（Jack White）娶了她的妹妹楷薩琳，氣宇昂昂，在鐵路局當車輛塗油員，他是其中一個在場的親戚。他為人負氣仗義，因此，鐳表盤的人在半夜闖入，想把她的遺體抬去埋，傑克強烈抗議。

「不行。」他堅決地對他們說，「不准動她的遺體，她是虔誠的天主教教徒，喪禮要完全遵循天主教的禮儀，舉辦彌撒。」

「我想還好當時他在那裡。」達琳聰穎地說，「因為我不知道其他的家人——遭逢這一切悲劇——我不知道他們有沒有辦法挺身對抗鐳表盤和那名醫生。不過傑克比較強硬。他告訴他們：『不准動遺體。』」

鐳表盤的人試圖跟他理論。「他們想要澈底——毀屍滅跡，」達琳繼續說，「根本就想隻手遮天。」但是傑克完全不退讓，不准他們動小佩的遺體。

鐳表盤輸了這場仗——但是並沒有放棄。鐳表盤似乎擔心小佩的死會被歸咎於鐳中毒，這樣會把作坊的女工全都嚇壞，甚至可能會惹來無數官司。高階主管必需掌控局勢。如果對小佩進行驗屍，他們問，家屬有什麼想法呢？

根據芝加哥的醫生所言，路尼家已經懷疑小佩是被工作害死。他們欣然答應，條件是他們自己的家庭醫生必須在場，因為他們要知道真相。這條但書極為重要：目睹鐳表盤半夜的陰謀之後，他們再也不相信鐳表盤。

鐳表盤一口答應。好，好，他們說，沒問題。什麼時候？

家庭醫生手提著袋子，在約定好的時間抵達，卻發現在他抵達的一個鐘頭前，驗屍就結束了。他沒有在場目睹小佩的肋骨有許多斷裂的痕跡，「頭顱的扁平骨出現許多變『薄』的地方和『洞』」。他沒有檢驗在顱骨穹窿、骨盆和至少十六處其他骨頭發現的「極度嚴重」鐳壞死。他沒有親眼目睹分布廣闊的骨骼變化，在小佩飽受摧殘的身體上處處明顯可見。

他沒有在現場目睹鐳表盤的醫生「趁驗屍時移除小佩殘存的顎骨」。

鐳表盤的醫生拿走小佩的骨頭，他拿走最強而有力的證據。

路尼家沒有收到驗屍報告的副本，但是鐳表盤卻有收到，他們取得的驗屍報告鉅細靡遺記載侵入性檢查的結果，記錄小佩的最後一刻，讓鐳表盤知道她體內的狀況：器官的重量和模樣；她是否「正常」。根據鐳表盤的醫生，就骨髓和牙齒來看，**她絕對正常**。

「牙齒狀況十分良好，」正式驗屍報告上記載，「沒有證據顯示上下顎有骨頭出現破壞性改變。」

她的死亡證書馬上簽好了：死因是白喉。

路尼家沒有收到驗屍報告，但是鐳表盤刻意把報告摘要寄給當地報社，因此，依照鐳表盤的要求，小佩．路尼的訃聞上寫著下列說明：

這名年輕女子身染不明怪疾一段時間，任職於鐳表盤的作坊，有傳言說她的病症是鐳中毒所致，為了查明死因，進行驗屍……亞倫．亞金（Aaron Arkin）醫生……說死因確實是白喉，沒有明確跡象顯示鐳中毒。

最後有一篇古怪的評論，或許是鐳表盤的一名高階主管加入新聞稿的，這個點子相當聰明，目的是想要在社區獲得支持。「路尼小姐的父母，」那篇評論寫道，「似乎對驗屍結果十分滿意。」

他們才沒有「十分滿意」，女兒去世，他們悲痛欲絕。

「失去她，我媽悲傷欲絕。」金說，「自從她死後，我媽就變了個人，我媽非常難過。我們以前經常走路到墓園，大清早推著老舊的手推式割草機，把草割得乾乾淨淨。墓園在幾哩之外，我們經常走到那裡。」

至於查克，失去摯愛的小佩，他始終無法釋懷。最後他終於能繼續生活，追尋他們倆曾經共同懷抱的夢想。他當上大學教授，出版了幾本書；無庸置疑，小佩要是還活著，一定很想讀他的書。他結了婚，也有了孩子。他繼續跟路尼家保持聯繫超過四十年，他的妻子私下向小佩的母親透露，每年小佩的生日或忌日快到的時候，他就會變得沉默寡言。
「她知道，」達琳白直地說，「他在思念小佩。」

第三十五章

紐澤西州奧蘭治
一九二九年

身體檢查結束後，凱薩琳．蕭扣好上衣的扣子，等奎佛醫生說話；他說有重要的事情想要討論。結果他竟然說，鐳公司應該停止幫她付醫療費，令她大吃一驚；在和解協議中，他們可是答應支付終身醫療費用，現在，他卻要凱薩琳接受一次付清的賠償金。

紐澤西州的官司達成和解不到一年後，美國鐳企業就試圖違背協議。

一次付清賠償金的想法是副總裁巴克提出來的，但是美國鐳企業的醫生們全力支持，艾文醫生「不滿意」現在的協議，因為「這些女工不會死」。奎佛此時在實驗室，對凱薩琳「使用有說服力的論述，說美國鐳企業破產了」，引誘她接受——但是美國鐳企業根本就沒有破產。後來凱薩琳焦急轉述奎佛醫生的陰謀，貝瑞說這樣的彌天大謊「單純是在『粉飾罪行』，強迫和解」。

過了一年，女工還活著，美國鐳企業發現這對財務造成了負擔，因為女工殘廢又病痛，定期看醫生，買緩解藥物。美國鐳企業認為花費太大，每筆帳單都討價還價。艾文語帶威脅地警告，女工應該「小心，不要以為美國鐳企業會幫她們支付每筆費用」。

醫生委員會原本被認為會宣布女工沒有鐳中毒，好幫美國鐳企業擺脫責任。被貝瑞指稱抱持「敵意」的艾文，似乎無疑渴望提出那樣的診斷結果。委員會一次又一次不斷強迫女工接受檢查，但是每次都發現檢查結果跟上次一模一樣，艾文大失所望。

貝瑞想要委員會發布正式聲明，說女工確實鐳中毒：這將成為確鑿的證據，證明表盤畫工集體鐳中毒，如此一來，貝瑞和其他人就可以把這項證據用在即將到來的官司，幫女工的朋友們討回公道。但是艾文拒絕。「我們完全不樂見這些檢查結果被用於其他的官司。」他一本正經寫道。

至於女工本身，她們咬緊牙關熬過這一切。她們必須接受許多痛苦的實驗性治療和檢驗，醫生們嘗試用瀉鹽（Epsom salt），害她們身體不適，還有進行灌腸，和長達一個星期的脊椎和排泄物檢驗。檢驗通常在艾文和奎佛的醫院進行，這表示殘廢的女工必須前往紐約。路易斯．赫斯曼告訴貝瑞：「愛娜去那麼遠的地方，很難不受傷，上次她去紐約，結果受傷臥床。」

愛娜美麗的金黃色頭髮現在已經變得雪白，所有女工看起來都比實際老了許多，臉的下巴附近皮膚異常鬆弛，因為顎骨被移除了。只有桂思看起來比去年好。雖然她現在顎部動過二十五次手術，但是仍舊保持面帶微笑的習慣，人人都說她顯然是五個女工裡最開心的。她收到和解金時堅定地說：「現在大家都問我會不會停止工作：我完全不打算那樣做，我會繼續工作到沒辦法工作，因為我喜歡工作。」她仍舊天天通勤，銀行也理解她偶爾必須請假去做檢查。

女工雖然經常接受檢查，但卻從來不知道結果。「醫生似乎什麼都沒告訴我。」凱薩琳抱怨道，「我想知道自己有沒有任何好轉。」其實，在許多方面，凱薩琳都有改善，因為她現在過著寧靜的生活，待在座落山丘頂部的鄉下療養院，距離紐華克十二哩，她稱之為「東方之珠」。她寫說那裡的環境讓她病情好轉，能夠享受「蜀葵、攀緣薔薇、牡丹和陽光」。錢也幫了雅爾碧娜，根據描述，那年夏天她「總是露出滿足的模樣」。她現在的興趣是聽收音機、養金魚、看電影、在鄉間短途旅遊，經常跟琨塔一起去遊玩。

然而，現下，琨塔住進了醫院；她沒辦法坐起身，只有家屬能去探病。這表示她不只沒辦法去鄉間旅遊，也沒辦法出庭幫梅．坎菲爾作證，一九二九年夏天其他四名女工都有出庭作證。然而，琨塔有請貝瑞代理她出庭。

這次是預審。貝瑞處理梅的案子時，很快就恍然大悟，鐳公司去年和解極其狡詐。在這第二次官司，他更難蒐證提告；尊克氏夫婦、凱和馬藍全都拒絕作證，新聞媒體裡也沒有支持者，逼美國鐳企業就範。

五名女工為了幫梅，放棄病患隱私權；她們要醫生委員會利用她們的病情來證明鐳中毒存在。但是不只馬力反對提及那五名女工——包括她們的醫療診斷，甚至還有去年和解的事實——說她們「與此案毫無關聯」，美國鐳企業任命的醫生也婉拒出庭作證。

但是誠如凱薩琳曾經寫的，很難找到另一個像雷蒙・貝瑞的人。他照樣傳喚奎佛和艾文出庭，令他們「大為光火」。艾文雖然親眼看到女工起誓，說樂於讓他討論她們的病情，但是他卻還是以病患隱私為由，拒絕討論。

女工在委員會的盟友寬霸醫生就樂於出庭作證，即便馬力威脅如果他作證，就要告他，貝瑞還是說服寬霸繼續作證。貝瑞不論是處理證人，或是陳述案情，技巧都日益長進；他現在資料完備，經驗豐富，足以讓美國鐳企業日子非常難過：他是令他們最坐立難安的肉中刺。高階主管以為和解了前五個官司，貝瑞就不會再糾纏他們，他們現在發現大錯特錯了。

一九二九年十月二十九日被稱為「黑色星期二」，那天一場金融惡夢撼動華爾街，「紙錢像烈日下的霜，融化殆盡」。

「華爾街，」一名目擊者這樣描述那天的金融崩盤，「希望破滅，異常安靜，充滿憂慮，處於一種癱瘓的催眠狀態。」

在美國經濟內爆的地點往北超過一百個街區，琨塔・麥當勞躺在紐約紀念醫院（New York Memorial Hospital）的病房裡，這裡也處在沉靜的憂慮和癱瘓之中，但是琨塔向自己保證，永遠絕對不放棄希望。

她在九月住進醫院，「奄奄一息」，但是過了一個月，她還在跟病魔纏鬥。怎麼鬥呢？朋友和家人看了都無法置信。「她是個斯巴達戰士。」她的姻親愛索這樣說；琨塔住院時，都是愛索在照顧麥當勞家的孩子。「每次我問她覺得怎樣，她總是說『很好』。她從來不認為她會死。」

「她一心一意只想為了孩子活下去。」琨塔的丈夫詹姆斯說，「想到孩子，她就會獲得勇氣，為了活下去而戰。」

麥當勞家一家人現在言歸和好了，但是過去一年吵吵鬧鬧。詹姆斯在一九二八年的和解中獲得四百美元（折合現在的五千五百四十四美元），這筆錢跟妻子新獲得的賠償金相比，顯得微不足道——這樣的差異似乎令詹姆斯耿耿於懷。當時無業的詹姆斯在夏天把錢都花在非法經營的酒吧，琨塔則把錢投資在為孩子準備的信託基金。一九二八年九月的某天晚上，詹姆斯的憤怒到達臨界點，他向琨塔要錢，琨塔不給，他氣得暴打殘廢的妻子，威脅要用瓦斯毒死琨塔，把屋子裡的每個瓦斯噴嘴都打開，琨塔身上打著石膏，無助地躺著。最後他遭到逮捕。然而，琨塔沒有提告，這不是她第一次挨打。不過她倒是開始辦理離婚手續，請貝瑞協助，不過詹姆斯後來似乎挽回了她，最後她決定不離婚。「我的丈夫學習變得勇敢。」她曾經這樣說詹姆斯，「但是這對男人來說比女人更困難。」

現在，一九二九年秋天，輪到琨塔必需勇敢。「過去三個星期，」愛索在十一月初說，「她沒辦法動，必須讓人用湯匙餵食。」但是就在此時，乾坤扭轉，令醫生們驚奇，琨塔開始漸漸打贏這場背水之戰。

桂思和雅爾碧娜都漸漸好轉，或許是受到她們鼓舞，琨塔也漸漸恢復。有一天晚上，桂思到醫院探視琨塔，答應在外頭等待的記者接受簡短採訪，桂思驕傲地透露，她不再無時無刻穿著背架。「醫生們告訴我，說我對疾病的抵抗力很強，所以才恢復得那麼好。」她這樣告訴記者，接著開玩笑說：「我本來應該臥病在床，多虧我抵抗力夠強，才能下床去投票給胡佛！」

琨塔也希望很快就能再站起來——至少恢復到能夠回家。她病情快速好轉，因此詹姆斯把房子打理好，準備迎接她回家，一家人慶祝感恩節以及女兒海倫的十歲生日，心裡開心地想著她即將回家，這是他們最掛念的事。

「過去幾個星期，每次我們看見她，」桂思興沖沖地說，「她都越來越強壯，今天她又跟往昔一樣了，她好久沒有這麼健康了。」琨塔請桂思幫忙買要送孩子們的聖誕禮物，她決定讓孩子們對今年的節慶季節永生難忘。

到了十二月六日，琨塔幾乎生氣勃勃。詹姆斯在那個星期五的晚上去探視她，他們閒聊聖誕節，希望她能回家跟家人一起歡慶佳節。兩人說話說到一半，她突然嘆氣。

「我累了。」她說。

詹姆斯並不意外，彎下身親吻她，小心避免碰到她的腿。她的大腿頂端有一處腫得相當大，痛得很厲害。兩人都瞥了一眼病房的時鐘，離探病時間結束還有一段時間。

「你可以早一點回去嗎？」她問道。

他照琨塔的要求做，離開時並沒有不祥的預感。

琨塔腿上的那處腫脹……要是馬藍看到了，或許能認出來。因為那是肉瘤——幾乎兩年前，在一個寒冷的十二月天，愛拉．艾克就是被這種骨腫瘤殺死。

一九二九年十二月七日快到下午兩點的時候，琨塔．麥當勞陷入昏迷，醫院打電話給詹姆斯，他立刻出門，開車全速狂飆，超速兩度被攔下來，但是警察得知他的任務之後，旋即讓他離開。他拚命趕路，但是終究一場空。詹姆斯抵達紀念醫院的時候，「臉上淚水滾落」，他晚了幾分鐘。琨塔．麥當勞死了。他時而憤怒，時而消沉，最後只剩悲慟。

「我心碎難過。」他後來說。他輕聲補充說：「但是很開心她安息了。」

琨塔的朋友悲痛欲絕。她們已經變成緊密連結的團隊：她們五個人齊力對抗美國鐳企業，對抗全世界。琨塔是她們裡面第一個戰死的。雅爾碧娜聽到噩耗時，身子癱倒。凱薩琳．蕭也萬分震驚。凱薩琳選擇不參加喪禮，回到鄉村住所，「尋求遺忘，繼續讀書」。她在哈哥倫比亞大學的英文函授課程，打算寫書談論自己的經歷。「有一段時間，」她說，「我成功地完全沉浸在寫作中。」

留在奧蘭治的女工不想要那樣遺忘，反而可以說，她們想要記住：記住琨塔。十二月十日星期二，愛娜、雅爾碧娜和桂思，到聖韋南提厄斯教堂（St Venantius Church）參加喪禮，等待的記者清楚看見她們每個人命運都不一樣：桂思「走路伶俐，沒有輔助」，愛娜「似乎受病症影響最嚴重」。對雅爾碧娜而言，琨塔是她被鐳中毒奪走的第二個妹妹，光是參加喪禮都十分艱難，但是她堅決要弔祭琨塔。教堂門前有一道長長的階梯，雅爾碧娜即便「明顯快要倒下」，仍舊咬緊牙關一階一階往上爬。參加喪禮十分重要，為了琨塔，吃點苦算不了什麼。

喪禮很簡短。麥當勞家的孩子，海倫和羅伯，「緊緊依偎著父親，兩個雖然都還年幼，不明白失去了什麼，但是還是感覺到了」。在接下來的幾個星期，她們確實度過了永生難忘的聖誕節。

彌撒之後，家人和密友立刻前往羅斯戴爾墓園，琨塔將在那裡與姊姊茉莉一起長眠。喪禮很簡單，沒有她會想要的那種熱鬧。

還有一件事是她要求的，她希望她的死能夠幫助朋友。「這樣她就可以，」愛索哀傷地說，「留下離別禮物給其他的受害者。」於是馬藍進行驗屍，發現琨塔跟愛拉·艾克一樣，死於罕見的肉瘤。琨塔的或許不是在肩膀上，但是病原一樣，只是鐳選擇骨頭裡的不同目標。馬藍發表聲明，說明這項新威脅。「受害者還沒死，」他揭露，「骨頭就先壞死了。」

美國鐳企業的醫生們曾經聲稱琨塔不會死，各位可能會以為，現在美國鐳企業得知她的死訊，態度終究會軟化，如果是這樣，那各位可就錯了。貝瑞在新年期間幫梅·坎菲爾贏得和解金八千美元（折合現在的十一萬三千五百四十一美元），但是美國鐳企業附上約束條款。他們說，貝瑞必須答應不再插手跟美國鐳企業有關的官司，他們才肯付錢給他的當事人。他對他們的勾當了解太多，在法庭上變得太過難纏，得牽制住他才行。

雷蒙·貝瑞是法律的捍衛者，一馬當先的律師，當初只有他肯幫忙到處求助的桂思，現在卻不得不在下列的聲明中簽名：「本人同意不直接或間接干涉控告美國鐳企業的訴訟，亦不會協助任何人控告美國鐳企業，亦不會提供數據或資料給控告美國鐳企業的人。」

貝瑞走了。他曾經奮力對抗美國鐳企業，是令他們恨得牙癢癢的肉中刺。但是現在，他們乾淨俐落地除掉他了。

美國鐳企業雖然輸掉兩個和解案，但是即將贏得這場戰爭。

第三十六章

伊利諾州渥太華
一九三〇年

楷瑟琳·伍夫大大嘆了一口氣，疲倦地用手摸摸臉和深色的短髮。她那不滿的嘆氣吹動了附近桌面上的那層鐳粉，飛起粉塵，她呆呆看著。接著她不情不願地回去幫女工秤物質的重量。楷瑟琳不再是全職的表盤畫工，作坊的上司們下令改變她的職務。

他們待她一直很好，她心裡這麼想；瑞德先生一直都很體諒。去年有一天瑞德先生約談她，說由於她健康狀況欠佳，要她休假六個星期。鐳表盤知道她虛弱多病，密切注意她，他們之前也是這樣對付瑪格麗特·路尼。

然而休假於事無補。因此，最後，她的職務改變了。她現在的工作除了秤重，還有刮掉女工碟子上的塗料，經常直接用指甲刮。不出所料，她那沒有戴手套的雙手發出「明亮的夜光」，而她習慣用手順頭髮，因此整顆頭都發出強烈的夜光。她在漆黑的浴室盯著鏡子裡的自己時，經常胡思亂想，偶爾會想到，新的工作讓她沾到的鐳比舊的還要多。

這項工作沒有像畫表盤那麼有趣，但是話說回來，鐳表盤也不一樣了：現在楷瑟琳的小圈子大多離職了，只剩她、瑪麗．羅希特和瑪桂麗特．葛雷辛斯基還待著。楷瑟琳試著把新職務當成升遷：鐳非常貴重，因此被選來分發與回收鐳，是一項成就。她工作八年了，是最受信任的員工之一。

即便如此，她知道有些女工在嚼舌根，談論她改變職務的原因。「我認為，」她的一位同事說，「她被調離畫表盤的職務，是因為表現得很糟。」

楷瑟琳在心裡幫自己辯護：「我才沒那麼糟，我偶爾還是會畫表盤啊。」似乎每個星期都有一些緊急訂單，需要多一雙手幫忙，此時楷瑟琳就會把畫筆拿起來舔，沾鐳粉，畫表盤。在鐳表盤，女工們仍舊全都用這種方法畫，因為上級的指示從來沒變過。

作坊裡突然出現騷動，楷瑟琳抬頭一看，發現女工正要去接受健康檢查。楷瑟琳站起身要加入她們，但是瑞德先生馬上攔下她。「我不用接受檢查。」楷瑟琳回憶道，「瑞德先生說我不用去。」

她曾經好幾次私下請求瑞德先生讓她去給鐳表盤的醫生檢查，但是總是遭到拒絕。她去看過當地的醫生，醫生說她跛腳是風溼造成的。楷瑟琳覺得自己年紀還很輕，不可能會得風溼；她才二十七歲。「我知道我得了某種病，但是不知道是什麼病。」她黯然說。

她又坐回去，重重嘆一口氣，心想至少沒有把阿湯．達諾胡嚇跑。想到阿湯，她露出淡淡的笑容。很快地，她知道，她們就會結婚。她容許自己稍微作一下白日夢。或許她們會成家——不過我們不能擅自假設上帝會給我們什麼祝福。瑪麗．羅希特已經失去兩個嬰兒，她剛發現自己第三次懷孕，楷瑟琳虔誠祈求這個嬰兒能夠活下來。

夏洛特．波瑟和丈夫阿亞也過得很辛苦，她們去年八月生了一個兒子，名叫當諾（Donald），小名叫巴弟（Buddy），但是他早產兩個月，體重只有二點五磅，大約一千一百三十四公克，醫生讓他在保溫箱待六個星期，最後這個小鬥士順利度過難關。

楷瑟琳獨自坐在桌子前，其他女工都去接受檢查了，瑞德先生拒絕她的請求，令她感到失望。或許她應該學伊內絲．威樂，她漫不經心地想著。伊內絲由於嚴重頭痛，以及髖部鎖住，到明尼蘇達州的梅奧診所（Mayo Clinic）接受檢查。伊內絲雖然只有二十三歲，現在卻完全無法工作，去年體重減少二十磅，楷瑟琳在教堂看到她的時候，她看起來骨瘦如柴。更令人擔憂的是，她牙齒開始鬆動，現在嘴巴也感染了。伊內絲必須一直用繃帶包纏不斷滲出液體的顎部。

這跟小佩．路尼的病症有點像，不過她是死於白喉。可憐的小佩，楷瑟琳仍舊好想念她。楷瑟琳可能不知道，其實小佩的家人已經請律師對鐳表盤提告，跟愛拉．克魯斯的父母一樣。（順便一提，克魯斯的案子仍舊沒有進展。）

「我們一家人，」小佩的妹妹說得有點保守，「覺得死亡證書有錯。」

她們的律師是名叫歐米樂（O’Meara）的男子，一九三〇年開庭審理過一次，但是毫無結果，或許歐米樂遇到跟喬治・威克斯一樣的問題。「沒人願意幫我們。」小佩的妹妹金回憶道。

「沒人願意幫任何忙。」她的外甥女達琳繼續說，「我想沒有律師想要挑戰那家公司。我家人覺得求助無門，覺得沒人願意聽我們說話，沒人在乎。」

金補充道：「我爸最後說：『我們沒辦法打敗他們。試了也是白試。』」

「祖父幾乎放棄了。」達琳坦承，「小佩死了，他認為沒辦法對抗鐳表盤。」

「算了啦。」麥克・路尼（Michael Looney）說得咬牙切齒，「不值得討這種苦吃。」

他無能為力。

醫生們對瑪莉・維奇尼・托尼利也無能為力。她生病後便辭掉鐳表盤的工作，她以為得了坐骨神經痛，但是她小心觸摸背部的時候，發現脊椎有不明的腫塊。

「醫生說那是肉瘤。」瑪莉的哥哥亞方斯（Alphonse）後來回憶道。

一九二九年秋天瑪莉接受手術切除腫瘤，但是過了十六個星期後，她完全沒有好轉。其實，亞方斯透露：「她那四個月來被折磨得跟狗一樣，始終不得安寧。」

一九三〇年二月二十二日，瑪莉・托尼利死了，得年二十一歲。跟她結婚不到兩年的丈夫喬瑟夫，把她葬在渥太華大道公墓（Ottawa Avenue Cemetery）。

「我們認為是鐳中毒。」亞方斯陰鬱地說，「但是妹夫和老人家都沒有去調查。她的死讓他們好難過。」

第三十七章

紐澤西州奧蘭治
一九三〇年

凱薩琳・蕭小心翼翼把手杖撐到面前的矮階上，她現在必須拄著手杖或腋下杖才能走路。她被迫回到紐華克：她花了許多錢，試圖恢復健康，現在完全靠六百美元（折合現在的八千五百一十五美元）的年金，但是這筆錢沒辦法在鄉下買一棟住屋。她討厭回到都市，在都市裡，她覺得健康又惡化了。

她開始爬上矮階，但是失足跌下來，膝蓋重重著地。換作任何人都會覺得痛，更何況凱薩琳是鐳女孩，骨頭像瓷器一樣易碎。她感覺骨頭斷裂了，但是漢非斯醫生檢視她的X光片後，告訴她比骨折還要糟糕的消息。

凱薩琳·蕭的膝蓋上長了一處肉瘤。

她住進醫院長達十個星期，接受X光治療後，腫脹似乎縮小了，但是凱薩琳澈底心灰意冷。她打了幾個月石膏之後，醫生告訴她說骨頭「沒有正常癒合」，從那時候起，她必須穿金屬固定架。「醫生把那個古怪的裝置綁到我的腿上，」凱薩琳回憶道，「我的喉嚨裡好像有東西腫起來，我流了幾滴眼淚，但是信仰安撫了我。」

然而，儘管有信仰安撫，她發現預後令她心灰意冷。幾年前的那卷舊電影膠盤又開始在腦海裡播放，而且現在影片中的鬼女郎越來越多。凱薩琳以前曬太陽能夠緩解疼痛，現在，她說，「到屋頂的時候，光線和太陽照得我好難受」。「我的腦袋裡，」她結結巴巴地說，「充滿恐懼——無法分辨是胡思亂想，還是真的……我無法忍受光線照到眼睛，到下午四點就崩潰了。」或許就因為這一切，她才開始變得，根據她所說的，「如此渴望酒精」。

醫生委員會一如往常可以幫忙，但是凱薩琳現在卻拒絕艾文和奎佛提議的治療。「俗話說，要跟一個人生活過，才能了解他。」她武斷地寫道，「我已經跟鐳生活十年了，我想我對鐳應該稍微了解。至於醫生提議的治療，我認為都是鬼扯。」她不會對他們的要求卑躬屈膝。

這讓艾文和奎佛大為光火——不只氣凱薩琳固執，也氣其他四名女工都越來越大膽。「醫病關係糟糕透頂。」寬霸寫道，「很難請她們來讓我們看診，她們不接受我們的治療。」

然而，女工挺身捍衛自身權益，其實是在玩危險的遊戲。委員會掌控醫療照護的開支，不久後桂思就被告知不能再去找麥卡非醫生看診，委員會也提出對漢非斯醫生的疑慮，寫道：「雖然漢非斯深得女工信任，但是通盤考量之下，最好還是由別人來照顧女工。」

美國鐳企業其實財務健全，但是卻幾乎每張帳單都拒絕支付，華爾街股市崩盤，夜光表盤的使用量並沒有減少，美國鐳企業也仍舊繼續供應鐳給鐳補以及其他藥物，這些藥品的熱潮依舊盛行，只有在女工的故事首次登上新聞頭版時短暫退燒。

一九三〇年順利進入一九三一年，新年期間，凱薩琳仍舊在醫院，不過腫瘤縮小了，多虧漢非斯的治療，目前是四十五公分。到了二月，她的行走問題仍舊沒有太大的改善，不過她似乎熬過了最糟的階段。

一九三一年春天，桂思．傅來爾也心情愉悅，原因之一是她到醫院看診時交了新朋友。因緣際會，知名的飛行員查爾斯．林白（Charles Lindbergh）在上一層樓工作，偶爾會下來探視她。「我覺得，」開車載桂思去看診的弟弟亞特說，「查爾斯偶爾來探病，讓姊姊心情好上許多倍，縱使只是短暫的。看見姊姊心情變好，大概是我這輩子最開心的時候吧。」

桂思仍舊堅決要盡量樂觀，確實，她必須重新穿上固定架，但是她不讓自己被拖慢。「我照樣工作玩樂，偶爾『跳舞』。」她說，「我開車去兜風，甚至去游泳——但是我一次只能在水中待兩分鐘，我脫下背部固定架不能超過兩分鐘。」

然而，在奧蘭治的醫院，坐著輪椅被推進大門的那位新病患就沒有那些娛樂了。她是愛琳．寇比．勒．波特，在戰爭期間曾經跟桂思共事，現在也步上朋友們的後塵，來到漢非斯醫生的診療室。

一九三〇年夏天，她注意到有事不對勁。她和丈夫文森渴望組成家庭，愛琳當時流產過三次了。有一次，她們到鯊魚河山丘（Shark River Hills）的小屋度假，做愛時，愛琳覺得身體裡頭怪怪的，陰道裡一處腫脹，阻礙性交。

文森帶她去給漢非斯醫生看，漢非斯診斷是肉瘤，大概像胡桃那麼大。儘管醫生全力治療，她的病情仍舊急遽惡化。「她的整條腿和側身都開始快速腫脹，造成她癱瘓。」她的姊妹回憶道，「她的情況一分一秒不斷惡化。」

愛琳住進醫院，但是到了一九三一年三月，醫生說無能為力了，只能想辦法緩解疼痛。當時，她大腿頂端附近腫成四倍大，身體裡的肉瘤不斷變大，無法遏止，醫生發現「幾乎沒辦法進行陰道檢查，因為腫瘤堵塞了陰戶」。愛琳排尿極度困難，疼痛「萬分」。

四月，他們請馬藍來看病。「我發現一名臥病在床的病患，極度虛弱，身體裡長了一顆巨大的肉瘤。」他回憶道。他立即做出明確的診斷。

「他明確告訴我，」文森・勒・波特哽咽回憶道，「她確實是鐳中毒，只剩大約六個星期可以活。」

他們沒有告訴愛琳，想要瞞著她，但是她聰明得很，知道真相。「她總是說：『我知道我鐳中毒快要死了。』」她的一名醫生回憶道，「我說服她相信自己不會死，相信自己會好起來。醫生不應該向病患揭露致命的預後。」

馬藍分秒不浪費，立刻告訴世人鐳的殺人手段如何發展。他看過很多案例，知道這些潛伏的肉瘤是鐳中毒的新階段，十分駭人；受害者接觸鐳之後，能健康地活上好幾年，直到恐怖的肉瘤甦醒過來，占據身體。馬藍補充說：「我第一次談論這種疾病時，有些從事製造鐳與利用鐳治病的人，強烈傾向完全歸咎於新釷……在最近驗屍的案例中，新釷已經消失，鐳卻仍舊存在。」他只能推出一個結論：「我現在認為，不應該增加人體內的正常輻射量，增加體內輻射會造成危險。」肯定是這樣，因為每個星期都有新的表盤畫工罹患新的肉瘤，都長在新的部位——脊椎、腿、膝蓋、髖部、眼睛……

愛琳的家人無法相信肉瘤害她衰弱得如此快速，但是她仍舊不屈不撓。一九三一年五月四日，她奄奄一息躺在醫院病床上，對美國鐳企業提出傷害賠償的要求，她願意和解。

但是美國鐳企業不想再和解了，現在他們趕走了貝瑞，對接下來的敵人就沒那麼忌憚。

愛琳打了一場十分艱難的仗，注定絕對不會贏，短短一個月之後，一九三一年六月十六日，她死了。她死的時候，馬藍說她的腫瘤「長得好大」。由於腫瘤十分巨大，馬藍繼續說：「要把整個龐然巨瘤拿掉，必須把愛琳截肢，整個巨瘤比兩顆橄欖球還要大。」愛琳・勒・波特就是這樣死的。

她的丈夫文森氣憤填膺，不知該如何是好。起初他十分氣憤，極度悲憤，但是隨著時間過去，怒火冷卻成冰冷堅如鑽石的復仇欲望。文森・勒・波特會繼續為妻子而戰，他會上法庭繼續奮戰，戰到一九三一年、三二年、三三年，甚至更久。

愛琳・勒・波特控告美國鐳企業的案子，最後會幫奧蘭治的所有女工帶來判決，文森提告的時候並不知道會有這樣的結果，但是這場戰鬥將耗時數年，美國鏞企業一點都不急。

不過呢——他也不急。

關於肉瘤，馬藍還提出最後一點聲明；他現在知道，曾經把畫毛放到嘴裡的所有表盤畫工，體內都潛藏著這顆暗中為害的定時炸彈。

「我相信，」他說，「我們解決這個問題之前，數字會增加到駭人聽聞。」

第三十八章

伊利諾州渥太華
一九三一年八月

楷瑟琳．伍夫去上班途中停歇了一下，在東優等街的街角停下來喘氣，通常從她家只要漫步七分鐘就能走到作坊，但是最近她花的時間變長許多。她一跛一跛走在哥倫布街上，看到白色的教堂，心情好了起來，那座教堂就像她的第二個家。她曾經在那裡接受洗禮，獲得教名，還有領聖餐，有朝一日，也會在那裡結婚……

她受到上帝賜福良多，她一邊走一邊這樣想，好鼓舞自己，一一細數那些賜福，彷彿在數玫瑰經念珠似的。首先是健康：楷瑟琳雖然跛行，但是除此之外相當健康。第二是阿湯．達諾胡：兩人預定在一九三二年一月結婚。第三是朋友獲得的賜福：瑪麗生了個健康的小男孩，比爾；夏洛特・波瑟生了個女孩，派翠西亞，沒有早產。第四是工作：目前有六百萬美國人失業：楷瑟琳每個星期卻能夠賺十五美元（折合現在的兩百三十三美元），她對每一毛錢都心存感激。

最後她終於走到鐳表盤，現在只能跟僅存的老班底瑪桂麗特・葛雷辛斯基打招呼。楷瑟琳舉步維艱地走向工作桌，感覺其他女工都盯著她瞧。她察覺到自己的跛行「惹來議論」，但是瑞德先生從來沒有數落她的工作品質，因此她試著不去為八卦煩心。

她才剛開始秤物質，離窗戶最近的那些女工就傳起話，說凱利先生和福戴斯先生來視察：他們倆分別是鐳表盤的總裁和副總裁，從芝加哥遠道而來。女工們紛紛把上衣拉直，楷瑟琳緊張地用手順了順深色的頭髮，扶著桌子站起身，一跛一跛走到作坊對面的貯藏室。

她走到一半，瑞德先生和高階主管就走進作坊，瑞德先生說明工作的各個層面，但是楷瑟琳心裡有個古怪的感覺，覺得來訪的幹部單單只看著她。她拿了需要的東西之後，就慢慢走回工作桌。瑞德先生和其他人仍舊站在那裡，低聲說話，開著沒人聽得見的會議。她覺得莫名焦慮，轉身面向窗戶，讓八月的陽光照在身上。

陽光被一道影子阻斷。

「瑞德先生，有事嗎？」原本在工作的楷瑟琳抬起頭來問。

瑞德先生請她到辦公室，她蝸步龜移地前往。凱利先生和福戴斯先生也在辦公室裡。她又撥了撥頭髮。

「抱歉，楷瑟琳。」瑞德先生突然說。

楷瑟琳一頭霧水看著他。

「抱歉，我們必須解雇妳。」

楷瑟琳感覺嘴巴不由自主張開，突然變得好乾。為什麼？她心裡納悶著。是工作的關係嗎？她做錯了什麼事嗎？

瑞德先生肯定看穿了她眼裡的問題。

「妳的工作表現可圈可點。」他坦承，「是因為妳的跛腳問題。」

她一個一個打量鐳表盤的那些主管。

「妳的跛腳問題惹來非議，」瑞德先生繼續說，「人人都在談論妳跛腳。公司認為這樣不是很好。」

楷瑟琳垂下頭，是因為羞愧、氣憤或傷心，她也說不準。

「我們覺得……」瑞德先生話音暫停片刻，跟上司四目相交，上司對他點點頭，以示同意：他們都在這條船上。「我們覺得必須解雇妳。」

楷瑟琳目瞪口呆。震驚，受傷。「他叫我走。」楷瑟琳後來回憶道，「他叫我走。」

她走出辦公室，不理會鐳表盤的主管們。她拿了皮包，一跛一跛下樓到一樓。周遭的一切都是她熟悉的事物——九年來，每個星期工作六天，她一輩子都在作坊度過。這間舊高中校舍的牆壁，似乎短暫響起她以前在那裡認識的女工們的笑聲：夏洛特和瑪麗；伊內絲和玻爾；瑪莉；愛拉；小佩。

現在沒有人在笑了。

因為生病而被解雇的楷瑟琳·伍夫，甩開作坊入口的玻璃門，要下六階階梯才會到人行道，每走一階，她都覺得髖部好痛。她為他們賣命九年，結果卻被棄如敝屣。

沒有人看著她離開。解雇她的那些人若無其事繼續過日子，瑞德先生無疑因為凱利先生和福戴斯先生大駕光臨而幹勁十足，他是把上司奉為神明的那種人，有機會跟上司套近乎，當然不能錯過。女工們忙著畫表盤，沒時間放下畫筆。楷瑟琳走到最後一階階梯時，心裡很清楚大家全都在裡頭做什麼。**舔……沾……畫。**

沒有人看著她離開。但是鐳表盤小瞧了楷瑟琳·伍夫。

鐳表盤這會兒犯了天大的錯誤。

第三十九章

紐澤西州奧蘭治
一九三三年二月

凱薩琳・蕭用力咬著嘴脣，避免大叫，眼睛痛得緊緊閉著。

「好囉。」護士安撫地說，換好了凱薩琳膝蓋上的藥。

凱薩琳小心翼翼睜開眼睛，不想低頭看腿。過去一整年，醫生一直密切注意腫瘤：四十五公分，醫生告訴她；四十七點五；四十九。之前有縮小，但是現在又變大了。過去一個星期左右，那顆骨腫瘤撐破薄如紙的皮膚，現在，股骨下端從傷口突出來。

她試著專心想比較開心的事。住院之前，她在私立療養院「山景療養中心」（Mountain View Rest）住了一些時日，紓解憂慮，舒適快意。她把回憶錄寫好了，甚至已經有一本社會改革者的雜誌刊登了摘要。她，凱薩琳・蕭，現在是有發表著作的作者：這是她一直以來夢寐以求的夢想。「我獲得了，」她平靜愉悅地寫道，「無價的禮物——我找到了快樂。」

她好希望能夠繼續待在山裡，在那裡她覺得開心多了。但是健康狀況惡化，她不得不定期搭計程車到奧蘭治，讓漢非斯醫生診治。醫生委員會不願支付醫藥費，其實，他們受夠了女工的所有花費。

去年一九三二年的二月，凱薩琳、桂思、愛娜和雅爾碧娜都收到了艾文醫生寫得直截了當的信：「謹此通知閣下，未獲得奎佛醫生明確核准的任何服務，本委員會將不核准支付費用。本委員會認為必須更仔細審查費用。」委員會現在拒絕支付「我們認為沒有用的」醫療費，包括定期看醫生和請居家看護的費用，女工越來越仰賴居家看護，幫忙清潔身體與穿衣服。委員會說這樣做是「為了避免美國鐳企業『遭到剝削』」。

委員會的決定引起了餘波。對凱薩琳而言，這反而讓她更堅決不參加他們的實驗：「我吃夠多苦了……我認為我不應該再任由這些紐約的醫生擺布。」醫生背地裡大肆抨擊她：「她是數一數二難搞的病患。」一名醫生抱怨道，「我真的不知道該拿這個極度歇斯底里的女人怎麼辦。」

凱薩琳懷疑醫療人員，顯然令她緊張不安，不敢接受任何治療建議。漢非斯醫生建議截斷一條腿，但是她拒絕。「我勸不動她，」漢非斯寫道，「我實在不相信我勸得動她。」凱薩琳倔強起來的時候就跟驢子一樣，她是五個女工裡最先向美國鐳企業贏得和解金的，或許這就是原因之一。

艾文在信中提到，「生意非常冷清」是取消支付費用的其中一個原因。經濟崩盤，鐳錶還有其他所有商品的銷售量必然減少。不過現在向美國鐳企業的銀行帳戶吸錢的，不只如此，還有艾本・拜爾斯（Eben Byers）的案子。

去年三月各家報紙爭相報導，拜爾斯是舉世聞名的工業家與花花公子，非常富有，喜歡賽馬，家住「豪宅」：他行事高調，位高權重。一九二七年拜爾斯受傷，醫生開立鐳補，他吃了嘖嘖稱奇，吃了數千罐。

他的故事登上新聞，標題這樣寫：「鐳水療效卓著，但最後下巴卻掉了。」拜爾斯一九三二年三月三十日死於鐳中毒，但是死前他曾經在聯邦貿易委員會（Federal Trade Commission）作證，說鐳補害死他。

相較於表盤畫工的案子，主管當局對這個案子反應積極多了，一九三一年十二月，聯邦貿易委員會勒令停止生產鐳補；接著美國食品藥物管理局（US Food and Drug Administration）宣布鐳製的藥品是非法的；最後，美國醫學協會把用於人體內的鐳從「非正式新藥」的名單刪除；原本即便在發現表盤畫工死亡之後，鐳仍繼續留在榜上。似乎有錢的消費者比勞動階級的少女更值得保護，畢竟，即便在一九三三年，塗繪表盤的工作仍舊存在。

凱薩琳讀了拜爾斯的報導，不禁為這個受害者感到難過，但是同時也欣喜若狂，終於證明鐳中毒存在。鐳有毒，女工們知道，瞭若指掌，但是在拜爾斯案之前，輿論卻偏向另外一邊。確實如此，官司結束都快五年了，還有四個知名的鐳女孩活著，許多流言蜚語說她們的官司不過就是騙局，想要向美國鐳企業詐財。

對美國鐳企業而言，拜爾斯案根本就是災難。美國鐳企業供應鐳給許多現在被禁的產品，整個鐳產業瓦解了。不管是否有關聯，但是一九三二年八月，美國鐳企業找不到人收購奧蘭治的舊工廠，只好把工廠夷為平地，表盤畫工的作坊是最後倒下的建築。

看見作坊消失，女工們心裡五味雜陳，這勉強算是苦樂參半的勝利，只是，對她們而言，要忘卻作坊和它造成的一切傷害，可不是用沒有識別特徵的瀝青覆蓋場址那麼簡單。一九三三年二月，凱薩琳・蕭躺在醫院病床上，強迫自己看著鐳對她所造成的傷害。她的腿慘不忍睹。最後，深思熟慮之後，她決定把那條腿截斷。

這項決定是為了她的未來。「我的願望是想要繼續寫作。」她說。有沒有那條腿，她心想，都能寫作。

但是漢非斯告訴她壞消息。「沒辦法截肢了。」他現在說。凱薩琳的狀況和那條腿最近都惡化了，現在實在太過嚴重，沒辦法動這樣的大手術。其後，凱薩琳又急速惡化，一九三三年二月十八日晚上九點，她死了，得年三十歲。

喪禮的兩天前，她摯愛的父親威廉或許是因為悲傷而分神，在紐華克的家中摔下一段樓梯，被緊急送去醫院，但是凱薩琳死後才過一個星期，父親就到另一邊的世界跟她重聚。威廉的喪禮跟凱薩琳的在同一座教堂舉辦，父女倆都葬在聖墓墓園（Holy Sepulchre Cemetery）。最後，在凱薩琳的旅程結束時，父女倆終於相聚在一起；凱薩琳說那趟漫長的旅程是一場「冒險」。

凱薩琳・蕭開始到鐳公司工作時，年僅十四歲，在好久以前的那個二月天。她夢想能夠寫作，發揮潛能——如今她發表過自己的著作，真的發揮了寫作的潛能；無奈她的命運跟她在少女時代所夢想的截然不同。對抗美國鐳企業使她成為捍衛個人權利的知名典範。

第四十章

可能會更糟，桂思・傅來爾心想，真的可能會遠遠更糟。

就在最近，今年一九三三年的七月，桂思變成臥病在床，完全無法走動。但是，誠如她不斷告訴自己的，情況真的可能會遠遠更糟。「在家的時候我覺得比較舒服。」她開朗地說，「我猜是因為家是我最喜歡的地方。」

桂思的朋友愛娜也有同感。「家永遠讓我覺得比較舒服。」愛娜說，「病情時好時壞，但是在家的時候，怎樣我都可以忍受。」

整體而言，愛娜情況非常好，儘管雙腿交叉，拄著拐杖，還是勉強可以到處走動，拜訪朋友，甚至還能舉辦橋牌派對。她喜歡上鉤針編織，可以連續織好幾個小時不離開椅子。雖然現在脊椎遭到鐳破壞，她還是保持心情開朗，甚至相信「還能再活好幾年」。她的樂觀態度跟路易斯有很大的關係：「他幫了我非常非常多。」愛娜輕聲說。

愛娜說從來不認為自己的病會致命。「那樣想有什麼好處？」她大聲說。她把一切都交給命運。

雅爾碧娜．雷瑞斯則不禁感到訝異，大家都以為她會比其他人還早死，結果都過了六年，她還活著。凱薩琳．蕭死了，雅爾碧娜的妹妹琨塔也死了——但是她卻還活著。這著實古怪，令人費解。

雅爾碧娜跟愛娜一樣，脊椎也遭到破壞，現在穿著鋼製束衣，但是只要有拐杖，還是就可以用像老鼠那麼小的步伐跛行。雅爾碧娜雖然只有三十七歲，但是頭髮卻跟愛娜的一樣，全都變白。大家都知道她沒有愛娜那麼開朗，但是話說回來，她失去的遠遠更多。三個孩子，還有兩個妹妹，失去這麼多，著實悲慘。

但是，由於丈夫詹姆斯的細心照料，她最近比以前開心多了，以前她只能臥病在床，鎮日想著遭逢如此厄運，下半輩子會如何結束。「我知道他們說，」雅爾碧娜害羞地說，「這病是沒希望痊癒了——但是我還是試著懷抱希望，期盼能夠痊癒。」

到了一九三三年九月，桂思也緊緊抱著同樣的希望，但是希望似乎一天一天凋落。母親盡量讓桂思在家裡待久一點，但是她最後終究得住院，讓漢非斯醫生照顧。

漢非斯說擔心她腿上的肉瘤不斷長大。

「我再活也不久。」桂思曾經這樣說，「就目前所知，沒有人得這個病還能痊癒。所以，當然，我也不會痊癒。那為什麼還要擔心呢？」

「桂思怕的不是死。」她的母親說，「她怕的是受折磨——無止境的折磨——好幾年的痛苦。她很勇敢，一直到最後。」

最後一天在一九三三年十月二十七日到來，她死於上午八點，一般來說，這個時間頗為有益，方便剛開始上班的醫生進行檢驗。這表示馬藍醫生能夠參加她的驗屍，最後一次仔細檢驗這位最特別的病患。桂思的死亡證書載明她死於「鐳肉瘤，工業中毒」。這是事實，白紙黑字：是鐳工業害死她的。是美國鐳企業害死她的。

桂思葬於安息地紀念公園（Restland Memorial Park），墳墓上的墓碑刻著她的姓名，姓名下面留一處空白。十四年後，母親過世，母親的姓名添到她的下面，母女倆從此一起長眠。

當地報紙報導她的死，家人提供一張桂思的照片，附在新聞上，照片是毒性發作之前拍的。她看起來永遠年輕：嘴唇柔亮，眼睛銳利，彷彿可以看穿靈魂。她戴著一組保守的珍珠飾品，穿著蕾絲肩膀的短衫，漂亮、開朗、沒有殘缺，愛她的人將會永遠記得她這個模樣。

「全家似乎都好傷心。」她的姪子亞特回憶道。亞特是在桂思死後才出生的，是弟弟亞特的兒子。弟弟亞特以前都會帶她去醫院看醫生。「我父親完全不談這件事。但是我想他一輩子都受到這件事影響。那是他的大姊，曾經是個美麗的女孩。」

桂思．傅來爾不只美麗。她很優秀，她很聰明，她意志堅定，率直、堅強、特別。

有一次孫子問起，她的弟弟亞特倒是有談到她。「我永遠不會忘記她，」亞特只有這樣說，「永遠不會。」

桂思．傅來爾從來沒有被遺忘，大家現在依然記得她——各位現在依然記得她。扮演表盤畫工的時候，她身上覆蓋鐳粉，發出明亮的夜光；但是扮演女人的時候，她在歷史中發出更加明亮的光芒：比她體內斷掉的骨頭更加強硬；比殺死她的鐳或無恥睜眼說瞎話的美國鐳企業更加強大；她活得比她在世上的時間更長久，因為她現在繼續活在許多人的心裡與記憶裡，哪怕大家只是從她的故事認識她。

桂思．傅來爾：這個女孩在看似絕望的時候，依然繼續奮戰；這個女人挺身捍衛對的事，哪怕她的世界土崩瓦解。桂思．傅來爾激勵了許多人挺身捍衛自我。

她葬在安息地紀念公園，不過就算她安息了，她的故事卻還沒結束，因為她的精神繼續活在八百哩外追隨她的女性身上。桂思死的時候，沒有鐳公司因為害死員工而被判有罪，沒有公司被判必須承擔責任。現在，桂思安眠了，有些人承接她的火炬，前仆後繼；有些人追隨她的腳步；有些人繼續奮戰，持續反抗，爭取賠償，爭取認同。

爭取正義。

第三部分

正義

第四十一章

伊利諾州渥太華
一九三三年

鐳表盤公司的高階主管至少從一九二五年就明確知道鐳中毒，也就是最初在渥太華開設作坊不到三年後。那年，瑪桂麗特・卡羅首度在紐澤西州提告，馬藍發明了檢測方法。高階主管讀了凱的研究報告，參加了鐳研討會，也知道艾本・拜爾斯的故事：他們知道鐳具有危險性。

員工在一九二八年發現紐澤西州的官司時，鐳表盤說謊，在報紙刊登滿版公告：女工安全無虞，健康檢查證明了這點；塗料是安全的，因為「只含純鐳」。小佩・路尼死的時候，鐳表盤說謊。「沒有明顯的徵兆指出鐳中毒」；但這單純因為再也沒人看得見她的顎骨，她死後顎骨就全部被切除了。

鐳表盤在各家報紙刊登這些保證，獲得鎮民支持。畢竟，高階主管承諾，倘若有任何危險，就會關閉作坊。難怪鎮民支持他們，他們如此悉心照顧員工，願意把員工放在利益之前。在那裡工作一定非常非常安全，每個人都這樣認為。

瑪桂麗特的官司都過八年了，鐳表盤依舊天天在渥太華這個小鎮營運。

噢不，當地的醫生說，楷瑟琳．伍夫．達諾胡絕對不是鐳中毒。她一跛一跛走出診療室，仍然不知道病因，慢慢走回在東優等街的家。她不是獨自一人，她推著嬰兒車，裡頭躺著她的寶貝兒子小湯；她跟阿湯．達諾胡結婚一年多後，小湯就在一九三三年四月出生。「上帝真的很保佑我，」楷瑟琳寫道，「給了我一個好丈夫，和一個可愛的孩子。」

一九三二年一月二十三日她和阿湯在聖哥倫巴結婚，婚禮辦得簡樸，只有二十二個賓客；楷瑟琳的叔叔和嬸嬸當時都過世了，阿湯的家人不贊同這門婚事。他們的姪女瑪莉回憶道：「家人全都不希望阿湯叔叔娶楷瑟琳，因為他們認為嬸嬸身體不健康。」但是阿湯．達諾胡深愛楷瑟琳．伍夫，兩人彼此相愛，因此不管家人怎麼說，他還是娶了楷瑟琳。

兩人交換誓言的時候，達諾胡家的人似乎已經不再反對：阿湯的兄弟馬修（Matthew）是伴郎，他的雙胞胎姊妹瑪麗也有出席。當地報紙說那是「那年仲冬最美麗的婚禮」。楷瑟琳一跛一跛走過走道去跟阿湯成親，穿著綠色縐紗禮服，雙手緊緊握住一束茶香玫瑰，雖然走路一跛一跛，但是她認為自己從來沒有這麼開心，後來上帝賜給他們小湯時，她又更加開心；要不是健康日漸惡化。

今天幫她看診的是她求診的第三個醫生，但是這個醫生跟前兩個醫生一樣，沒有提供什麼有用的資訊。「醫生都只是用猜的，」一名表盤畫工的親戚這樣說鎮上的醫生，「他們根本不曉得問題是什麼——尤其是渥太華的醫生。」

確實如此，當地的醫生知識並不廣博，或許是因為這個小鎮與世隔絕所致。他們不曉得病因，顯然原因之一就是無知，儘管此時馬藍醫生已經發表許多關於鐳中毒的文章。舉例來說，有一名渥太華的醫生，小佩．路尼生病的時候，他幫小佩治過病。他最近說：「我從來沒注意到，使用夜光漆有可能會導致長出肉瘤。」

不管以前有沒有注意到，渥太華的醫生們現在在鐳表盤的前女工身上發現了古怪的症狀，熙蒂．普雷前額有一個黑色的大腫塊，一九三一年十二月就死了——死於肺炎，死亡證書是這樣記載。蘿絲．湯森據說是死於結核病。醫生們認為那些女工都在鐳表盤工作，純屬巧合，她們都死於不同疾病，症狀也截然不同，因此不可能有關聯。

楷瑟琳黯然把嬰兒車推回家，打開前門走進去：東優等街五百二十號。一九三一年她的叔叔去世，把這棟獨棟兩層樓的房子留給她，白色護牆板，尖式屋頂，門廊有遮蓋。那條街位於安靜的住宅區。「那個家不大。」楷瑟琳的姪子詹姆斯回憶道。屋子裡有狹長的廚房和簡單的餐廳，阿湯晚上會在餐廳看書，餐廳裡有一張藍色沙發和一張橡木圓桌。那棟房子是完美的家庭住宅。「跟小湯待在家裡，我們就覺得好開心。」阿湯露出溫馨的笑容回憶道。

楷瑟琳把小湯放到地毯上，看著他玩耍，心裡想著剛剛看診的事。她知道東邊有表盤畫工死亡，於是今天問醫生，她會不會是鐳中毒，但是醫生明確說認為不是。這個醫生——跟其他醫生一樣——「再三說自己對鐳中毒不甚了解，沒辦法幫她診斷」。或許醫生們是讀了報紙新聞，受到影響吧：渥太華的女工不可能鐳中毒，因為鐳表盤使用的塗料沒有危險性。

每次去教堂，楷瑟琳都不免注意到馬路對面的鐳表盤作坊，近日作坊安靜許多，經濟衰退緊緊抓住渥太華這個小鎮——抓得非常緊，因為伊利諾州是大型的農業州。許多表盤畫工被裁員。留下來的女工不再舔尖，或許是因為艾本・拜爾斯的案子吧。有些人改用手指，這讓每個女工使用的塗料量增加一倍。但是由於家境窘困，女工們還是能畫就畫：幸運有工作的人都對鐳表盤忠心耿耿。一般人認為全鎮都必需支持這樣的雇主，在這窮困的時代，雇主實在少之又少。

雖然最初那批女工大多被裁員或辭職了，但是她們的友誼並沒有消失。瑪麗・羅希特和夏洛特・波瑟住在楷瑟琳附近，她們經常聚在一起，每次見面總會聊天。她們會聊楷瑟琳的顎部疼痛，聊夏洛特的手肘疼痛，聊瑪麗的腿部疼痛。瑪麗和夏洛特也看過許多醫生。三人討論不同的醫生說了什麼後，發現醫生們的回覆都一樣。而且不只她們：瑪莉・羅賓森的母親說，她一提到女兒生病可能是鐳中毒造成的，醫生就「出言嘲弄」。

跟奧蘭治如出一轍，神祕的怪病折磨著渥太華的女工們——然而這裡沒有馬藍醫生，能發現創新的醫學新知，甚至連像巴瑞一樣熟悉磷毒顎的醫生也沒有。女工出現的病症在這個鎮上前所未見。

不過……全國調查員史班．凱倒是曾經來訪。他拜訪過當地的牙醫和醫生——他不只拜訪一次，拜訪了兩次。他告訴他們他在調查什麼，說明從什麼徵象能看出鐳中毒。但是醫生們似乎沒有通盤想透澈，而且沒有信守承諾，向勞動統計局呈報這些古怪的病例。

是疏忽嗎？或是如同某些女工現在開始擔心的：「當地沒有醫生會承認。」有一名表盤畫工的親戚這樣認為：「醫生不希望鐳表盤出事。」他說。

「他們全都被收買了。」另一個人說。

「這實在讓人搞不懂。」楷瑟琳的姪女瑪莉回憶道，「我只記得似乎沒人知道出了什麼問題，但是我們知道有問題，問題很嚴重。」

第四十二章

夏洛特．波瑟雙手抱起幾袋生活用品，開始走回家，已經思考著她買的這些食物可以多煮幾餐。時局艱難，人人都勒緊褲帶。

一九三四年那年的二月，各家報紙又刊登壞消息：美國遭逢史上最嚴重的旱災。夏洛特和阿亞現在有三個孩子要養，財務狀況不穩。夏洛特回家途中停下來休息，小心按摩左手臂，左手臂從去年開始痛起來，現在是痛個不停。「當地的醫生叫她用毛巾熱敷。」她的丈夫阿亞回憶道。

然而，毛巾熱敷一點效果都沒有。夏洛特專注地用指尖輕輕觸摸手臂。對，她心想，絕對變大了。她仔細看著手肘彎曲處的小腫塊，只是個小腫塊，但是她覺得不斷變大。她心想，等等給阿亞看看，看他怎麼說。

突然間，夏洛特痛得大叫。左手臂抱著的袋子立刻掉到地上，袋子裡的東西滾到人行道。她覺得「手肘像被銳利的刀子劃到那麼痛」。她咬著下脣，又按摩一下痛處，接著彎腰撿拾她買的東西。這種情況越來越常發生，雙手抱著東西的時候，手肘會突然劇痛，害東西掉下來。她不能放任這病不管，孩子們分別才四歲、三歲、一歲半，她必需把病治好。

或許禱告會有幫助。那個星期日，她悄悄坐到聖哥倫巴的長椅上，一如平常虔誠低頭禱告。前方忽然傳來騷動，夏洛特抬起頭來看，看見楷瑟琳痛苦掙扎，當時楷瑟琳雙腿已經十分僵硬，很難在教堂裡跪下。楷瑟琳幾乎沒辦法彎曲雙腿，坐到長椅的硬木板上。阿湯雙手抱著她，試著幫她，驚惶地看著妻子的狀況。

其實，阿湯「心急如焚」。楷瑟琳雖然平常還能跪下和走動，但是有時候十分勉強。她一直說她們沒錢尋求更好的醫療照護，但是阿湯現在決定要採取行動。畢竟他們的房子是楷瑟琳獨自擁有的，他們隨時都可以把房子拿去抵押借錢，這樣就能挪一些現金來付醫生的診療費。

阿湯扶妻子慢慢站起來，楷瑟琳試著打直四肢，痛得小口呼氣，辛苦站起來後，氣喘吁吁。沒錯，這種情況已經持續太久了，如果渥太華的醫生不肯幫忙，阿湯決定去找願意幫忙的醫生。

他前往距離最近的城市，芝加哥，在八十五哩外，但是阿湯往返各八十五哩路，帶著一位醫生回來：查爾斯．拉夫樂（Charles Loffler）。拉夫樂是「夙負盛名的醫界人士」與血液專家，面容和藹，一對招風耳。一九三四年三月十日，拉夫樂第一次到渥太華見楷瑟琳，在她上班的辦公室。拉夫樂儘管經驗豐富，但是一開始看到她的症狀也是大惑不解，不過堅信會查出病因。拉夫樂採集血液樣本回芝加哥檢驗，發現「血液裡含有毒素」。

下一個星期六，他回到渥太華，發現楷瑟琳在過去一個星期大幅惡化。當時她病得很厲害，導致醫療費劇增——拉夫樂治療完時，帳單高達六百零五美元（折合現在的一萬零七百零一美元）

——她被迫辭職。拉夫樂全力幫她緩解貧血和越來越嚴重的疼痛，同時繼續尋找病因，提出診斷。

在此同時，夏洛特．波瑟手肘上的腫塊腫到跟高爾夫球一樣大，整支手臂「疼痛萬分」，夜晚更痛，每天晚上她都躺著無法入睡，心裡害怕又困惑。她和阿亞也去芝加哥，跟鄰居阿湯．達諾胡一樣，結果「芝加哥有十五名專科醫師都對她的病例大惑不解」。

楷瑟琳向好友夏洛特介紹拉夫樂醫生，因此下一次拉夫樂來渥太華的時候，夏洛特也去請他診治——而且夏洛特似乎說服了許多以前的同事來找他治病。「她召集大家，」一位親戚說，「她有點求好心切。」那群女工以前上班時是好姊妹，還活著的人還沒忘記姊妹情誼。最後，拉夫樂在當地一家醫院幫這群女工進行幾次非正式診察。

海倫．曼奇有去給他診察；她離婚了，她說丈夫因為她的病而跟她離婚。她坦承覺得腿好像「是空心的……好像有空氣急速流過」。她「想要無時無刻動個不停」，她楚楚可憐地說：「現在我必須安靜不能動，我從來就不想要安靜。」

奧莉薇．韋斯特．魏特（Olive West Witt）一頭深色頭髮，看起來像為人母。她心煩意亂。「我告訴妳我心裡的感受。」她說，「我才三十六歲，但是卻活得像七十五歲的老太婆。」伊內絲．威樂也一跛一跛前往飯店，從去年二月開始，她一側的臉就不停流膿，髖部現在嚴重鎖住，幾乎到「無法後退與前進」的地步。瑪麗．羅希特告訴醫生：「我好想跳舞，但是沒辦法跳，因為腳踝和腿的骨頭有問題。」夏洛特說服葛雷辛斯基家姊妹法蘭西絲和瑪桂麗特也來接受診察。「夏洛特從來不覺得自己可憐。」一名親戚說，「她會直接接手，照顧每個人。」

雖然一九三四年三月到四月拉夫樂每個週末都會前往渥太華，但是他仍舊還沒準備提出診斷。到了四月十日，夏洛特無法再等了，手臂的腫塊不斷長大，疼痛難耐。「我們最後帶她去芝加哥找馬歇爾・大衛森（Marshall Davison）醫生看診。」她的丈夫阿亞回憶道。

就在那裡，庫克郡立醫院（Cook County Hospital），大衛森醫生給夏洛特一個選擇。醫生告訴她，若是想活命，只有一個選擇，那就是把手臂截斷。

夏洛特當時二十八歲，有三個不到五歲的小孩，她有選擇的餘地嗎？她選擇活下去。

醫生從她的肩膀截斷手臂。一名親戚後來說：「醫生沒辦法使用義肢手臂或鉤子，因為沒有地方可以接。」手臂不見了。她的手臂，原本一直都在，可以撓鼻子，提購買的物品，拿錶盤，現在不見了。那隻手臂本身令醫生們大惑不解，也十分著迷，因此手術之後，他們就把那隻古怪至極的手臂保存在甲醛裡。

波瑟家單純感到一種古怪的寬心。「大衛森醫生說她還能跟我們在一起，我們實在是幸運。」阿亞・波瑟輕聲說。

但是他的妻子卻感到「無助」。手術前，她最後一次把結婚戒指從左手取下。現在，她把戒指戴在右手，請阿亞用安全別針把她的左邊衣袖別好，遮掩不見的手臂。「我的丈夫，」她後來說，「是我的雙手。」

夏洛特和阿亞只希望如此巨大的犧牲就夠了，結果還是沒有幫助，出現了一項後遺症。「她還是覺得，」阿亞說，「截斷的手掌和手臂非常疼痛。」這位鬼女郎不復存在的那隻手臂出現幻肢痛。

「有可能，」阿亞補充說，「右臂會復發。我們還不確定。」

時間會告訴我們答案。

第四十三章

答案寫在寄到東優等街五百二十號的信裡。一封薄薄、不起眼的信，收件人是湯瑪士・達諾胡先生，看起來平平無奇，但是裡頭傳達的消息卻驚天動地。

拉夫樂醫生做了檢驗，包括幫她的顎部照X光，現在可以證實病灶了。楷瑟琳・達諾胡是鐳中毒。

「阿湯難過得要死。」他的姪女瑪莉回憶道，「真的非常難過。我都不知道他怎麼撐下去。」

「從那之後，」阿湯親口說，「楷瑟琳沒辦法照顧小湯的時候，就由我來照顧。」

楷瑟琳自己從來沒有公開談論過心裡的感受，她可能會禱告，跟許多同病相憐的人一樣。「我堅決相信，」她的一位朋友寫道，「把我救活的完全是禱告。」

但是楷瑟琳和阿湯收到從芝加哥寄來的那封信短短幾日之後，這惡病甚至不讓楷瑟琳從禱告中獲得慰藉。一九三四年四月二十五日星期三，她跛行一小段路到聖哥倫巴——在教堂裡卻發現自己沒辦法跪下來，她髖部完全鎖死，再也無法彎起腿禱告；這著實令信仰虔誠的楷瑟琳難過萬分。大概也在這個時候，夏洛特·波瑟從醫院回到家，「第一次少了一條手臂」。醫生證實鐳就是這一切病痛的罪魁禍首——阿湯·達諾胡認為有人應該告訴鐳表盤。

渥太華是個小地方。鐳表盤的總監和指導員瑞德夫婦不是聖哥倫巴的教員，但是他們去上班的時候一定會路過教堂。

「我在街上遇見他。」阿湯描述有一次巧遇瑞德，「我告訴他，女工生了病，醫生紛紛診斷是女工使用的塗料裡的物質害的。」

但是瑞德先生拒絕承認有任何責任。有一次他走下階梯，遇到夏洛特和阿亞夫妻倆路過作坊，依舊不認帳。阿亞對於發生的事「非常氣憤」，但是瑞德先生卻對他們說的話完全充耳不聞。

拉夫樂醫生也試著跟鐳表盤溝通，他找瑞德先生的頂頭上司，打電話給副總裁福戴斯。「根據我看過的病例，我告訴他，我認為最好調查其他所有病例。」

魯佛斯·福戴斯早就料到拉夫樂會打電話來，畢竟，鐳表盤擁有公司裡所有女工一九二八年的輻射檢驗結果，結果顯示那天接受檢測的六十七個女工裡，有三十四個疑似或確定受到輻射污染。三十四個女工：**超過總人數的一半**。

當時鐳表盤在報紙刊登公告聲明：「連近似鐳中毒的症狀都未曾發現。」那份公告不是因為誤解數據而計算錯誤，數據很清楚：多數員工受到輻射污染，由此可見確實是鐳中毒。女工的呼吸透露了真相，但是鐳表盤卻刻意無恥說謊。

鐳表盤仍舊將女工的檢驗結果保密，依照女工受輻射污染的程度排序，確定遭到污染排名第一的是：瑪格麗特．路尼、瑪莉．托尼利……瑪麗．羅希特。楷瑟琳．伍夫和海倫．曼奇的檢測結果是「高度疑似」。

鐳表盤知道女工遭到輻射污染已經將近六年，但是「卻刻意隱匿，知情不報，擔心真相曝光會毀了生意……擔心工人之間爆發恐慌，因此沒有把症狀和病因告知受害者」。

這在在表示接到拉夫樂來電，福戴斯早就有心理準備。他拒絕做任何事。

然而，楷瑟琳、夏洛特和其他所有女工，都決定要叫鐳表盤付出代價，在許多方面，她們沒有選擇餘地：楷瑟琳花了大把金錢治病，無奈徒勞無益，她和阿湯身無分文了。

幫女工採取下一步的是拉夫樂，他請一位熟識的朋友把女工串連起來：一位芝加哥律師的速記員杰．庫克（Jay Cook）。庫克以前任職於伊利諾州工業委員會（Illinois Industrial Commission），工業委員會負責監管所有工業賠償案件。他答應代理她們，「幾乎出於慈善」。

女工們從來沒見過他，他就從這座大城市提出建議，他跟之前紐澤西州的許多律師一樣，立刻發現女工的案子很複雜，早一點和解可能對女工有利。女工告訴他，有傳言說，年初以前的同事瑪莉．羅賓森手臂截肢後，可能獲得了一些賠償。「鐳表盤的人給了她一些錢，」瑪莉的母親證實，「他們把錢寄給她的丈夫法蘭西斯，沒有很多，總額可能沒超過一百美元（折合現在的一千七百六十八美元）。」

這樣的金額或許不多，但這是一扇開啟的門，其他的女工希望能從這扇門找到一些經濟救援。要跟鐳表盤討公道，還有另一個理由：追訴時效。根據伊利諾州的法律，女工首次得知診斷結果後，必須把病症告知鐳表盤，鐳表盤被告知後，應依法行動，提供醫療照護與賠償，因為女工是在工作中受傷。

帶頭的是從一開始就領頭的夏洛特和楷瑟琳，她們只希望鐳表盤現在能公平解決。在杰·庫克的協助下，這兩名女工想出了一套計畫，再與丈夫合作執行。一九三四年五月一日，楷瑟琳代表她們所有人寫了一封信，接著阿亞·波瑟打電話到作坊，這樣楷瑟琳才能在電話上把信唸給主管聽。打完電話後，阿湯馬上拿著信件紙本，沿著街道衝到郵筒投遞。鐳表盤接獲女工的告知了。現在，女工們只需要等待。

她們等待著……等了又等……等了又等，等到五月八日，還等不到回覆：一個字都沒有。

女工聽從庫克的建議，主動出擊——回到鐳表盤，當面質問前主管瑞德先生。

這趟路程楷瑟琳以前走過好多次，離開家門後右轉，直走到哥倫布街，接著左轉，走一個街區就到鐳表盤。但是這次這趟路程跟以前截然不同，她緊張不安，但是知道必須為自己——和其他所有女工——挺身而出，大家同意讓她和夏洛特當「女工的發言人」。

夏洛特慢慢走在她身旁，跟上楷瑟琳的跛行。走起路來好奇怪，夏洛特心想。她以前從來不曉得走路的時候多麼需要用到手臂。現在她身旁只剩空氣。

夏洛特不會老想著自己。「她從來不會覺得自己可憐，從來不會。」一名親戚說。雖然截肢後她曾經說：「我沒辦法做家事。」但是其實她一直在想辦法做家事：她能夠用嘴巴解開和別上嬰兒的尿布別針；她發現，把下巴擱在鍋柄上，就能清洗煎鍋。當然，其餘的家事，就得由阿亞來做。

但是現在阿亞不在這裡，只有她們兩個人：楷瑟琳和夏洛特。兩個女人準備走進作坊，跟第一次進去作坊的狀況截然不同。楷瑟琳一跛一跛走上六階前梯，全力試著挺直身子。她們走進裡頭，找到瑞德先生。

「我的醫生寄了一封信給我，他幫我治療好幾個星期了。」楷瑟琳鄭重對他說。楷瑟琳「語氣文雅」，用詞明確。「他提出明確診斷，說我的血液裡有輻射物質。」她對著夏洛特比手勢，表示夏洛特也得到同樣的診斷：「我們都鐳中毒了。」

這就是：事實。很難大聲說出口，但卻是事實。她停頓片刻，看看對方是否有反應，但是當了她的主管九年的瑞德先生卻毫無反應。

「我請教過律師，」楷瑟琳不顧瑞德先生沉默不語，逕自繼續說，「律師建議我向公司要求賠償和提供醫療照護。律師告訴我們，我們有權利要求賠償。」

「我不認為，」他緩緩說，「妳們有任何病。」

瑞德先生打量這兩位以前的員工。楷瑟琳費了千辛萬苦才走進作坊；夏洛特一條手臂沒了。

兩名女子聽了目瞪口呆。

「根本沒病呀。」他又說了一遍。

「他拒絕，」楷瑟琳氣憤回憶道，「考慮我們的求償。」

楷瑟琳也把其他女工的狀況告訴他，但是他並沒有回心轉意，即便兩天後，瑪莉・羅賓森死了，他還是沒有回心轉意。

她的死很重要。「瑪莉是第一個被明確診斷為鐳中毒的病例。」她的母親蘇西（Susie）回憶道，「她的醫生把一小片骨頭寄給紐約的一間實驗室，實驗室回覆說是鐳中毒。渥太華的醫生得知後無法否認。」

但是蘇西沒想到渥太華的醫生那麼冥頑不靈。那些自高自大的紐約和芝加哥醫生說渥太華的女工鐳中毒，不是他們說的就一定是真的——渥太華的醫生才不相信。渥太華的醫生仍舊存疑，「堅決拒絕承認女工生病與死亡是鐳中毒所致」。主治醫生簽署瑪莉的死亡證書時，對這個問題回答「不是」：「致死的疾病與死者的職業是否有任何關聯？」

雖然當地的醫生不相信，但是女工絕對相信。由於鐳表盤拒絕幫助她們，一九三四年夏天，一大群表盤畫工——包括楷瑟琳、夏洛特、瑪麗和伊內絲．威樂——提出告訴，每人求償五萬美元（折合現在的八十八萬四千三百九十一美元）。杰．庫克認為她們勝算很大：伊利諾州的法律很進步，一九一一年就通過前衛的法令，長久以來規定公司必須保護員工。

但是並非人人都樂見鐳表盤可能會被打垮，鎮民「極度氣憤這些女工提告，認為那是在『破壞社區的聲譽』」。渥太華是個關係緊密、民風友善的小鎮，但是女工們很快就發現，當鎮民要對付你的時候，手段相當強硬。「鎮民對女工不太好。」瑪麗的一位親戚委婉地說。

畢竟，鐳表盤長久以來都是重要的雇主，美國處於史上最嚴重的經濟蕭條——現在有人稱之為經濟大蕭條——社區更加保護能夠提供工作與薪水的公司。女工發現自己大聲說出病痛與病因時，鎮民不只不相信、不理會，甚至還躲避她們。

日復一日，以前的同事與朋友群起攻訐她們。「瑪格麗特．路尼受僱的時候，我就覺得她看起來好像已經一腳踏進墳墓了！」鐳表盤的一名員工毫不客氣地大聲說，「大家認為死於鐳中毒的那些女工看起來很糟糕，其實她們受僱的時候就是那副模樣。」

「有些人躲著我們，好像我們染上了瘟疫似的。」楷瑟琳的朋友奧莉薇．魏特說。楷瑟琳的住處離渥太華的分隔街（Division Street）只有幾步之遙，這街名實在是巧合得令人痛心，因為確實是女工造成這座小鎮分裂——從下層到上層都不認同女工，「生意利益關係人、政客和神職人員」，全都反對女工提告。

然而，在東優等街的小屋裡，楷瑟琳完全不理會外面世界發生的大小事，她的世界現在縮小了：剩下這棟護牆板屋的四面牆，剩下她站的這間房間，剩下掛在她身上的那件洋裝……剩下她的身體。她動也不動站著，彷彿在聆聽。接著她又感覺到了。

她認得那種感覺。她知道那是什麼感覺。

楷瑟琳．伍夫．達諾胡懷孕了。

第四十四章

楷瑟琳立刻停止讓拉夫樂醫生治療，不再注射治療嚴重貧血的藥，不再服用止痛鎮定劑，因為那些藥可能會傷到胎兒。絕對不能終止妊娠。楷瑟琳和阿湯是虔誠的天主教徒，絕對不會考慮終止妊娠，這個孩子是上帝賜予的禮物。

然而，楷瑟琳繼續找拉夫樂看診，他是楷瑟琳唯一能夠信任的醫生。不過他的收費非常昂貴，診療費不斷增加，最後她的丈夫阿湯實在負擔不起，但還是拚命隱瞞。

渥太華附近城鎮的居民得知表盤畫工提告後，譴責女工的情緒漸漸高漲，但是每當有一個居民反對女工提告，就會有更多女性聽到這個傳言而大大鬆一口氣，因為她們長久以來無解的問題獲得了解答。

「我注意到，」玻爾．潘寫道，「以前在鐳表盤工作的女工紛紛年紀輕輕就死掉，而且死因神祕。於是我開始抽絲剝繭……最後得到的推論是，我鐳中毒了。」

玻爾只有在一九二〇年代初期畫過八個月的表盤，她住在拉薩爾，不是渥太華，距離渥太華約十三哩；如果沒車的話，算是相當遠，在一九三〇年代，大部分的人沒有車。玻爾離開鐳表盤去照顧母親，接著專心跟丈夫霍霸建立大家庭。一九二八年，他們有了第一個孩子玻爾・夏洛特，她欣喜若狂。

但是隔年就災禍連連，令玻爾絕望。她走路開始步履蹣跚，一九二九年整年生病。一九三〇年，她接受腹部手術，切除腫瘤；後來，頭腫成正常的兩倍大——沒有消腫。「她耳朵後面有黑色的大節瘤。」她的丈夫回憶道。他們請專科醫生來診治，「為了讓膿水流出來」，醫生把玻爾的耳朵完全切除，每幾天就得再把傷口打開。雖然最後消腫了，但是玻爾說：「我的臉一邊麻痺了。」最後，麻痺痊癒了——但是另一個問題卻出現。

玻爾下面開始不斷出血，醫生又動手術切除一顆腫瘤，並且「刮除」子宮，「刮除」是指刮除組織。但是沒有用。她下一次流血，連續流了八十七天。

「這段期間，」她回憶道，「醫生傷透腦筋，說我一定是流產了。」醫生堅持這個診斷，玻爾反覆出血，於是又忍受一次刮除手術。「我知道不是流產。」玻爾談到醫生的診斷沮喪哭訴，「因為我又沒有做會懷孕的事。」結果，問題似乎是長在她身體裡的腫瘤——就長在孕育胎兒的地方。

她病情嚴重，「連續看了五年醫生，接受六次手術，總共去過九次醫院」。有一次，她臥床病危，難過得寫信給霍霸，深信苦難就快要結束了。「親愛的老公，」她寫道：

我愛你，我現在躺在病床上想你，真希望在你溫柔的懷裡。我擔心有時候我對你非常不耐煩，我由衷感到抱歉，請原諒我。這都是因為長久以來，我緊張不安，疾病纏身，其實我心裡非常非常愛你。

請天天為我禱告，祈求我能完全康復。如果我沒康復，請不要難過，我們要聽從主的旨意……好好疼愛我們的寶貝女兒，教她愛我、記得我，最重要的是，教她當個品德端正的好女孩。告訴她我非常愛她。

那種心理壓力大得無法承受。玻爾從來就不知道今天會不會是最後一天；最後，疾病同時影響了她的身體與心理。「我無法跟普通女人一樣享受人生。」她黯然寫道。

醫生們告訴她：「有一群女人得了跟妳一樣的病，醫界不知道妳們的病因。」她接受過瘧疾、貧血和其他疾病的治療，醫生們的猜測格外令玻爾沮喪，因為她接受過護士訓練：她知道沒有一個理論是對的，但是她也不知道真正的病因可能是什麼。

到了一九三三年四月，玻爾絕望了。「我跟醫生說出血更嚴重了。」她回憶道，「醫生建議切除子宮。我拒絕，在病床躺了好幾天，討論該怎麼辦。」切除子宮：那會讓她想要再生小孩的夢想破滅。不，她心想，不，還不行。她需要更多時間，更多希望。

她求助別的醫生，接受別的治療，希望會有不同的結果，但是一切終究徒勞。「一九三三年七月，」她木木然寫道，「我完全沒辦法生育了。」

玻爾傷心欲絕。「我罹患嚴重的心臟病，健康衰退。」她回憶道。她讀到渥太華鐳中毒案的報導時，恍然明白自己得的駭人惡疾可能會致命——但是至少她獲得解釋了。「我認為，」她寫下對病症的想法，「鐳攻擊了某些器官的組織，導致器官長出腫瘤，遭到破壞。」

她決定跟老朋友楷瑟琳．達諾胡聯絡，這兩個女人個性十分相似，現在變得極為親密。不久後，玻爾加入為正義而戰，官司動能逐漸增加，女工們朋友越來越多。

然而，在芝加哥，鐳表盤的總裁喬瑟夫．凱利情況正好相反，到了一九三四年十月，或許是因為官司，他在公司的朋友全跑光了。一名叫威廉．甘利（William Ganley）的高階主管在爭奪鐳表盤的掌控權，凱利和同夥在投票中被打敗。「大家很厭惡他們，」一名鐳表盤的幹部回憶道，「因為他們在公司胡搞。」

但是，凱利決定還不放過渥太華。此時鐳表盤的每個在職表盤畫工都收到一封信，瑞德先生手下的工廠主管特納（Turner）先生，邀請她們所有人到一家餐廳，一邊用餐，一邊聽他說話。他宣布——鎮上要開設一家新的表盤塗繪工廠——而且他詢問：妳們這些技術高超的女工要跟我們一起到「夜光加工公司」(Luminous Processes）嗎？

他似乎沒有告訴女工，經營者是喬瑟夫．凱利和魯佛斯．福戴斯，也就是鐳表盤在鐳中毒醜聞期間的負責人。不過她們倒是聽到了驚人的事。特納先生「告訴她們說，以前的表盤畫工是因為把畫毛放進嘴裡才死的，既然不能再舔畫毛，接觸鐳就不會造成傷害。」這是認罪，但是最初的那批表盤畫工始終沒辦法聽到這番話。

新的作坊開設在一棟兩層樓的紅磚倉庫裡，距離鐳表盤只有幾個街區。由於在餐廳裡偷偷摸摸舉行的那場會議，大部分的表盤畫工都跳槽了，認為新作坊是安全的。她們先用手拿式的海綿和木抹刀來塗抹塗料，再用手指抹平；她們穿著薄棉工作服，隔絕粉塵。

然而，不是每個員工都跳槽。瑞德先生留在舊公司繼續當總監，他和瑞德太太忠貞不二，死心塌地待在栽培他們的公司。他們面對「強烈競爭的局勢」，鐳表盤現在要跟喬瑟夫・凱利在同一座小鎮上的新工廠直接競爭。

然而，在這兩大公司的戰場附近，楷瑟琳・達諾胡一點也不關心那年秋天上演的企業內訌，她只關心抱在懷裡的小女孩。她和阿湯把女兒取名為瑪莉・珍（Mary Jane），跟阿湯的母親同名。「我們總是叫她瑪莉・珍，」她的親戚說，「從來不會叫她瑪莉，都叫她瑪莉・珍。」

楷瑟琳・達諾胡發誓要讓女兒以她為傲。

第四十五章

一九三五年開始，杰．庫克忙著處理女工的官司，他幫女工分開提出兩項告訴：一項是向普通法院提出，一項是向伊利諾州工業委員會提出。庫克決定由伊內絲．威樂的案子來當領頭的案子。「她當時就像活死人。」楷瑟琳談起以前同桌的同事，「走路跛腳，像老太婆一樣。」

但是，提告之後，女工幾乎馬上遇到麻煩。鐳表盤聘請一組頂尖的律師，找到幾個法律漏洞，加以運用，扭轉了這個案子。還是老掉牙的癥結點：追訴時效。伊內絲離開鐳表盤數年後才提告，而且她受僱期間沒有出現殘疾。還有，雖然鐳確實有毒，但是《職業病法》（Occupational Diseases Act）並沒有規定必須賠償中毒所造成的損傷。還有法律本身：鐳表盤指稱法令用語過時，「曖昧不明確，沒有提出清晰明瞭的行為標準」。

「庫克律師提出測試案件，」《芝加哥每日時報》（*Chicago Daily Times*）後來寫道，「鐳表盤甚至懶得否認女工的控訴。其實，鐳表盤的回覆是：『就算是真的，那又怎樣？』」

一九三五年四月十七日，判決出爐了。「法庭裁定，立法機關沒有訂立任何標準，衡量是否符合法規。」《渥太華每日時報》報導。女工輸了，輸在法律細節上。她們無法置信——但是繼續奮戰。庫克自掏腰包，官司一路打到最高法院，但是最後終究徒勞：法院裁定該法無效。

《芝加哥每日時報》說「審判不公，簡直令人難以置信」。但是女工無能為力：法庭給了她們機會提出告訴，無奈法律不夠完善。「審判這個案子從來就不是根據是非曲直。」該報悲嘆道。

庫克雖然心有不甘，但還是得撤銷告訴，即便女工還向伊利諾州工業委員會提告了，而且現在女工提告後，立法議員發誓要修法。「雖然心有不甘，但我還是得撤告，因為我實在沒錢再繼續打官司。」庫克後來說，「如果我有錢，我會免費幫她們打官司，這種案子本來就應該打到底。我希望她們能找到別的律師。」

但是要找別的律師，說來容易，做起來難。渥太華鎮的電話簿編列四十一位律師，但是沒有一個願意幫她們，當地的律師業跟醫生如出一轍，要阻止女工，他們認為女工是在造謠中傷當地一家忠誠的公司。

《渥太華每日時報》報導女工打輸官司的那一天，還刊登一篇文章，談論美國數一數二的大律師克雷倫斯・戴洛（Clarence Darrow），實在是那壺不開提那壺。女工需要的就是那種人，但是她們沒錢尋求法律協助。

達諾胡家現在發現，房子的抵押貸款不知不覺增加到一千五百美元（折合現在的兩萬五千美元）。「我必須使用緩解疼痛的藥。」楷瑟琳說；她和阿湯花了幾百美元買止痛藥。他們發現自己在玩扮家家酒，試著不去管他們一家四口發生什麼事。「我們從來不談論家事。」阿湯坦承，「我們過一天算一天，假裝我們永遠都會在一起。這是唯一的辦法。」「我們在一起好開心。」楷瑟琳露出燦爛的笑容說，「只要我們在一起，就覺得沒那麼糟。我們就假裝我的模樣還是阿湯娶我的時候那樣。」

他們沒有放棄尋求治療，楷瑟琳去過芝加哥的許多醫院和牙醫診所，逼自己去看診，即便她經常「在檢查過程中痛到昏厥」。「她在尋求協助，」一名評論家說，「變盡方法。」但是沒人能讓楷瑟琳的嘴巴停止崩解，她的嘴巴崩解日益嚴重。

女工繼續辛苦抗戰：法庭官司徹底大敗，萎靡不振；否認死亡步步逼近，似乎無可躲避。接著，就在年底，她們聽到另一件法律判決，雖然不一定會影響她們的案子，但仍舊相當重要。

一九三五年十二月十七日，紐澤西州愛琳·勒·波特的案子終於判決出爐了，她的丈夫文森奮戰超過四年，這個案子美國鐳企業選擇打到法庭做出裁判：他們把賭注押在這個案子上。美國鐳企業現在不否認死因了——單純引用追訴時效作為不該賠償的理由。「一旦終止雇用愛琳，」美國鐳企業的律師說，「本公司對該女子就終止負擔雇主的一切義務，之後雙方就沒有關係；她完全是陌生人。」

有幾名表盤畫工在審判中作證；許多表盤畫工自己也即將打官司，她們全都寄望愛琳打贏官司，因為她勝訴的話，判決也將適用於她們，每個人都齊聚聆聽判決。

法官開口說話：

這類官司大家會同情哪一方，這自然無庸置疑。根據今日所知，大家會傾向認為美國鐳企業必定有所疏失。但必須一提的是，判決本案，必須根據一九一七年所知道的存在事實，法庭無權調整法律，來因應時代需求，當時沒有人能預料會出現這種案件。

他坦率結論：「本案駁回。」

美國鐳企業押對寶了。桂思·傅來爾的官司過了七年，現在媒體不再譴責；甚至連法官也不再譴責，美國鐳企業獲得了想要的判決：無罪。

司法拒絕還給愛琳·勒·波特公道——但是不只有她。紐澤西州有些女工即將打官司；有些家庭正在為死去的摯愛家人繼續奮戰；紐澤西州還有一些女工現在雖然還沒在髖部或手腳上發現令人憂心的腫塊，但是以後就會發現，司法把這些人的公道都駁回了。

美國鐳企業的高階主管卻認為這天可真是美好呀。

第四十六章

戰到倒下，站起來再戰，但是總有一天會沒辦法再戰。

一九三六年二月二十五日，伊內絲．威樂死了，得年二十九歲，承受了八年痛苦，終於死於「頸部肉瘤大量出血」，救護人員拚命止血，終究回天乏術。「威樂先生，」表盤畫工法蘭西絲．歐卡諾回憶道，「完全不肯談論妻子的事，因為她死得很慘，威樂先生不想去想，也不想去談。」

渥太華的醫生幫她開立死亡證書。死者死亡與職業是否有任何關聯？

否。

伊內絲的死，加上官司敗訴，令渥太華的女工驚惶不知所措，第一批的女工許多都病得很嚴重，雖然想要去道別，卻沒辦法參加喪禮。楷瑟琳．達諾胡近日「急遽衰弱，就連在家都很難走動」，鮮少離開家門。

芝加哥的報紙有報導伊內絲的死訊，新聞媒體相當沉痛地稱女工為「自殺俱樂部」。一名參議員說會想辦法請工業委員會關注她們的案子，但是卻補充說：「可惜，任何立法提案都無法溯及既往，真是遺憾。」

即便州長簽了新的《伊利諾州職業病法》（Illinois Occupational Diseases Act），新法將工業中毒納入規範，女工也興奮不起來。新法案是女工的案子直接促成，將保護數千名工人——但是要等到一九三六年十月才會生效。鑒於女工快速死亡，她們實在不敢抱持太大希望，認為能活著見到那一天。

簽署新法的那個月，女工接受一名記者採訪，精神為之一振。《芝加哥每日時報》的重要記者瑪莉・達帝（Mary Doty）現在幫女工發聲。一九三六年三月，她撰文刊登三天，把大眾的焦點又拉回女工的苦難。「我們將永遠感激《芝加哥每日時報》，」玻爾・潘後來說，「在一切都如此黑暗的時候幫助我們。」

《芝加哥每日時報》是「芝加哥的畫報」，算是大眾刊物。達帝知道怎麼寫才能吸引讀者：「在伊利諾州，抓到偷牲口的賊就槍斃；魚類和鳥禽也受到嚴格的漁獵法規保護——但是女人卻不值錢。」她譴責渥太華的表盤女工「十三年來一個個死去，官方卻完全沒有說話或調查」。她歷歷描述女工的病症，讓畫面縈繞讀者心頭：「有些女工走路十分緩慢，比蝸牛還慢；有一名女工一隻外套衣袖是空的，或鼻子被割掉，或手掌萎縮，或顎部縮小。」

女工擺姿勢拍照，許多人都有孩子。瑪莉・珍・達諾胡看起來非常小——達帝用「乾癟的小嬰兒」來形容她。一歲大的瑪莉・珍只有十磅重，「手腳細得像火柴」。「她的父母，」達帝寫道，「儘管希望渺茫，仍舊企盼母親的病並不會在她身上留下永遠的痕跡。」

楷瑟琳親自對新聞媒體說：「我無時無刻都在痛，走不了一個街區，但是我死活得撐下去。」記者問到她的朋友伊內絲，「眼淚就掉下來」。

瑪麗．羅希特談到兒子比爾。「我怕得要死，但是為了兒子，我要盡量活久一點。」她告訴新聞媒體。雖然瑪麗現在有五顆壞掉的牙齒，「芝加哥的牙醫說不會碰那些牙齒，因為鐳中毒已經侵噬到顎部」。

夏洛特．波瑟跟女兒派翠西亞一起拍照。她漸漸習慣只有一條手臂。「有三個孩子，她適應了。」一名親戚說。最後，她重新學會整理床鋪、剝馬鈴薯皮，甚至還有曬衣服，用嘴咬著曬衣夾。她告訴記者，她滿腦子想著醫生說犧牲一條手臂還不夠；鐳在她體內流竄，她不知道鐳下次要攻擊哪裡。

達帝的最後一篇系列報導寫得樂觀，把焦點放在楷瑟琳．達諾胡身上：「她懷抱希望地等待被叫進城裡接受手術。」

阿湯私底下偷偷告訴達帝：「永遠不會再動手術了。」

女工們發現自己再度受到新聞傳播激發。夏洛特的兒子當諾回憶道：「媽媽以前經常盛裝打扮，呼朋引伴北上芝加哥，去見這些律師。」幾個月後，夏洛特、楷瑟琳和瑪麗請了一位新律師，杰羅姆．羅森索（Jerome Rosenthal），幫她們代理伊利諾州工業委員會的案子。她們也決定找政府幫忙：她們的目標是勞工部長（Secretary of Labor）法蘭西絲．博金斯（Frances Perkins），她是史上第一位進入總統內閣的女性。跟她聯絡的是阿湯，阿湯跟部長「通過電話，也寫過私人信件」。不管安靜的阿湯說了什麼，顯然產生了影響力，至少有三個聯邦部會旋即展開調查。

這個案子像滾雪球一樣越滾越大，阿湯現在把所有心力投入最重要的事，妻子告訴過他，鐳表盤做過檢查，他判斷——顯然鐳表盤謊報檢查結果——因此取得原始數據，就能作為強而有力的呈堂證供。一九三六年五月二十日，他決定當面要求瑞德先生提供檢查結果，他認為檢查結果本來就應該交給女工，或者至少要交給他，因為他是楷瑟琳的丈夫。他只要求取得按理女工應該取得的。「今天，」阿湯說，「我要查明檢查醫生的姓名，那些醫生幫在那裡工作的女工做檢查，但卻沒把檢查報告給女工。」

瑞德可能早就料到他會來。不論如何，兩人不是在作坊見面，而是在渥太華的街上。阿湯一開始相當冷靜。「為什麼沒有把報告給我？」他問道。

瑞德聽到阿湯劈頭這樣問，大吃一驚，但是一如以往，充耳不聞。他擦過阿湯的身子跑走。

「我只有另一個問題要問你！」阿湯對逃跑的總監大嚷——接著他跑過去追上瑞德。「我只是想幫女工！」

瑞德先生忍無可忍。或許是因為被罪惡感侵噬著，他才會做出接下來的舉動。「他開始衝著我揮拳。」阿湯略為驚訝地回憶道。

阿湯個子雖小，卻有著「愛爾蘭人的脾氣」。「我認為我們家裡沒有人，」他的一位親戚後來說，「會刻意引發衝突，但是如果衝突找上門，我們也不會逃避。我確定他當時一定很生氣。我很訝異他當時腦袋能夠保持那麼冷靜。」瑞德現在出手打他，他不再裝出想要文明商量的模樣；

那個傢伙可是眼睜睜看著他的妻子慢慢被謀殺，毒性發作，症狀開始顯現的時候，還把他的妻子解雇。「我揮拳揍他。」他微微稱心地回憶道。他說瑞德「激動了起來」。

兩人在街頭大打出手，「赤手空拳」互毆，阿湯痛毆瑞德，幫楷瑟琳、伊內絲、夏洛特失去的手臂、愛拉、瑪莉、小佩出氣。瑞德被打得招架不住，趕緊報警。即便是瑞德先生先動手，鐳表盤這位受人尊敬的總監卻叫警察逮捕阿湯．達諾胡。他控告阿湯襲擊、毆打和妨害治安行為。

阿湯現在落到州檢察官艾默．孟（Elmer Mohn）手裡，面對兩項刑事控告。

第四十七章

襲擊、毆打、妨害治安行為……還有心神喪失，這件事的「掌權利益關係人」現在甚至試圖控告阿湯心神喪失。霍霸・潘認為，鐳表盤會這樣做，是因為阿湯「強烈反對鐳表盤工廠的營運」；他認為阿湯遭到「迫害」。

阿湯的親戚認為，「公司走投無路的時候，特別」會耍這種手段。「他們知道會輸，」他的姪女瑪莉說，「於是不擇手段，無所不用其極。」阿湯運氣好，他被警察逮捕的案子沒有向上呈報，舉行幾次預審就沒有下文了；或許是因為捏造的指控沒有根據吧。

鐳表盤跟所有走投無路的懦夫一樣，現在選擇掉頭鼠竄。一九三六年十二月，鐳表盤突然關門搬遷——搬到哪裡，沒人知道。至少被丟下的人都不曉得。瑞德夫婦住在郵政街，新年期間把家裡的家當收拾好，跟著鐳表盤逃跑。達諾胡家和波瑟家的人走在鎮上，再也沒有遇到女工以前的上司瑞德。

鐳表盤被喬瑟夫・凱利的新公司「夜光加工公司」害得「倒閉」，鐳表盤在舊高中校舍經營超過十四年之後，所有廳室終於都安靜下來，沒有女工唧唧喳喳聊天的聲音，暗房不再傳出笑聲：只有空蕩蕩的廳室，被一切逝去往事的回憶所糾纏。

鐳表盤倒閉後，喬瑟夫．凱利在渥太華這個小鎮獨占鐳表盤的生意，雖然正值經濟大蕭條，但是公司總裁凱利卻春風得意。然而，數百名前表盤畫工生活就沒有那麼順遂了，她們到目前為止只是死命找工作，勉強撐過經濟大蕭條，但是到一九三七年，運氣就用光了。麗碧歐文斯玻璃工廠解雇員工，阿湯．達諾胡和阿亞．波瑟都被解僱了。

波瑟家有三個孩子要養，幾乎快撐不下去了。「他們的財務狀況真的非常艱困，」一位親戚說。夏洛特最後只能拿芥末三明治給孩子吃。「有什麼就拿什麼，」阿湯的姪女瑪莉回憶那段日子，「當時日子非常難過。」

夏洛特和姊姊們一致認同這個解決辦法：搬到芝加哥。但是就算到了芝加哥，日子還是很辛苦。夏洛特的兒子當諾回憶道：「我們以前經常去一家麵包店，討放了一天的麵包。我們用煤爐讓公寓保持暖和，以前經常到芝加哥的火車鐵軌附近撿煤塊。」

那裡的日子很難過——但是在伊利諾州的鄉下，日子又更難過。玻爾．潘說沒有「穩定的工作，只有定期的臨時工」。阿湯．達諾胡運氣很差，連那些臨時工都找不到。房子已經抵押貸款到最高額度，他想不出法子了。「阿湯瀕臨破產，」一名姻親回憶道，「楷瑟琳渾身都是鐳，慢慢步向死亡，飽受疼痛折磨。阿湯把錢全都拿去買藥，試著幫楷瑟琳緩解疼痛。」達諾胡家現在負債大約兩千五百美元（折合現在的四萬一千一百四十八美元）。

除了舉債，沒有別的辦法了。「他們靠接濟過了一陣子。」他們的姪女瑪莉透露，「他們覺得很羞愧，不想要別人知道。」

不過需要幫忙的不只有他們：走投無路的人在渥太華的施膳處外頭大排長龍。人人都三餐不繼，達諾胡家幾乎沒有再去想官司了——忙著為了活命而戰。到了一九三七年春天，她們的律師羅森索終止代理她們的案子，女工預訂那年稍後要到伊利諾州工業委員會參加聽審，就目前的情況來看，沒有律師會代理她們。

時間流逝，一九三七年三月二十八日，楷瑟琳・達諾胡和家人慶祝復活節，復活節是天主教最重要的節日之一，有人送了一隻「一臉膽怯的小兔子」給當時兩歲的瑪莉・珍和快要四歲的小湯。小湯喜歡畫畫，跟爸媽以前一樣，他有一組水彩顏料，經常拿來畫著玩。

楷瑟琳心懷感激地向來訪的神父領取聖餐——她現在無法去教堂，只好在家裡領聖餐——並且禱告。復活節就是要紀念基督復活：救贖、希望、修復損毀的身體。

雪上加霜的是，就在此時，楷瑟琳身體又惡化了。「一部分顎骨，」霍霸・潘寫道，「穿過肉，掉到嘴裡。」她的舌頭無意間碰到碎骨：陌生的物體。楷瑟琳取出碎骨，痛得眼淚直流。那是她的顎骨。**她的顎骨**。

「好可怕。」她的姪女瑪莉回憶道，「碎骨就這樣掉出來。我覺得那實在……你想想，老天爺啊，根本不能吃東西！太可憐了！」

阿湯・達諾胡被迫眼睜睜看妻子真的崩壞。這著實駭人——但是，在這個本來應該慶祝重生的日子，阿湯發現自己心裡真的至少有個東西復活了：討回公道的欲望。而且他知道現在楷瑟琳需要誰的幫忙。

她的朋友們。

*

阿湯睿智地選擇現在求助的朋友。瑪麗．羅希特「總是不畏艱難」。「瑪麗是個鬥士。」一位親近的親戚透露，另一位補充說：「如果她認為幫得了別人，就一定會伸出援手。她是個守護者。」不只是守護者，也是大受歡迎的女孩，所有女工她都認識，因此由她來召集所有人，再適合不過。「她擅於組織。」一位親戚說。

果然不出所料，聽到阿湯的請求之後，瑪麗立刻採取行動，打電話給所有女工，詢問大家是否願意聯合聘請律師。此時夏洛特．波瑟大力相助——雖然她現在住在芝加哥，但是仍舊積極參與：她是忠誠不二的朋友。夏洛特揭露，女工接到她們的電話紛紛拒絕幫忙。

不，她們不願意幫忙。因為有些表盤畫工不想面對眼前發生的事。雖然鎮上有無數人否認鐳中毒存在，但是否認的理由卻五花八門。「她們嚇得退避，」奧莉薇．魏特說，「問那種病會不會傳染。」

瑪麗對鎮民的態度大失所望。「她以前經常說，」一位親戚回憶道，「『沒人想要聽我們說話！』

我想她一定很受傷。」儘管如此，她還是繼續遊說表盤畫工，最後，有些畫工終於答應一起為正義而戰。「瑪麗始終鍥而不捨。」一位親戚說，「她團結了女工，她們全都是朋友，全都為了楷瑟琳團結合作。」

那一小群女工現在設定遠大的目標，鎖定她們所聽過的頂尖律師，女工認為最好由支持女工的男人們去找律師，因此霍霸．潘和阿湯．達諾胡寫信給當代美國最知名的律師，他「總是接不可能贏的案子」。

他們寫信給克雷倫斯．戴洛。

「先生您好，」霍霸的信上這樣寫，「我們實在是求助無門，希望您能幫忙，或者提供意見……這些案子不久後將在工業委員會舉行最後聽審，沒有律師肯代理這些女工。請問您能否承接此案？」

但是一九三七年戴洛都快八十歲了，健康狀況不佳，因此他說同情女工，但是無法幫忙——不過呢，他答應把案子轉介給另一名律師。

接下來，女工們想起了去年接受瑪莉．達帝採訪的經驗，於是求助媒體，宣傳她們的困境。「鐳死亡肆虐！」一九三七年七月七日《芝加哥每日時報》的頭版這樣寫道，「行屍走肉被司法拋棄！」那篇報導的封面女孩是獨臂的夏洛特．波瑟；她告訴報紙，她「每天活著在害怕無可避免的死亡」。接受訪問的不只有夏洛特、瑪麗和楷瑟琳，還有葛雷辛斯基家姊妹、玻爾．潘、奧莉薇．魏特、海倫．曼奇（現在住在芝加哥）以及其他少數人。

報紙依照女工的要求，報導她們沒有律師代理即將舉行的伊利諾州工業委員會聽審，聽審預訂在七月二十三日舉行：十六天之後。這場聽審是「她們的背水一戰——取得賠償金的最後希望」。「倘若沒有律師，」報紙寫道，「女工擔心對方耍法律奸計，女工們對於前景十分絕望，或許是因為這樣，許多女工懼而遠之。」

楷瑟琳．達諾胡放膽直言。「我想，鐳表盤的律師想要的，」她淘氣地說，「就是我們全都懼而遠之。」

「鐳表盤公司，」報導繼續寫道，「關閉了渥太華的工廠，『一走了之』，只扣留一萬美元（折合現在的十六萬四千五百九十五美元）債券在工業委員會。」鐳表盤開溜了，看來女工只能拿這一萬美元作為賠償金與醫療費。

雖然現在喬瑟夫．凱利開設了一家一模一樣的公司，生意興隆，但是女工的前律師杰．庫克解釋說：「那是『新』公司，根據法律規定，『新』公司不用為『舊』公司的任何行為負責。」被告的是鐳表盤，不是喬瑟夫．凱利。「她們只能扣押那一萬美元，」庫克說，「當然，除非她們能找出『舊』公司在別的地方還有藏匿其他資產……」

翌日，女工在媒體的盟友再度出擊。「渥太華的鐳公司現在在紐約！」《芝加哥每日時報》得意寫道。「鐳表盤公司，」報導寫道，「被《芝加哥每日時報》發現，此時正在紐約下東區做生意。」他們雇用年輕女性畫表盤……

被發現後，鐳表盤的新總裁威廉．甘利站出來反擊。「這些女工的索賠無效，於法不符。」他出言反抗，「那些女工大多只在我們公司工作幾個月而已，幾乎全都離職多年了。」

接著，他否認鐳表盤曾經祕密進行檢測，否認曾經主導對小佩．路尼進行驗屍，指示醫生湮滅關於真正死因的證據，他聲稱：「我不記得我們在渥太華的工廠，有任何一個人受害於所謂的『鐳』中毒。」

鐳表盤不打算束手待斃，他們以前在法庭打贏過這場官司，現在信心滿滿，認為會再贏一次。總裁的態度讓女工深刻明白她們亟需律師。離至關重要的聽審已經進入倒數計時，卻還是沒有律師挺身而出，女工寫信、接受媒體採訪、口耳相傳，四處求援，但是到目前為止都沒有效果。因此儘管身患殘疾，女工最後決定求人不如求己。

「自殺俱樂部」該走一趟「大城市」了。

四十八章

芝加哥：這片土地上滿是鋼鐵、石頭和玻璃，摩天大樓林立綿延，對照之下，地面上的市民活像螞蟻一樣走來走去。五名女工走在汲汲營營的城市街道上，處處都是芝加哥顯眼的都會建築。這裡沒有女工所熟悉的寬闊地平線，太陽懸掛在天空，像顆柑橘類水果，高掛在無止境的田野上。這裡沒有田野——只有成熟可以摘的機會。

距離聽證會只剩兩天：七月二十一日星期三。女工前往北拉薩爾街（N LaSalle Street），就在戲院區的正中心。她們穿著整齊漂亮，大多穿著量身訂做的夾克——全都戴著飾著緞帶的帽子——那個七月天氣溫炎熱，她們抵達她們找尋的地址時，欣喜雀躍：一百三十四號。這裡就是「都會大樓」（Metropolitan Building）。

她們把脖子往後仰到底，還是看不到屋頂；這棟大樓有二十二層樓高，而且可不是普通的辦公大樓。她們在大廳外面躊躇時，眼睛打量著細節：牆上有金色的牆板；地板上裝飾著字母「M」；門上用特別的金色實心字母寫著大樓的名稱。這裡跟她們今天早上出發的地方迥然不同；

這點無庸置疑。

楷瑟琳·達諾胡不辭辛勞也要前來，她絕對不能錯過這場會議。剩下的女工「成立一個組織，聯手打官司」，儘管健康快速惡化，楷瑟琳仍舊擔綱主席，她必須領導這趟征途，尋找一個能代理她們的律師。

她選擇穿一件漂亮的圓點圖案黑色洋裝，這件是她最好看的洋裝。那天早上她緊張地穿上那件洋裝——心裡也有點擔心。布料滑過越來越單薄的身軀，她心裡焦慮地想，髖部的那處腫脹絕對比以前大了些。

跟她在芝加哥的有，瑪麗·羅希特、玻爾·潘、葛雷辛斯基家兩姊妹法蘭西絲和瑪桂麗特。這五個人代表所有提告的表盤畫工，包括已經去世的伊內絲·威樂，她的傷害索賠已經併入，跟還活著的女工一起提告。女工們把帽子拉直，把洋裝整理平整，毫無畏懼地走進大廳，搭著裝飾藝術風格的電梯到她們要去的那間辦公室。

那間辦公室裡陳列著書櫃，書櫃裡擺滿大部頭的法律書籍；牆上掛著框起來的資格證書。房間裡占據主位的是一張巨大的桌案，用有光澤的淡紅色木頭製作而成，桌面上有玻璃。但是女工們一跟站在桌案後面的男子四目交接，就立刻把這些室內陳設全都拋諸腦後。他穿著三件式的粗花呢西裝，大大的鼻子上擱著眼鏡，深色頭髮側分，梳理整齊。男子有點肥胖，眼神親切。

「女士們，」他開口問候，把手伸過桌子跟她們握手，以示歡迎，「我叫雷納·果思曼（Leonard Grossman）。」

*

可能是克雷倫斯．戴洛把女工轉介給他，或者把他轉介給女工。果思曼跟戴洛一樣，是個極受注目、舉止浮誇的律師，關心底層人民。他一八九一年生於亞特蘭大，也就是說五名女工登門拜訪時，他四十六歲，他的生日是獨立紀念日。

其實這個特別的生日在許多方面影響了他的個性和熱情，他很早就支持婦女參政運動人士，有一篇文章報導她們在華盛頓的大遊行，標題寫著「兩百名女性和一名單身男性」——那名單身男性就是雷納．果思曼。每當附近剛好有新聞記者，他總是會想辦法擠進照片裡。他剛離開法學院時，當過許多家報社的特約記者，對故事的嗅覺始終敏銳。他是個優秀的演說家。果思曼過去參與過政治，但是真正令他興致勃發的是勞工賠償案件。「他熱愛幫助勞工和有難的人。」他的兒子藍（Len）說，「他從來就不想賺大錢。」

有時候，他連小錢都不賺；「他會收鞋子抵費用。」他的兒子回憶道，「他經常那樣做。」這或許能解釋為什麼一九三七年七月——儘管辦公室看似氣派——果思曼卻「經營頗為慘澹；辛苦度日」。不過他不以為意：驅動果思曼的不是錢；原則是他的燃料。

渥太華的五名女工走進這間辦公室，主人為人古道熱腸，把勞工擺第一。

「就在我們走投無路的時候，他前來解救我們。」楷瑟琳．達諾胡回憶道，「他完全沒有想到錢，只是想要幫助我們這些女工，幫助有難的人。」果思曼向新的客戶說：「我會全心幫妳們，很高興能幫妳們打這場仗。」

女工終於找到法律鬥士了，她們在最後一刻才找到他；兩天後，果思曼和女工們就要到伊利諾州工業委員會參加聽審。

七月二十三日星期五，楷瑟琳和其他女工一步一步、一吋一吋慢慢走向黃色石頭砌成的拉薩爾郡法院，從聖哥倫巴往南四個街區就到了，所以她們不用走很遠。抵達時，她們很開心，看到新聞媒體正在報導她們的故事。

楷瑟琳格外需要這種好消息來打氣。離開果思曼位於芝加哥的辦公室之後，在這一小段時間裡，又有一塊顎骨掉進嘴裡，她不知道該怎麼處置，只好放在一個紙製的小藥盒。

儘管要出庭聽審，但是楷瑟琳那天似乎受到果思曼鼓舞，找到了燃料，繼續堅持原則——捍衛對的事情。她和其他女工對新聞媒體說話時，她負責「控制記者」，女工們走進法庭，看見果思曼在裡頭，準備為她們而戰，她們知道，這次，她們奮力一搏會有勝算。

果思曼準備進行開場陳述，有幾個女工跟他一起坐在律師席。代表鐳表盤的是兩年前打贏伊內絲．威樂案的那些法律事務所：首席律師是亞瑟．梅集（Arthur Magid），看起來很年輕，一頭濃密的深色頭髮，帶著眼鏡；另一名律師是華特．巴奎克（Walter Bachrach）。

果思曼的第一件工作是請求延後審理，好讓他有時間「熟悉案件，甚至是找出『舊』公司的資產」。梅集欣然答應：鐳表盤不急著開始審理，因為法律程序拖越久，女工就越虛弱。

除此之外，第一場聽審沒有發生什麼大事——不過巴奎克現在倒是透露了鐳表盤的防禦策略，他說會「主張塗料沒有毒，而且女工全都沒有鐳中毒」。沒有毒。即便果思曼對這個案件了解那麼少，他也明白這個立場完全顛覆了同一組律師團隊在威樂官司中所使用的論述，當時，鐳表盤說鐳是毒物——因為當時法律沒有將毒物納入規範，所以法庭必須判女工敗訴。現在法律改寫了，納入毒物，鐳表盤嘗試逆向操作。

果思曼以前就對付過這種狡猾不公的詐術，他被激起了鬥志，挺身迎戰。即便這只是一場簡單的聽審，果思曼仍舊讓大家瞧瞧，他把辦公室挑在芝加哥的戲院區，是多麼恰當。他擅於表演，是「舌粲蓮花的演說家」，他站在法庭舞台中央，展示看家本領。看見他大顯身手，許多女工都被發現「流下眼淚」，終於有造詣高超的律師站在她們這邊了。

「我們應該立法，」果思曼開始說話，聲音肅穆但是旋律悅耳，「禁止會殘害、傷害與損壞身體的東西。」

他轉頭掃視坐在桌子後面的殘疾女工，真情流露地朝她們比手勢。「我們不需要像坐在這張桌子的這些受害者，」他說，「還有很多跟這些女工共事的人已經死了。」

他戲劇性地停頓片刻才繼續說。「這是要扛到加爾瓦略山的沉重十字架，」他說，「但是我們將扛著它，在上帝的協助下，我們將奮戰到底。」

第四十九章

他立刻開始研究這個案子。就在那天，聽審一結束，果思曼和女工就開會，搜集更多資訊。開完會，他拿起褐色的大皮革公事包，轉身離開，馬不停蹄回到芝加哥。

幫他準備的有忠誠的祕書凱蘿・瑞瑟（Carol Reiser）和德裔妻子楚竇（Trudel）。許多關於鐳的歷史文獻都是德文的，因此楚竇花了許多時間翻譯文件。果思曼努力釐清錯綜複雜的案情，經常一天工作十八個鐘頭，他的團隊也努力工作，跟上他的腳步。

由於阿亞・波瑟現在住在芝加哥，趕緊前往果思曼的辦公室，看看女工們是否需要幫忙。「老天爺呀，」果思曼說，「去記錄醫生的口供呀。」

大家聽從他的指示，但是要拿到就醫紀錄可不容易。「我寫信給醫生，」楷瑟琳那年稍後回報，「卻沒有收到回信。」玻爾・潘也一樣，幫她治療的醫院拒絕提供就醫紀錄。最後她懇求醫生：「請幫我拿那些紀錄。這個案子就要舉行最後聽審了。」

要求提供記錄的不只有女工們。那年秋天，果思曼發通知函給鐳表盤，「要求提供員工的所有身體檢查結果」。鐳表盤藏匿真正的檢查結果：果思曼想要知道鐳表盤知道多少，還有何時知道。

女工們看到他那麼勤奮，甚是開心。「您犧牲好多，」玻爾．潘寫信稱讚他，「每天都把其他的事擱在一旁，彙整大量資料，完美陳述這些案子。」

果思曼決定由楷瑟琳．達諾胡來當領頭的訴訟人，接著是夏洛特．波瑟，果思曼說那是「勝算第二高的案子」。楷瑟琳的案子不一定證據最多，她的個性也不是在證人席上最能引人注目的，她甚至也不是鬥志最旺盛的，大家單純認為下一個死的可能會是她。「她活不久了。」玻爾低聲解釋這個決定，「我們希望她有機會到法庭陳情。」

雖然楷瑟琳不再外向，變得跟丈夫一樣內向，但是她似乎接受這項責任。「我們家的女性很堅強，」她的一位親戚說，「總是勇於做對的事，捍衛自己的信念。楷瑟琳發現有人犯了滔天大錯，不會悶不吭聲。」

果思曼在芝加哥埋首工作之際，那個秋天對楷瑟琳．達諾胡來說，似乎漫長又孤寂，她的狀況持續惡化，而且越來越快。「我的髖部非常糟糕，玻爾。」楷瑟琳對朋友坦白，「我只能勉強走動。」髖部的那處硬腫塊無疑正在變大。她接受X光治療，但是後來說：「唉，我接受了三十次X光治療，完全無法幫我緩解疼痛。」醫生似乎無法幫她遏止惡化，但是楷瑟琳拒絕放棄希望。前一陣子有報導說，有一種治療或許能夠幫受害者消除骨頭裡的鐳——她必須再撐下去，治療方法會出現的。

楷瑟琳髖部變形，再也無法走樓梯，阿湯把鍛鐵床搬到樓下的起居室，他自己就睡在床腳附近的沙發上。他盡可能幫楷瑟琳把床弄得舒適，床頭有個將就使用的燈，和一台收音機。他還在高於床的牆壁上掛一個很大的木製十字架，十字架上有耶穌，這樣楷瑟琳睡覺的時候，他就能查看與照顧楷瑟琳。拐杖靠在牆壁上，他扶楷瑟琳去上廁所的時候，楷瑟琳必須拄著拐杖。還有「一雙穿得破舊的拖鞋」，擱在她們的腳邊。去年復活節送給孩子的那隻「一臉膽怯的小兔子」，就放在床邊櫃上陪伴她。

房間前側有兩扇窗戶，西邊有一扇。「採光很好。」她的姪女瑪莉回憶道，「但是窗簾一直都關起來，我想是她要求的。」這樣環境就變得相當昏暗——但是當時楷瑟琳自己有一道光。

「即便是現在，」她麻木地說，「我的身體被黑暗包圍的時候，還是會發出微弱的夜光。」

「我可以看見她身體裡的每一塊骨頭，」她的姪子詹姆斯回憶道，「她就一直躺在床上。」

以前女工們工作時，經常在暗房玩遊戲，她們自己會消失，被這個發光的元素遮蔽，大家只看得見鐳。那種遮蔽效應現在看來似乎具有不可思議的預言效果，因為最近大家看著楷瑟琳時，看見的並不是她，而是中毒的作用，她的身體已經被恐怖的毒物占據了。

「現在大家都害怕跟我說話。」楷瑟琳坦言，「有時候這讓我覺得好孤單——她們簡直已經把我當成屍體。身邊有人，卻還是覺得孤單，這實在很難受。」

即便家人來訪——達諾胡家的人星期日去教堂之後，總是主辦餐會，供應蛋和培根，楷瑟琳會用印著粉紅色玫瑰花蕾的白色瓷製茶壺奉茶——詹姆斯記得他們會到另一間房間聊天，讓楷瑟琳休息。現在由別人來倒茶。

那年接近尾聲時，楷瑟琳被孤立得更加嚴重，她現在「幾乎日夜都躺在床上，有人幫忙才會冒險去外面，通常由丈夫幫忙」。「阿湯以前經常把她抱在懷裡到處走。」詹姆斯回憶道。

在這種情況下，雖然她想要或需要，也沒辦法照顧小孩，儘管達諾胡家沒錢，還是雇了一名管家，跟他們同住的這名褓母依麗娜・泰勒（Eleanor Taylor）現在變成小湯和瑪莉・珍的代理母親，楷瑟琳試著從床上指示她怎麼照顧小孩。

「我想她沒辦法照顧小女兒，肯定很傷心。」她的姪女瑪莉說，「她以前還能稍微照顧兒子，所以兒子能真的獲得母愛。這種情況令人非常難過，真的。」

現在楷瑟琳沒辦法接近孩子，不只因為健康問題，瑪莉・珍還很小，母親十分擔心她在黑暗中發出的夜光會傷害到嬰兒。「她們幾乎到了害怕的程度，」瑪莉回憶道，「不敢讓瑪莉・珍跟母親互動。她們完全不了解鐳造成的病（還有可能造成的傷害）。這著實令楷瑟琳很難過。」

「我承受巨大的痛苦。」楷瑟琳寫信告訴玻爾，她指的可能不單是髖部與顎部疼痛，「有時候我覺得人生實在好難承受。」

楷瑟琳成天獨自被困在床上，無比孤單。夏洛特現在住在芝加哥；玻爾住在幾哩外的拉薩爾。雖然女工們會寫信給彼此，但畢竟不同於實際見面。那年十二月楷瑟琳在一封信中激動告訴玻爾：「我有好多話要說，沒辦法在紙上盡訴。」一眼就可以看見她的孤獨，「我真的好久沒有聽到妳們這些朋友說話，或看見妳們，感覺好像寫信給陌生人。真希望我們住得離彼此近一點。」

然而，至少她還能對她們坦誠：「至於我的健康，」她直率寫道，「我還是個殘廢。」

由於被隔離，她自然不曉得官司案件進行得如何。「我們自己還沒聽到果思曼傳來消息，我沒辦法了解。」楷瑟琳寫信告訴玻爾，「阿湯現在沒工作，否則我就打長途電話給果思曼，問他會不會下來。他還沒寫信給我，似乎很奇怪，不是嗎？」

其實果思曼忙得焦頭爛額，沒時間寫信。「這是鐳表盤的第一個案子。」他後來說，「我必須竭盡全力尋找所有的光和真理以及事實記錄。」然而，他倒是寄給女工們一張節日賀卡，「由衷祝她們節慶季節快樂」。

楷瑟琳照他的建議做，快樂地度過那個聖誕節。雖然阿湯仍舊失業，她用樂觀的字句寫信給玻爾：「雖然聖誕節很難過，但是我們絕對不能抱怨。」貴分（Griffin）神父來送聖餐給楷瑟琳，她對上帝禱告了一小段，感謝一切賜福。她、阿湯、小湯和瑪莉・珍或許窮，楷瑟琳或許病，但是她們在聖誕節聚在一起，這就讓她感激萬分了。

一九三八年新年，當務之急是準備庭審，庭審日期訂在二月十日，楷瑟琳三十五歲生日的六天後。果思曼跟往常一樣忙碌，現在花更多時間待在渥太華，幫女工準備證詞。時值冬天，伊利諾州天氣惡劣，有時候他得費盡千辛萬苦，才能到達那裡。「他們不斷往返。」他的兒子藍回憶道，「我知道有一次路況非常糟，他租了一架私人飛機，請人開那架雙人座或四人座的飛機載他過去。」這就是果思曼的典型浮誇舉止。

楷瑟琳的生日隔天，她和阿湯踏上極度艱辛的旅程，前往芝加哥，讓三位醫生檢查：拉夫樂醫生、專科牙醫達利奇（Dalitsch）醫生和悉尼・魏樂（Sidney Weiner）醫生。魏樂醫生幫她那充滿鐳的骨頭做X光檢查。這三位醫生答應出庭作證，根據檢查提出證詞。

那個星期六早上，楷瑟琳步履蹣跚地走進他們的辦公室，他們看了全都萬分震驚。悉尼・魏樂回憶道：「她看起來比實際年齡老很多，需要兩個人幫忙才能走路，明顯消瘦，面如死灰。」她身體上完全沒有脂肪，無法進食，痛得無法進食，只剩骨架的重量，骨瘦如柴，洋裝鬆垮垮。楷瑟琳知道自己體重減輕了，但是站上醫生的磅秤之後，連她自己都嚇一跳，她只有七十一磅重，相當於五英石，約三十二公斤。

檢查牙齒之後，達利奇發現，楷瑟琳嘴巴「遭到破壞」，「貫穿下顎骨主體」——這些骨頭碎裂導致「碎骨位移」，這就是為什麼楷瑟琳老是得從嘴裡取出破碎的顎骨。還有，達利奇說：「大量流膿，散發惡臭。」

在此同時，拉夫樂檢驗她的血液，發現「血液能量流失驚人」。他發現楷瑟琳的白血球數只有幾百而已，正常值是八千左右。他暗自心想，楷瑟琳「缺乏這些血球，導致體力衰竭，瀕臨死亡」。

但是讓醫生最擔憂的是她的X光，髖骨上的硬腫瘤，過去幾個月來讓楷瑟琳憂心忡忡，現在「大概像葡萄柚那麼大」。

醫生沒有把檢查結果告訴達諾胡家。楷瑟琳身患重病，需要回家臥床休息。這三位醫生跟愛琳・勒・波特的醫生所見略同，認為不應該把預後告訴楷瑟琳，擔心她病情加速惡化，最好還是讓她繼續懷抱希望，保持樂觀：醫生相信這樣有助於她對抗這個疾病，遠好過知道事實。

楷瑟琳和阿湯費盡千辛萬苦回到東優等街，阿湯把妻子抱進起居室，輕輕把她放到床上。她需要休息，因為五天後她就要出庭了。楷瑟琳・伍夫・達諾胡要鐳表盤對傷害她和她的朋友負起責任——她決定不論如何都要改變局勢。

第五十章

一九三八年二月十日星期四，天剛破曉的時候，涼爽多雲，在東優等街的起居室，阿湯．達諾胡幫妻子穿衣服，他幫妻子穿上及膝的膚色絲襪，綁好黑色平底鞋的鞋帶。楷瑟琳挑了一套最漂亮的服裝：她再一次把那件白色圓點圖案的黑色洋裝套過頭，慢慢把黑色腰帶繫到消瘦的腰上。洋裝掛在她身上，比七月她初次會見果思曼時還要鬆垮許多，但是她今天不會去想這件事。

她在左腕戴上最後一件飾品，一只銀色錶帶的手錶，那是阿湯在結婚前送給她的，不是夜光錶。她戴上眼鏡，把黑色帽子戴到頭上，把深色毛皮外套罩到肩膀上，準備好了。

她的丈夫也打理好服裝了。阿湯平常都穿工人的服裝：連身工作服和粗糙的工作服裝。今天他穿著深色的三件式西裝，戴著樸素的條紋領帶，濃密的頭髮和八字鬍梳理整齊，也有戴眼鏡。再戴上淺色的短簷紳士帽後，他準備好了，要帶楷瑟琳到法庭。

但是他沒辦法獨自完成，需要奧莉薇的丈夫克雷倫斯．魏特幫忙。楷瑟琳坐在金黃色的木椅上，兩人把她抬起來，她的皮膚很容易瘀青，骨頭現在十分脆弱，阿湯很難用雙手把她抱在胸口：

椅子是比較安全的選擇。兩人一路把她抬進法庭，接著走到四樓，果思曼在那裡跟他們打招呼，走過來幫忙。

他們把楷瑟琳移到法庭裡的一張黑色椅子上，她環視這個單調的廳室。這是工業委員會的聽審，但是這裡看起來比較像會議室，不像法庭；其實，這是郡稽查員的辦公室。地板砌著鑽石圖案的磁磚，占據主位的是一張大木桌，桌腳結實，圍繞桌子擺放的椅子是給關鍵人員坐的，在桌子後面排成一列列半圓形的椅子是給旁聽人員坐的。

楷瑟琳的朋友已經到場了，包括玻爾．潘和瑪麗．羅希特，不過在場的不只有女工，這次跟十年前紐澤西州女工的案子一樣，渥太華女工的苦境引起全國關注：來自全國各地的記者和攝影師擠滿這個房間。

媒體出席了這場審判，但是鐳表盤的高階主管似乎反倒沒有出席，他們的法律團隊也沒有全員出動，只有亞瑟．梅集在場，在那張大桌子坐在仲裁人（法官）旁邊。華特．巴奎克、瑞德先生、甘利總裁都沒來，只有梅集一個人代表鐳表盤。或許他們是不屑出席，不過也可能是有其他原因無法出庭。

楷瑟琳仔細打量法官：這個男人將決定她的命運。喬治．馬摩（George B. Marvel）六十七歲：這位圓臉的紳士，一頭白髮，眼鏡戴在小鼻子的末端。加入工業委員會之前，他當過律師和銀行總裁。楷瑟琳好奇法官會怎麼斷她的案子。

她觀察周遭，等待審判在早上九點開始，新聞媒體也在觀察她。「達諾胡太太，」《芝加哥先驅檢驗者報》（*Chicago Herald-Examiner*）後來寫道，「幾乎沒辦法自己站著，她的雙臂不比小孩的粗，面容憔悴蒼白。深色的眼睛在無框眼鏡後面熊熊燃燒。」《芝加哥每日時報》有點不厚道地稱她為「牙籤女」。

楷瑟琳坐在主桌，阿湯就坐在她後面。她小心脫下毛皮大外套，整齊地放在大腿上，但是她沒有脫下帽子；最近她似乎無時無刻覺得冷，身體缺乏脂肪，加上心臟逐漸衰弱，讓她覺得冰冷。她感覺到嘴裡又開始流出膿水，取出有圖樣的手帕，拿在手上，幾乎必須不停拿手帕擦嘴。

果思曼跟她確認，問她準備好了沒，她俐落地點點頭。果思曼一如平常，穿著三件式粗花呢西裝，雙眼炯炯，對於眼前的工作磨刀霍霍。超過半年來，他辛勤不倦地研究女工的案子；他知道自己和楷瑟琳都做好萬全準備了。

果思曼在開場陳述中說：「我們可不是那群認命的受害者，不會毫無戒心地把喉嚨伸向銳利的劍，即便我們的敵人赫赫有名，也就是在本案代理被告的記錄在案的法律事務所……由大膽無畏的伊利諾州工業委員會審理，我們的希望越來越大，宛如彩虹繽紛的光輝，希望正能勝邪，弱能勝強。」

他繼續說，把引言帶到本案的女主角：「國家的防禦部隊拯救了人命，因為楷瑟琳．達諾胡幫國軍塗畫儀器上的夜光表盤。為了確保人命安全，她和同事現在成了活死人，她們犧牲了自己的性命，真的是我國的無名英雄，本州和全國都欠她人情。」

現在，輪到這位無名英雄說話了。楷瑟琳坐在中央的桌子，果思曼坐在她旁邊，梅集和馬摩坐在她對面，她是第一個作證的。雖然她亟欲表現得堅強，但是潰爛的嘴巴發出來的聲音卻背叛了她。報紙說她「聲音虛弱模糊」，而且「顫抖」，「就連在她的椅子後面坐成一個圈圈的那些朋友也幾乎聽不見」。

但是她至少開口說話了，描述自己的工作，鐳粉如何覆蓋女工全身，讓女工發光，還有舔尖的作法。「這種可怕的毒物就是這樣進入我們的身體。」她哭道，「我們從來不知道鐳會傷身。」果思曼微笑鼓勵她；她表現得可圈可點。楷瑟琳迅速喝口水，律師現在引導她說明證據，也就是鐳表盤刊登在當地報紙的滿版騙人公告。

「抗議。」梅集站起身說，但是喬治．馬摩准許證人繼續說。

「一九二八年紐澤西州的那些女工死於鐳中毒之後，」楷瑟琳繼續說，「我們驚恐了起來，但是不久後，瑞德先生就叫我們仔細讀讀這篇公告，他叫我們不用擔心。」

馬摩緩緩點頭，寫下筆記，一字一句審視那份具有爭議的公告。楷瑟琳繼續陳述證詞，轉頭看向身後的朋友，她們坐成一排，專注聽她說話。「瑪麗．羅希特小姐和我第一次接受檢查之後，」她回憶道，把頭轉回來面向法官，「我們想要知道為什麼我們沒有收到報告，瑞德先生告訴我們：『我的好女孩呀，如果我們把健康檢查報告給妳們，這個地方會天下大亂的！』我們倆當時都不明白他的話是什麼意思。」

但是她們現在明白了。楷瑟琳在法庭上描述當時的對話，瑪麗「聽得面色發白」。

「噢！」她大叫，終於想通她的主管瑞德先生當時說那句話是什麼意思。

「瑞德先生就是那樣說，」楷瑟琳尖銳地向法官補充道，「他還在紐約的鐳表盤上班。」

報社在紐約找到他，負責督導畫表盤的女工。他「負責督導營運」，這很可能是升遷，因為紐約的工廠比渥太華的遠遠更有名望。鐳表盤似乎獎勵了員工的忠誠。

接著出現一陣騷動，委員會的首席安全檢查官急忙走進辦公室，拿著果思曼用傳票請求取得的文件。果思曼迅速翻找檔案，馬上就發現，一九二五年和一九二八年的女工健康檢查結果並沒有在裡頭。然而，有些信件特別重要。

鐳表盤的總裁凱利在一九二八年寫信給伊利諾州工業委員會：

本公司一九二八年八月十八日保單遭到取消，至今仍無法取得賠償保險。紐約美國鐳企業的所謂鐳中毒案件傳得沸沸揚揚，保險公司決定不再承保，如此一來，本公司就必須承擔伊利諾州渥太華工廠發生那類案件的風險。

凱利向十家不同的保險公司要保，全都被拒絕。

「您可以清楚看見，」凱利繼續說，「這讓我們陷入了相當棘手的困境，請問『我們』該如何取得保護呢？伊利諾州是否有任何賠償保險呢？」

凱利只想著如何才能保護公司的財務資產，似乎沒有想到，保險公司拒絕承保，或許是因為他的事業太危險，保險公司無法承保。委員會這樣回覆他：「您只能自己承擔風險。」

凱利認為值得一賭，這就是為什麼沒有保險公司的律師出席這場聽審：因為鐳表盤沒有保險公司。一九三〇年十月三十日，伊利諾州工業委員會通知鐳表盤違反了《勞工賠償法》，該法規定公司必須投保。因此，鐳表盤「被迫向工業委員會繳交保證金，並且保證會自行承擔風險」。就是在此時，鐳表盤付一萬美元給委員會，楷瑟琳和朋友們現在試圖分掉這一萬美元，這一小筆錢就是這樣來的。

沒有別的錢了。果思曼追查鐳表盤的資產，希望女工能獲得更多賠償，結果毫無所獲。現在鐳表盤逃到紐約了，伊利諾州工業委員會似乎無權越過州界，沒收鐳表盤的任何資金。這個案子雖然在財務上令人失望，但是在許多方面，重點並非錢。這個案子確實能改變女工的經濟狀況——尤其是阿湯和楷瑟琳勝訴的話，就能脫離貧窮——不過顯然對女工而言，更重要的是，大家認清發生在她們身上的悲劇。大家都對她們退避三舍，說她們是騙子，到處矇騙詐欺；她們眼睜睜看著鐳表盤殺人害命卻還逍遙法外。她們是為了真相而戰。

亞瑟・梅集幾乎抗議個不停，但是全被駁回。楷瑟琳現在講述自己和夏洛特被診斷出鐳中毒後去拜訪瑞德先生的始末。「瑞德先生說他認為我們什麼病都沒有。」楷瑟琳低聲說，儘管聲音虛弱，仍舊使勁說得氣憤，「他拒絕考慮我們的賠償要求。」

馬摩點點頭，被楷瑟琳嚇得愣住。「她消瘦的身軀在發抖」，但是她並沒有因此停下來。

「兩年後，」她回想一九二四年說，「我開始覺得左腳踝疼痛，接著往上蔓延到髖部，偶爾會痛到昏過去，夜晚更是痛到無法忍受。」

她講述疼痛如何擴散到全身：腳踝、髖部、膝蓋、牙齒，最後她殘疾嚴重到只能臥床，無法進食，無法照顧自己的孩子。接著，她手指捏著聖衣徽章——天主教的護身符——說自己再也無法跪下來禱告。她描述自己——還有別人——承受的痛苦，說得極度引人憐憫。楷瑟琳告訴法官，說她的兩個孩子也受到影響。

作證快要結束的時候，楷瑟琳把手伸進皮包，拿出一個小珠寶盒，小心翼翼放在大腿上。她和果思曼事先討論過這件事，因此果思曼問她帶了什麼證物來。

楷瑟琳低頭看盒子，接著用細瘦的雙手把盒子拿起來。法官身子往前靠，想知道盒子裡有什麼。慢慢地，非常慢地，她打開盒子。接著，從裡頭，她拿出兩片碎骨。

「這些是我的顎骨碎片，」她直率地說，「從我的顎部取出來的。」

第五十一章

楷瑟琳的朋友在法庭裡看見她拿起自己的碎骨，全都「嚇得直發抖」。她的骨頭被列為證物，還有她的幾顆牙齒。她說完如此駭人的證詞之後，果思曼讓她休息，她靜靜坐在椅子上，用手帕輕輕擦嘴，看著華特．達利奇醫生走到桌子旁幫她作證。

他面容乾淨，前額有稜有角，嘴唇豐厚，深色頭髮；他權威十足地陳述證詞。果思曼引導他說明如何治療楷瑟琳的牙齒，接著繼續討論鐳中毒的一般知識。達利奇說許多「生病與死亡」的表盤畫工，被診斷出來的病症與事實不符。對此，梅集提出抗議，但是被馬摩駁回。法官語帶強調地補充說：「這位醫生醫術高明，以專家的身分作證。」這位仲裁人似乎站在達利奇這邊。

達利奇針對楷瑟琳的病因提出專業見解。「這病，」他直截了當地說，「是輻射物質的毒所致。」

果思曼明確聽到這句關鍵證詞之後，旋即開始連續快速發問。

「你認為，」他問，「楷瑟琳．達諾胡現在能做體力活嗎？」

牙醫看向桌子對面的楷瑟琳，楷瑟琳蜷縮在椅子上聽他說話。「不能，」他難過地說，「她沒辦法。」

「她能謀生嗎？」

「不能。」達利奇說，把焦點轉回到果思曼。

「你認為這個病是永遠的，還是暫時的？」

「永遠的。」他迅速回答。楷瑟琳垂下頭：這是永遠的。

「你認為，」果思曼現在問，「這病會致命嗎？」

達利奇猶豫了起來，「意味深長地瞥」向楷瑟琳，楷瑟琳距離他只有幾公尺。果思曼的問題懸在空氣中，停在時間裡。五天前，楷瑟琳在芝加哥做完檢查後，三位醫生其實判定她的病「永遠無法治癒，已經到了末期」。但是醫生們慈悲為懷，不想要再打擊楷瑟琳．達諾胡，因此始終沒有告訴她。

「在她面前說？」達利奇現在舉棋不定地問。

不過他說得其實夠多了，他這樣停頓，其實就透露了足夠的訊息。楷瑟琳「嗚嗚啜泣，在椅子上往下癱滑，雙手掩面」。一開始，淚水默默滑落她的臉頰，但是接著，彷彿遭到達利奇沒說出口的話猛力衝擊，她「歇斯底里大叫」。她放聲大叫，想到要跟阿湯和孩子天人永隔，想到要離開人世，想到未來將發生的事。她本來不知道，本來還懷抱希望，本來還心懷信心。楷瑟琳原本真的相信自己不會死——但是達利奇的臉透露出事實並非那樣，她從達利奇的眼裡可以看得出來。因此她大聲尖叫，原本聲音氣若游絲，連說話都十分辛苦，現在卻因為恐懼和悲痛而變得強大。阿湯聽到妻子的哭聲，也「崩潰啜泣」。

那聲尖叫是轉捩點；叫完之後，楷瑟琳就再也沒辦法打直身體。她身子癱倒，「要不是附近有一位醫生抓住她，她就摔倒了」。魏樂醫生倏地站起身，把她扶起來。就在這一刻，阿湯似乎從癱瘓中恢復過來，急忙跑到癱倒在椅子上的楷瑟琳身邊。魏樂用手探測她的脈搏，阿湯一心只擔心楷瑟琳。阿湯把楷瑟琳的頭擱在他的手上，撫摸楷瑟琳的肩膀，試著讓楷瑟琳恢復正常；回到他身邊。楷瑟琳激動啜泣，嘴巴張得很開，嘴裡的崩壞一覽無遺：牙齒掉落後留下的間隙。但是她才不管誰看到；她在腦海裡只看得見達利奇的臉。**致命**。**這病會致命**。這是她第一次聽到這番話。

玻爾緊跟著阿湯趕到，親眼目睹朋友悲痛欲絕，她們兩人在楷瑟琳身旁彎下身，玻爾拿一杯水要給楷瑟琳喝，但是楷瑟琳沒有接過。阿湯雙臂環抱楷瑟琳，試著安撫痛哭的楷瑟琳。阿湯那雙做粗工的雙手扶著她，一手放在她的背上，一手壓著她的前側，想要讓她知道自己就在她身邊。

新聞媒體攝影師一秒都沒浪費，趕緊捕捉這一刻。阿湯突然察覺到他們，突然察覺到自己想要把妻子帶離這一切。他把楷瑟琳留給玻爾照顧，玻爾輕輕撫摸楷瑟琳的深色頭髮。阿湯請來果思曼和魏樂，三個人一起抬起楷瑟琳的椅子，把她抬出法庭，玻爾在人群中開道。

「這名女子的啜泣，」一份報紙黯然寫道，「在走廊上就聽得到。」

法官立刻宣布休庭，楷瑟琳被抬到郡書記官的辦公室，放在一張桌子上。玻爾把楷瑟琳的毛皮外套鋪在楷瑟琳下面，讓她躺在柔軟舒適的外套上，避免皮膚受傷。幾冊出生記錄簿把她的頭撐起來，當作枕頭。阿湯輕輕把眼鏡從妻子的臉上拿下來，站在她身旁，兩隻手都摸著她：一手握著她戴著阿湯的手錶的那隻手，另一隻手輕輕地撫摸她的頭髮，讓她冷靜下來。玻爾握住楷瑟琳的另一隻手，試著讓她安心。兩人都低聲安慰他們所愛的這個女人。

楷瑟琳此時虛弱得連眼淚都流不出來，但是她感覺得到丈夫就站在附近，她有一件事要說。她緊緊握住丈夫的手，用「虛弱顫抖」的聲音低聲說：「不要離開我，阿湯。」

他哪兒都不會去。

楷瑟琳無法回去參加聽審。「她澈底崩潰了。」一名主治醫師說，「她不會、也沒辦法再活很久。」

阿湯沒有在場聽到他說這番話；他抱楷瑟琳回去位於東優等街的家。但是翌日報紙刊登阿湯和楷瑟琳的照片，寫得白直，這對苦命鴛鴦的一張照片上方寫著標題：「死神就在她們倆身旁。」

庭審在下午一點三十分繼續，楷瑟琳沒有出席。阿湯把妻子帶回家安頓好之後，又回到法院，想代表楷瑟琳出席這場聽審，因為這場聽審對她十分重要。既然她身患重疾無法出席，阿湯就代替她出席。

聽審從稍早中止的地方繼續，阿湯愣愣地坐在法庭後側的椅子上。

「她的病會致命嗎？」果思曼問達利奇。

醫生清了清喉嚨。「她的病會致命。」他承認。

「根據合理判斷，」果思曼問，「你預期楷瑟琳．達諾胡還能活多久？」

「我想這說不準。」達利奇開始裝出強硬的氣勢，或許是顧慮到她的丈夫就坐在法庭裡，「取決於她獲得的醫療照護等種種因素——治療……」

果思曼盯著他看。這裡是法庭，不是診所，拐彎抹角對楷瑟琳的官司沒有幫助。達利奇被果思曼瞪得打直腰桿。

「我推測……幾個月吧。」他坦白說出來。

阿湯感覺淚珠又盈眶了。**幾個月**。

「後期無藥可救嗎？」果思曼問。

「沒救了。」達利奇說，「無藥可救了。」

那天下午有其他醫生接受詢問，每個醫生的證詞反復強調楷瑟琳必死無疑，阿湯被迫聽下去。

「無庸置疑，她的病已經到末期了。」魏樂醫生作證說。

「她的時日不多了。」拉夫樂附和，「完全沒有希望了。」

沒有希望。無藥可救。楷瑟琳必死無疑。

阿湯眼淚流下臉頰，聽完這一切。他承受這一切。那天下午結束時，他幾近崩潰，必須由別人攙扶走出法庭。

至於鐳表盤的律師，他沒有作秀，對醫生們進行交叉詰問時，只問鐳表盤認為的關鍵議題：鐳是否是毒物？拉夫樂說：「她的工作和我幫她診斷出來的病症，絕對有因果關係。」梅集似乎認為這番話無關緊要，反而慷慨激昂地辯稱：「輻射物質或許有腐蝕性，但是沒有毒性。」

「鐳表盤的立場是，」這位伶牙俐嘴的律師解釋說，「根據新法，女工無法獲得賠償，因為新法只賠償在職場上中毒所引發的疾病。」他們堅稱鐳不是毒物，認為自己「不用負責」。

梅集說鐳中毒這個「詞」，「只是用於方便描述輻射物質對人體產生的影響」。他死守這個立場，不顧拉夫樂氣憤地說：「輻射化合物毒害楷瑟琳的身體，這種影響不只是一般所說的腐蝕，而是屬於醫學所定義的毒物！」

果思曼很清楚，就是這個律師，短短幾年前在伊內絲．威樂的案子裡，堅稱鐳是毒物。果思曼調侃梅集是「專精語言與毒物的高手」，企圖「利用高超的詭辯和施展法術」，扭曲真相。

女工的律師補充說：「被告說鐳不是毒物，支持這個理論的證據和埃及獅身人面像一樣，毫無記錄。」鐳表盤沒有請人作證，支持自己的論述。

相對之下，女工有很多話要說，楷瑟琳也從崩潰中稍微恢復了，決定繼續作證。但是醫生說她病得太重，不能下床，說她「狀況極度衰弱，倘若強迫她繼續作證，她有可能會立即死亡」。

但是楷瑟琳意志堅決，就在此時，果思曼提議明天到她的床邊繼續審理；她無法到法庭聽審，果思曼就把法庭帶到她面前。喬治．馬摩考慮之後，答應這項請求。

果思曼負責向新聞媒體報告。他宣布隔天將在床邊開庭審理時，最後補了一句話，他知道這句話會挑動新聞媒體大做文章。

「不過，」他環顧聚集的媒體，黯然說，「前提是她還活著才行……」

第五十二章

到了二月十一日星期五，楷瑟琳・達諾胡還活著。東優等街外頭天氣「陰晴不定」，但是楷瑟琳儘管身體虛弱，對於自己必須做的事倒是十分篤定。

「雖然對我而言太遲了，」她勇敢地說，「但是說不定幫得了別人。要是我打贏這場仗，我的孩子就安全了，跟我共事、罹患相同病症的朋友也會贏。」

鐳表盤也認同，楷瑟琳的案子將作為測試之用，如果法院判她勝訴，其他所有受害者也都將能討回公道。正因如此，她更加不能在這最後一道欄架跌倒；不論如何，她都必須繼續奮戰。

阿湯支持她要作證的決定，但是憂心如焚。「這一切對我們而言太遲了。」他附和，「但是楷瑟琳想要全力幫助其他人。即使刺激——」

他的話音忽然停止。他聽到了醫生們說的話：倘若繼續作證，可能會致命。但是楷瑟琳心意已決，他憑什麼阻攔？「我們在一起的時間很短。」他就只是低聲這樣說。他們結婚才六年而已。

當時分別是四歲和三歲的小湯和瑪莉・珍在家裡，他們在樓上玩耍，大批訪客被帶到餐廳。

楷瑟琳躺在餐廳裡的藍色沙發上，枕頭撐起上半身，一條白色的毯子從腳蓋到下巴。客人一個接著一個擠進餐廳，一共大約三十人——律師、證人、記者和朋友。

楷瑟琳渾身無力，只能勉強睜開眼睛歡迎大家，她「模樣楚楚可憐」，朋友們問候她，明顯十分擔憂。她們以前來這個地方通常是要交際聚會，但是今天情況完全不一樣。女工們坐在擺在沙發旁的一排椅子：從芝加哥過來的夏洛特．波瑟跟楷瑟琳最親密，她坐在玻爾旁邊。夏洛特最近病情急遽惡化，上星期才掉一顆牙齒，她縮著身子坐，穿著灰色的厚外套，左邊袖子空空地垂在側邊。

法務人員拉開椅子坐在橡木圓桌旁，把文件攤在桌上：果思曼、梅集和馬摩，果思曼的祕書凱蘿負責記錄。阿湯想到孩子在樓上，走到一半駐足停在餐廳外面，黯然靠著門邊框。

大家都準備就緒，聽審開始。「楷瑟琳．達諾胡雖然身體虛弱，但是意志堅決，準備繼續說她的故事。」

果思曼向自己的當事人提問時，跪在楷瑟琳身邊，好讓楷瑟琳能更清楚聽見他說的話。楷瑟琳「閉著眼睛」回答他，只有偶爾睜開眼睛，但是就算睜開眼睛，似乎也看不見。

「告訴我們，」果思曼鼓勵她，「上級如何教妳把畫毛弄尖，妳昨天作證時有說。」他把一支兒童用的畫筆遞向楷瑟琳，那是從小湯的水彩畫組裡拿的。

楷瑟琳從毯子下面伸出骨瘦如柴的手，接過畫筆。亞瑟．梅集從桌子旁的座位站起身。「抗議。」他說，「我們抗議使用那支畫筆，沒有證據可以證明那支跟工廠用的是同一款。」

馬摩轉向果思曼。「你有辦法取得一支嗎？」他問。

「有。」果思曼回答得帶些尖酸，「夜光加工公司的工廠現在用的就是這種畫筆，夜光加工公司現在使用的設備全都是鐳表盤公司的，雇用的女工有些也來自鐳表盤，甚至有一名幹部也來自鐳表盤公司。」

「法官裁定，」目睹這段對話的一名記者寫道，「可以用那支畫筆示範。」

楷瑟琳接過律師遞給她的那支細緻畫筆，停頓片刻，感覺手中那支畫筆輕到幾乎感覺不到的重量，感覺手指用熟悉的方式握著筆。

「這樣做。」她停頓一下後，用低沉沙啞的聲音說，聲音聽起來很疲憊，「我們用筆沾鐳化合物塗料。」楷瑟琳做出把畫筆放進坩堝的動作，接著，極其緩慢地，把僵硬的手臂彎回來，拿起畫毛放到嘴脣。「接著把畫毛舔尖，」她微微激動地說，「像這樣。」

她把畫毛放到雙脣之間，轉一轉。舔……沾……畫。她示範完後，用顫抖的手把筆拿高：畫毛變成錐形，尖部完美縮成一點。看到畫毛，「她顫巍巍的身軀猛然一抖」。

朋友和前同事看著她，全都「因為心潮澎湃而表情緊繃」，女工們顯然受到她的示範所影響，強忍著淚水。

「我這樣做，」楷瑟琳無精打采地說，「次數多到數不清……上級就是這樣教我們畫的。」

阿湯從門口看著妻子；看她示範如何被謀殺。他以為自己的淚已經流乾了，結果仍舊默默流下眼淚，不覺得害臊。楷瑟琳示範完這個簡單的動作之後，就幾乎變得像活死人一樣。

果思曼提出一個問題，劃破房間裡的淒冷氛圍。「鐳表盤有任何幹部曾經告訴過妳，說美國政府已經禁止使用駱駝毛畫毛塗繪鐳塗料嗎？」

楷瑟琳聽到後一臉震驚。「沒有。」她回答。坐在她後面的女工氣憤地面面相覷。

「抗議。」梅集尖聲大嚷，幾乎要壓過楷瑟琳的聲音。

「有效。」馬摩回應。

果思曼沒有亂了方寸，又提出一個問題。「鐳表盤是否有張貼任何公告，警告員工用毛筆畫表盤會有危險？」他問。

「沒有。」楷瑟琳回答得篤定，「完全沒有。我們甚至在工作桌上吃午餐，夜光漆就擺在附近。瑞德總監告訴我們，在那裡吃沒關係，只要別讓食物弄髒表盤就行。他們就只告訴我們」——她現在因為使勁說話而喘了起來——「小心別讓表盤沾到油漬。」

果思曼輕輕碰觸她的肩膀，她精疲力竭了，果思曼看得出來。果思曼小心引導她說完剩下的關鍵重點，包括採用玻璃筆失敗，以及她因為跛腳而被解僱，說完果思曼就讓她休息。

果思曼請夏洛特．波瑟宣誓。

「抗議。」梅集立刻大嚷。他想阻止其他女工作證，指稱這單純是楷瑟琳的案子。

「這是測試案例，庭上。」果思曼順勢打斷，請馬摩裁量，「我不知道我以後還能不能請這些女工作證。」他眼睛掃視女工，她們沿著楷瑟琳那張沙發權充的床坐成一排。「可能沒辦法請到她們所有人。」他尖銳地補了這句。

馬摩點點頭。他准許女工接受詢問，不過女工「不能直接談論自己的狀況」。

夏洛特站起身作證，玻爾幫她脫掉肩頭上的灰色外套。她底下穿著綠色短衫，白色領子裝飾過多，袖子「軟綿綿地垂著」，一看就知道手臂截斷了。她走到桌子後面宣誓，接著也把畫毛放到嘴裡轉，示範的時候，暴露了掉牙的地方。她冷靜作證，朋友們專注聽她陳述證詞，眼神流露出焦慮。夏洛特說話時，一名女工淚水盈眶。

「妳在鐳表盤公司工作時，」果思曼問她，「楷瑟琳・達諾胡跟妳在同一個房間工作嗎？」

「是的。」夏洛特說。她說起話來比較強而有力，跟楷瑟琳費盡全力才能說出來的緊繃低語，形成強烈對比。

「妳當時左臂還在嗎？」

夏洛特用力吞了一口口水。「在。」

「妳在那裡工作多久？」他問。

「十三個月。」她說，幾乎說得咬牙切齒。

果思曼詢問她和楷瑟琳當面質問瑞德先生的事。「當時妳的手臂還在嗎？」

「不在了。」她直率地回答。

「……瑞德先生說了什麼？」

「瑞德先生，」夏洛特說，眼睛怒火中燒，「說沒有鐳中毒這種東西。」她說，「她會失去手臂，是鐳表盤所使用的有毒化合物所致」。

果思曼一個一個傳喚女工作證，她們陳述證詞時，跟法務人員一起坐在達諾胡家的餐桌。瑪麗．羅希特說明發生的事時，手指時而捏緊，時而鬆開。

「瑞德先生說鐳會讓我們臉頰紅潤。」她憎惡地回憶道，「說鐳對我們有好處。」

果思曼輪流問每個女工，示範的畫法是否跟她們所學的畫法一模一樣。每個人都點頭，好像一排分身似的。

所有女工都幫楷瑟琳作證：玻爾．潘、葛雷辛斯基家姊妹、奧莉薇．魏特和海倫．曼奇。每個女工為朋友挺身而出，作證說明，亞瑟．梅集都會死纏活纏，一再對她們的證詞提出抗議。阿湯．達諾胡只有簡短陳述，證實他和楷瑟琳為了付醫療費，欠了一屁股債。

從頭到尾，楷瑟琳都默默躺在沙發上，有時候會在朋友們的聲音中打瞌睡，活像她們在她身邊唱著輕快的催眠曲似的。最後，終於結束了，費時兩天，共有十四名證人幫楷瑟琳作證。現在，果思曼完成結辯，每個人都引頸翹望地看向亞瑟．梅集。

但是鐳表盤的律師卻沒有提出證據，也沒有傳喚任何證人，鐳表盤單靠鐳沒有毒這個論述作為法律抗辯。

由於沒有證詞需要聽取了，下午一點過後不久，馬摩正式結束聽審。他說會在大約一個月後做出判決，在那之前，雙方都有機會繳交各種書面法律摘要，完整說明自己的論述。

審理程序只剩下最後一步，聚集的記者絕對不會錯過這個機會。一大票人離開達諾胡家之前，媒體請求拍照。喬治．馬摩和亞瑟．梅集都走到沙發後面，果思曼蹲在楷瑟琳旁邊；現在案子結束審理了，他的手指已經夾著雪茄。大家走進楷瑟琳的視線時，她把瘦削的手伸向喬治．馬摩。馬摩握住她的手，輕輕抓著指尖，嚇了一跳，驚訝她的手剩皮包骨，無比脆弱。楷瑟琳後來說他「非常有同情心」。

媒體不只請法務人員拍照。法務人員離開之後，楷瑟琳的朋友也圍繞著她。夏洛特坐在沙發扶手上，在楷瑟琳的腳邊，其他人站在後面：玻爾．潘在中間，握著她的手。所有女工都看著楷瑟琳——但是楷瑟琳看著阿湯。現在聽審結束了，他走過來，坐在楷瑟琳身旁。照相機發出喀嚓聲，這對夫妻眼裡只有彼此。

「突然間，」一位記者後來描寫看到阿湯和楷瑟琳在一起的情景，「我忘了她牙齒崩落、顎部碎裂……我忘了鐳中毒把這個曾經美麗的女人殘害得剩下悲慘的殘骸……在那一瞬間，我看見了她的靈魂，抓住丈夫的愛——這份愛已經看不見她的脆弱軀殼，哪怕在別人眼裡，她就是那個樣子。」

還有另一張照片。聽到會議結束，小湯和瑪莉．珍跑進餐廳。阿湯把他們抱起來，一手抱一個，讓他們坐在沙發的椅背上，讓楷瑟琳能看到孩子。此時，整個早上的第一次，她恢復生氣，伸手握住小湯的手，跟兒子和女兒聊天，臉上露出歡喜的表情。瑪莉．珍留著可愛的短髮，頭髮上綁著緞帶，身穿彩色的洋裝；小湯穿著白色長襯衫。兩人似乎都被那麼多客人和攝影師嚇傻了，不久後，阿湯就把所有人都帶出去。

果思曼和其他的女工直接前往市區裡的一家飯店，他們在飯店裡仔細商談之後，果思曼才離開返回芝加哥。女工們知道，接下來不論發生什麼事，都會影響她們所有人。就連聽審當天，梅集也再次強調，不論法官的判決為何，鐳表盤都會遵照判決結果來處理其他表盤畫工的索賠。

法庭的喧鬧都消失後，阿湯關起東優等街五百二十號的門，不知怎的，屋子似乎比聽審前還要安靜。

現在，他和楷瑟琳能做的只有等待了。

第五十三章

聽審後的那個週末《芝加哥每日時報》興奮報喜：「空氣中有春天的氣息了」。這份報紙登滿情人節廣告，宣傳浪漫的禮物、橋牌派對和舞會，不過渥太華的表盤畫工只赴一個約，那就是跟楷瑟琳・達諾胡的約會。

她們去拜訪她，發現她心情很好，一名同行的記者問楷瑟琳：「是誰給妳力量在逆境中求生？」她回答：「是那個英勇戰鬥的愛爾蘭人。」她含情脈脈看了阿湯一眼。「我會活下去。」她堅決地說。醫生們說她「絕對沒辦法活著下床」，但是她還沒打完仗。

女工們齊心祈禱能夠痊癒，但是「她們全都不怕死」。「每個人都說，」《芝加哥先驅檢驗者報》說，「如果天數盡了，她們面對來世，心裡也會明白，自己的犧牲或許救了別人。」

因為女工們變成爭取勞工權益的海報女主角，這讓她們有點訝異。她們已經促成重要的修法，保護數千弱勢勞工，修補了一個法律漏洞，防止企業規避責任。玻爾・潘受到她們達成的成就鼓舞，那天寫信向果思曼提出一個想法：

我覺得您滿懷濟世救人的熱忱，喜歡幫助社會低層。我和鐳表盤官司裡的其他當事人赫然想到，您可以創立一個協會，肯定會有數千人能夠透過這個協會，聯手團結，取得法律協助，總而言之，就是利用組織力量，簡化、催生與改善相關法律，協助職業傷害導致傷殘的勞工。

果思曼覺得這個想法很棒。因此，一九三八年二月二十六日星期六，協會第一次召開會議，創會成員為玻爾．潘、瑪麗．羅希特、夏洛特．波瑟和楷瑟琳．達諾胡，四人中有三人前往芝加哥與果思曼見面；楷瑟琳病情過於嚴重，無法前往，由阿湯代表。她們自稱「活死人協會」（The Society of the Living Dead），直覺認為能吸引媒體，八成是果思曼想出來的。

「協會的宗旨，」果思曼對聚集的新聞媒體宣布，「是透過立法等途徑，為遭到職業病危害的勞工爭取更好的保護。」

開會當天，果思曼剛好第一次把法律摘要交給馬摩，這可能是刻意安排的（「他喜歡新聞媒體。」他的兒子說）。照相機燈泡閃著光，果思曼把淡綠色的摘要副本發給女工們，在玻爾的那一份上面寫「捍衛人權」這個口號。厚厚的文件裡有大約八萬個字，果思曼寫得慷慨激昂。

「事到如今，」他寫道，「我必須用最犀利的言詞請求，我只要求法律的保護罩能作為保護人權的盾，而非破壞人權的劍，讓楷瑟琳．達諾胡獲得賠償。只要根據神與人民的律法，給楷瑟琳應得的公正判決，這就是我們請求您給她的判決！」

摘要在近晚提交，剛好趕上晚報刊登，新聞媒體大肆報導，女工案的新聞跟德國納粹黨的報導爭奪頭版版面，如果是由媒體來審判，女工們肯定輕而易舉獲勝——報紙說鐳表盤「草菅人命」。新聞媒體問阿湯・達諾胡是否有任何希望治癒，他回答說勞工部長法蘭西絲・博金斯「已經請醫療主管機關著手調查」。鈣療法原本有希望能幫楷瑟琳延長壽命，但是她病情過於嚴重，無法承受治療。

博金斯下令聯邦機關調查女工的中毒案件，似乎毫無結果，政府在經濟大蕭條期間遭逢雙谷衰退，有其他要務必須優先處理。一名政治人物坦承，政府為了挽救經濟「手忙腳亂」：「我們已經出盡奇招，沒有妙計了。」他說。這對依舊失業的阿湯實在起不了安慰作用。

雖然沒辦法接受鈣治療，但是楷瑟琳仍舊拒絕投降。「我盼望奇蹟出現。」她說，「我祈禱奇蹟出現，我想要活下去，為了丈夫與孩子，晚一點死。」楷瑟琳的母親在她六歲時就死了；她知道成長過程沒有母親是什麼感覺，堅決不讓孩子遭逢相同的命運。

幾個星期過去了，她們全都在等待判決，雖然楷瑟琳說了很多勇敢的話，但是健康卻急劇惡化。「那個病一旦進入那個階段，」她的姪女瑪莉回憶道，「就會不斷急遽惡化、惡化、惡化……不是逐漸惡化，是快速惡化。」

這讓楷瑟琳甚至完全無法指示管家如何照顧孩子。「她病得很嚴重，」瑪莉說，「我完全不記得她跟孩子互動，她沒辦法……你沒辦法想像……那病耗盡她的精力和一切。」

楷瑟琳只能虛弱地躺在起居室的床上，簾子關起來，每天除了吃藥，就是聽著屋子後面火車鐵軌經常發出的隆隆聲：火車車廂載著旅客駛過，楷瑟琳・達諾胡再也沒辦法那樣旅行了。屋子裡「瀰漫著尿騷味」，她的整個世界就只有那個起居室。她躺在毯子下面，髖部的腫瘤就像一座邪惡的山，在毯子下面隆起，身體裡的每塊骨頭都痛，她痛得要命。

「我只記得她的呻吟聲，呻吟個不停。」瑪莉輕聲回憶道，「我知道她很痛，但是她連尖叫的力量都沒有，頂多就只能呻吟。我想她沒有力氣可以哭喊，她只能呻吟。」

「我沒辦法形容，」她繼續說，「那棟房子有多悲傷。我一走進裡頭，就能感覺到那股悲傷。」

隨著楷瑟琳病情惡化，有些親戚認為她的病情太恐怖，不能讓年幼的晚輩看見。「她被鐳摧殘得不成人形。」她的姪女愛妮斯（Agnes）回憶道，「大人不讓我們看見她，大人說她的模樣很可怕。」因此，雖然愛妮斯的父母每個星期都會去探視楷瑟琳一次，她卻總是只能在外頭等。

有位親戚後來經常去探視，那就是阿湯的大姊瑪格麗特。她五十一歲，身材矮胖，是「一家之主」。「據我所知，她是唯一會開車的女人。」她的姪子詹姆斯回憶道，「她有一輛車，叫作惠比特犬（Whippet）。」另一位親戚說：「她會去照顧楷瑟琳和孩子，她是個好大姑。」

貴分神父也定期去探視，楷瑟琳也歡迎修道院的修女到訪，修女送她聖物「真十字架」。「感覺好像上帝在屋子裡陪我。」她興高采烈地大聲說。

他也從一個意想不到的來源獲得慰藉：民眾。各家報紙大篇幅報導她的故事，令讀者讀得心驚膽跳，女工的部分鄰居卻從來不曾那樣。楷瑟琳收到數百封「感人的信」，來自全國各地。有人寄小玩意兒或點子給她，希望能幫她痊癒；有人寄錢給她買花，裝飾病房；有些人來信單純希望「我的信能讓妳心情好一點」。「我深感同情，由衷盼望妳能大勝。」有一封信這樣寫，「我知道有無數人都是這樣想。」

朋友也讓她打起精神。瑪麗偶爾會跟她共度夜晚，坐在鍛鐵床旁邊；奧莉薇「帶了一隻煮得很美味的雞來給我」，楷瑟琳開心地寫信告訴玻爾，「她跟妳一樣，是真正的姊妹，希望上帝保佑妳們倆。」

到了三月，楷瑟琳心情好很多。「今天我坐起來幾分鐘。」她驕傲地寫信告訴玻爾，「哇，在床上躺了那麼久，能坐起來，感覺好棒。」

雷納・果思曼已經好久好久沒有看到自己的床，至少看起來是這樣。整個二月和三月，他和梅集都在以筆代劍，捉對決鬥，用複雜難懂的摘要過招，提交給馬摩的摘要像書一樣厚。「他夜以繼日地工作整整一個星期，」果思曼的兒子說，「他請了三、四個祕書。」果思曼抽著雪茄，在辦公室裡走來走去，或坐在大椅子上，展現知名的長才，滔滔不絕、口若懸河地講述辯詞，這組優秀的助理則負責記錄口述。「我夜以繼日忙個不停，」果思曼後來寫信告訴玻爾，「忙著處理鐳中毒案。」

一九三八年三月二十八日，他提交最後一份摘要：馬摩審閱完這份摘要，就會做出判決。果思曼在摘要中抨擊鐳表盤「無恥變換抗辯立場」，以及他所說的「被告抗辯中的糞坑」。他繼續說：「我實在想不出合適的字句來譴責冷酷算計的鐳表盤公司。鐳表盤用卑鄙惡毒、虛假欺騙的謊言，讓員工誤以為工作環境安全無虞。」鐳表盤知道，他寫道，「必須對員工承擔法律責任，卻殘忍拒絕。」鐳表盤的幹部反復對楷瑟琳說謊，「讓她和其他員工保持沉默，沒有發現自己真正的情況」。

他們，他說，「背叛了她」。

他直言不諱。「我無法想像，就算是剛從十八層地獄出來的惡魔，也不會像鐳表盤幹這種十惡不赦的罪行。我的天呀！鐳產業完全沒有羞恥心嗎？鐳表盤公司完全被禽獸掌控了嗎？」

「……這是違反道德與人道的罪行。」他結論道，「而且，順帶一提，也違反了法律。」

他寫得鏗鏘有力。法官宣布四月十日之後，才會做出最後判決——但是四月五日星期二果思曼的辦公室電話響起，他被請去伊利諾州工業委員會的總部，在西威克大道兩百零五號（205 W Wacker Drive），都會大樓對面的街角。

判決出爐了。

第五十四章

沒時間告訴達諾胡家了，果思曼只能聯絡現在住在芝加哥的幾個前表盤畫工——夏洛特．波瑟和海倫．曼奇——只有她們兩個人能即時趕來參加聽審；聽審在快到中午的時候舉行。海倫緊張地抽著菸，所有人都擠進用木牆板裝飾的伊利諾州工業委員會法庭聽取判決。委員會的主席大聲宣讀喬治．馬摩的判決，梅集和果思曼都站著聽他宣讀，主席請大家肅靜的時候，兩位律師互相打量著對方。

達諾胡太太，馬摩寫道，罹患疾病，「病症不知不覺緩慢發展，長年來不斷惡化蔓延」。他結論道：「長久殘廢讓達諾胡太太無法謀職賺錢。」在法庭裡的人都不安地碎動；這些他們都知道。

問題是：他會判鐳表盤有罪嗎？

主席繼續唸判決書。「工業委員會認為鐳表盤和原告之間存在著僱傭關係……（楷瑟琳．達諾胡的）殘疾確實是在受僱期間因為工作所致。」

他判鐳表盤有罪。

夏洛特和海倫壓抑不住自己的反應：她們欣喜若狂。海倫由衷感激地把手伸向果思曼，果思曼轉向她們，壓抑不住露齒而笑。「我好替達諾胡太太開心。」海倫低聲說，「這是公平的判決。」

馬摩判鐳表盤必須賠償楷瑟琳過去的醫療費，以及她因為生病而無法工作的那整段時間的欠薪，還有賠償金，以及終身每年兩百七十七美元（折合現在的四千六百五十六美元）的撫卹金。總共約五千六百六十一美元（折合現在的九萬五千一百六十美元），這是法官根據法律所能判賠的最高金額。

我猜他應該希望能判賠更多吧。根據報導，楷瑟琳在法庭倒下之後，馬摩曾經這樣說：「根據目前揭露的證據，我認為本來可以對這些人提起共同法律訴訟，從以前到現在，鐳表盤公司都有嚴重疏失。」

鐳表盤的幹部有罪，罪在造成楷瑟琳殘廢──還有造成夏洛特殘廢──不只如此，他們還害死了小佩．路尼、愛拉．克魯斯、伊內絲．威樂……多不勝數。救不回那些女工的命，但是殺人凶手現在昭然若揭。「上帝創造的世界，」果思曼在法律摘要寫道，「完全無處可以藏匿，讓鐳表盤在本案犯下的罪行無所遁形，無處可逃。」正義的光芒現在湧入了，照得冷酷無情的殺人凶手原形畢露。這次沒有滿版的公告可以躲；沒有口蜜腹劍的總監安撫憂心的女工；沒辦法藏匿檢驗結果，隻手遮天。真相，經過這幾年，終於大白。

「正義獲勝了！」果思曼在庭審中欣喜若狂地說，「鐵證如山，不可能會有其他的判決，這是經過良心裁量之後的公正判決，感謝上帝賜予活死人正義。」

夏洛特・波瑟滿懷感激地說：「灰心喪氣了這麼多年，這是我們第一次看見希望的光芒。」

這是一場無比漫長的戰役，從許多方面來看，這場戰役是在一九二五年二月五日開打，當時瑪桂麗特・卡羅首次在紐澤西州提出告訴：她是第一個展開反擊的表盤畫工。十三年後，楷瑟琳在法庭的勝利，是雇主被判必須為員工健康負責的第一個案例之一。女工們達成的成就十分驚人：這份成就開天闢地，改變了法律，拯救了人命。司法部部長（Attorney General）的辦公室密切關注這個案子，大讚這項判決是「大捷」。

《渥太華每日時報》聲稱是自己把這項消息告訴楷瑟琳・達諾胡，電報傳來判決結果後，一名記者迅速前往東優等街五百二十號，去向這件官司的女主角報喜。

他發現只有楷瑟琳獨自在家；阿湯帶小孩去散步。楷瑟琳沒有選擇的餘地，只能躺在起居室的床上，銀色錶帶的手錶仍舊鬆垮垮地掛在手腕上。記者興奮地告訴她，判決提早五天出爐了，楷瑟琳驚訝地眨了眨眼。「我從來沒想過判決會這麼早出爐。」她費好大的勁地低沉沙啞地說。好消息從記者的口中說出來：他迫不及待想要分享這個祕密。但是楷瑟琳病得非常嚴重，聽到自己獲勝，沒有顯露太多情緒，也沒有露出笑容。阿湯後來透露，她「會哭，但是很少露出笑容，她已經忘記要怎麼笑」。

有可能是因為她不太相信。「她在床上稍微撐起身子，想看看賠償判決，記者幫她把判決結果寫下來了」，但是她沒有力量完全坐起來，又倒回枕頭上。把這消息消化後，她首先想到的是阿湯。「她的第一句話，」急切的記者寫道，「是希望丈夫湯瑪士能夠快點得知這個判決結果。」

「我為我的孩子和丈夫感到高興，」楷瑟琳低聲說，「一次支付的賠償金幫得了阿湯，他失業好幾個月了。」

彷彿記起來了，她接著露出虛弱的笑容對記者說：「這是我們這一個星期以來的第二個好消息，我丈夫剛剛回到玻璃工廠上班。」有些工人被麗碧歐文斯找回去上班，阿湯取得夜班工作。

記者繼續在起居室逗留，希望能打探到更多寫稿的內容，楷瑟琳繼續說。「法官真是大好人。」楷瑟琳說，「他人真的很好，非常公正。這很重要。」

談到公正彷彿觸發了什麼，她心中短暫燃起怒火。「老早就該這麼判了。」她說得幾乎咬牙切齒，「我一直在受苦，而且還得繼續受苦……我不知道我能不能活著收到任何一毛錢，我希望可以，但是我擔心錢會來得太晚。」

但是楷瑟琳冒生命危險，不是為了自己；她那樣做是為了家人和朋友。「現在或許阿湯和我們的兩個孩子真的可以繼續活下去了。」她滿懷希望地說，「我自己或許沒辦法活著享用這筆錢，但是我希望其他的女工能夠及時拿到錢。我希望她們在病情惡化到跟我一樣之前就拿到錢。」

她最後又說了一句話，低沉沙啞的細語聲完全沒有產生預期的效果，這個房間異常安靜，空氣混濁，完全沒有芝加哥法庭裡的歡騰氣氛。

「希望律師們別推翻判決……」楷瑟琳．達諾胡說。

第五十五章

判決出爐兩個星期後，鐳表盤對判決提起上訴，「我們認為判決與證據不符」。果思曼和活死人協會早就料到這一步，立即安排媒體拍照，並且呼籲鐳表盤立刻付錢給楷瑟琳。「她沒有錢，沒辦法自己賺錢，醫藥費卻不斷增加。」夏洛特．波瑟說，「我擔心達諾胡太太會在案子宣判之前就死掉。」

朋友的支持令楷瑟琳感動，但是她最擔心的是阿湯，阿湯得知鐳表盤上訴，大受打擊。「他沒有多說什麼。」楷瑟琳向玻爾透露，「但是這讓他背負沉重的壓力。」

女工繼續謀求媒體的協助來爭取正義；達諾胡家邀請《多倫多星報》（*Toronto Star*）到家裡採訪。「這個削瘦脆弱的女人躺在床上雖然奄奄一息，」《多倫多星報》的記者費德瑞克．貴分（Frederick Griffin）寫道，「但是她仍然繼續奮戰。」

她們全都繼續奮戰——女工們，還有她們的支持者。貴分在四月的某個寧靜下午造訪東優等街五百二十號，跟所有提出告訴的表盤畫工見面，還有在背後支持她們的男人：伊內絲的父親喬治、阿湯、阿亞、克雷倫斯和霍霸。這場愚昧無知的悲劇影響了他們和他們的妻子與女兒。「她們很害怕。」克雷倫斯．魏特這樣說那些女工，他的妻子在另一個房間幫楷瑟琳做準備，「每個小疼痛都令她們害怕。」

現在離楷瑟琳躺在病床上搏命作證，已經超過兩個月，經過的這幾個星期，她的身體大幅惡化。「我看著皺縮的臉、手臂、身形、沒有形狀的顎部和嘴巴。」貴分回憶當時走進她那間改裝的臥室，「瞥一眼被子下的骨頭輪廓，我不禁懷疑她能不能活到下個星期。」

但是楷瑟琳顫巍巍張開眼睛，緊緊盯著記者，他才頓然明白，楷瑟琳比他想的更加堅毅。「苟延殘息的達諾胡太太扮演起她的角色，也就是這個古怪協會的會長。」他後來寫道，「她動也不動地躺著，但是卻講究實效。」

「請幫我刊登這個，」她率直地說，「你寫我們的報導時，我要你幫我們的律師果思曼先生說些好話。」

她是在命令；在這次會面中，貴分說，她的聲音「俐落」又「強硬」。整個法律程序的費用都是果思曼自掏腰包付錢——包括上訴持續支出的費用——楷瑟琳想要確保他至少能獲得好名聲。

「你聽到活死人協會的聲音了。」果思曼現在自己用宛如吟詠般的語調說，「這就是鬼女郎的聲音，不只是在這個房間裡說話，而是向全世界的人說話。這個聲音將會幫美國的工業奴隸打破枷鎖，妳們這些女工有權利獲得更好的法律保護，這就是本協會奮鬥的目標。」

貴分採訪她們所有人，每個女工都有令人心碎的故事。「我實在不喜歡告訴你我現在的感受，」

瑪麗悲嘆道，「我的腳踝和顎部無時無刻都在痛。」

「我不知道哪天是我的最後一天。」奧莉薇焦慮地說，「晚上我躺在床上盯著天花板看，心裡想著這可能是在世上的最後一天。」

「光是要用正常的方法做事，表現得正常，就很辛苦了。」玻爾坦言，「我沒有表現出來，但是其實現在我很緊張，渾身發抖。我永遠無法重新取得我所失去的。

「我失去了好多。」她幾乎是大聲喊叫，「再次當母親的機會……我永遠沒辦法當個稱職的母親和妻子，真是愧對我的好丈夫。」

至於楷瑟琳，她突然激動大嚷四個字：「全都走了！全都走了！」或許，她跟凱薩琳．蕭一樣，腦海裡播放著鬼女郎的副歌：愛拉、小佩、瑪莉和伊內絲……

「這句話，」貴分說，「說得突如其來，而且強而有力。接著又沉默下來。」

阿湯．達諾胡在一旁聽得受不了，憤恨不平地大聲說出心聲，聲音顫抖。「有人為了貓狗籌組慈善協會，但是卻沒人肯為人類做任何事。」他說得咬牙切齒，「這些女人是人呀！」

貴分問最後一個問題之後就告別離開：「妳們怎麼保持士氣高昂呢？」

回答的是楷瑟琳，「回答得出人意料，效果與力道都令人驚奇」。「用相信上帝的信念！」她說。

雖然楷瑟琳的信念跟以前一樣強，但是隨著日子一天一天過去，她的身體越來越虛弱。大約一個星期後，她寫信告訴玻爾：「本來想要早點寫，但是不知怎的，我沒辦法再寫字了，我現在要起身一下子都很難，而且每次我坐起身之後，就會一整個星期都很疲累。」接踵而來的法律問題對她更是有害無益。「真希望我的案子就此結束。」她企盼地說，「主知道我需要醫療照護，迫切需要。」

朋友齊力幫助她——奧莉薇帶水果和一桶新鮮的蛋，玻爾甚至跟霍霸省吃儉用，存了一筆小錢，買一件新睡衣送楷瑟琳——但是楷瑟琳的身體卻對她們體貼的舉動沒有反應。她無時無刻都痛得難以忍受，必須不斷服用麻醉性止痛藥，顎骨繼續碎裂成更小的碎塊，每次碎裂都比上次更痛，每次碎裂，病情就會出現新的發展。

楷瑟琳的顎部開始大量出血。

她每次出血大概一品脫，雖然她想要跟阿湯待在家裡，但是唐醫生還是緊急把她送去醫院；楷瑟琳說「那次是快馬加鞭趕路」。「我想要待在家裡。」她在醫院病床上孤寂地寫信告訴玻爾，「我好寂寞……醫生要我待在這裡；阿湯希望請看護到家裡。我實在不知道該怎麼辦。我承受著巨大的痛楚。」她求玻爾來看她：「收到這封信之後，可以的話，盡快過來看我，好嗎？我好寂寞，好難過。」

唐醫生越來越擔心楷瑟琳，雖然唐留楷瑟琳在醫院住了幾個星期，但是她已經病入膏肓；她十分虛弱，唐認為再輕微的勞動都可能會要她的命。唐發出正式聲明：「我認為任何異常的壓力，像是出庭，都可能會致命。我已經告知與力勸她不要做這類的事。」

但是他勸的人可是楷瑟琳．達諾胡啊，不管醫生怎麼說，她已經決定跟鐳表盤決一死戰，這次鐳表盤休想逍遙法外。一九三八年六月初她出院回家，剛好來得及在上訴聽審的前一天在她家舉行會議。果思曼和其他女工都出席。「現在我沒什麼希望了。」楷瑟琳向她們坦承，「我只要再等一下，就能幫助妳們獲勝，也能幫助我的孩子。為了孩子和阿湯，她說，「承受這一切疼痛和折磨都是值得的」。」

拉夫樂醫生那天也來訪。拉夫樂幫她抽血，接受抽血的「手臂幾乎跟手指一樣細」，她的身軀單薄，「身體下面的床墊幾乎沒有下陷」。最近楷瑟琳非常虛弱，不再戴眼鏡，不過阿湯送她的錶依舊套在手腕上，盡量繫在最緊的位置。以前參加這種聚會，她都會打扮漂亮，穿圓點圖案的洋裝，但是現在她穿著上漿的白色棉質睡衣，尖尖的衣領上繡著兩個十字架。

拉夫樂醫生幫楷瑟琳量體重的時候，她馬上就知道，拉夫樂不會反對唐禁止她明天出庭。楷瑟琳・達諾胡現在只有六十一磅重，相當於四英石，約二十七點七公斤，比她五歲的兒子重不了多少。其實，就算她病情夠好，能夠出庭，她們也幾乎沒辦法把她送過去，她的身體無法再承受任何一點壓力。

雖然楷瑟琳沒辦法出席上訴審理，但是她絕對相信果思曼會幫她爭取權益。「他是世界上最棒的律師，對吧？」她大讚果思曼。為她挺身而出的不只有果思曼：玻爾、夏洛特、瑪麗、奧莉薇和其他女工都有出庭，還有阿湯・達諾胡。庭審在星期一下午舉行，座無虛席。果思曼前一天看過楷瑟琳的狀況，現在說這個案子是在「跟死神賽跑」。「如果達諾胡太太在最後判決出爐之前死掉，」他嚴肅地說，「根據法律，她什麼都拿不到。」

或許這就是為什麼梅集立刻要求延後審理，不過法官並沒有批准。大概是楷瑟琳的要求，果思曼提議在病床邊舉行聽審，這樣她才能在場，但是鐳表盤強烈反對。最後，法官決定那天下午就聽取上訴的證據。

聚集的媒體揣測鐳表盤有什麼證據要在上訴中提出來，鐳表盤的其中一個論點是，伊利諾州工業委員會沒有裁判權，但是立即遭到駁回。另一個論點（又）是追訴時效；第三個論點就完全不一樣了。

鐳表盤現在澈底反駁女工的指控：鐳表盤指稱女工說謊。鐳表盤將瑞德先生的正式供述上交法庭，作為宣誓證據，瑞德先生就是女工以前的上司。

瑞德在供述中發誓，「他從來沒有告訴任何人，也從來沒聽過任何人告訴楷瑟琳．達諾胡或其他員工，鐳對她們無害。」他也發誓，「楷瑟琳接觸鐳的期間，他不在鐳表盤任職」。他的妻子梅賽德絲．瑞德也繳交一份簽了名的協議書。瑞德夫婦倆都說，「願意作證說明他們兩人以及出庭的任何人，都沒有命令或指示楷瑟琳．達諾胡把使用的畫毛放到嘴裡。」

女工們聽了都目瞪口呆。瑞德夫婦才是說謊的人！拜託，只要查楷瑟琳在那裡工作那幾年的渥太華鎮電話簿，就可以找到瑞德先生的姓名旁邊就寫著鐳表盤的公司名稱；鐳表盤和瑞德先生根本就是同義詞。他怎麼敢說自己當時沒有在那裡工作？至於發誓說沒有人告訴女工鐳對她們無害——這點鐳表盤就百口莫辯了，一篇滿版公告明確這樣說，上頭還有總裁的簽名，而且在當地報紙刊登了好幾個版本。

對於瑞德的宣誓供述，那天在場的所有女工都說願意作證，證明那是彌天大謊，聽審期間，夏洛特和阿亞・波瑟都作證揭穿這個謊言。阿湯・達諾胡也上台作證，但是這個安靜的男人似乎被場面嚇到了；無疑他也因為擔心妻子而口齒不清。他「作證時說話結結巴巴，聲音小到幾乎聽不到，因此他的證詞，審判委員幾乎都不採用」。

所謂的瑞德夫婦證詞是鐳表盤在上訴中提出的唯一證據，因此，下午三點三十分，聽審就結束了。五人委員會將做出最後的裁決；他們承諾會在七月十日之前宣布判決。

楷瑟琳只需要再撐一會兒就行了。

第五十六章

在美國，宗教凌駕一切之上——在一九三八年，有個法定繼承人：芝加哥的奇恩（Keane）神父。他負責主持慈悲聖母九日連禱（Sorrowful Mother Novena），這是每星期舉辦一次的教堂禮拜，會有超過二十萬信徒從美國各地來參加，參加敬拜的人會請求神父協助解決私人問題。奇恩會——在教堂、在廣播電台以及週刊——公開為求助者禱告，週刊在全國發行，如此一來美國各地的天主教徒便能為那些需要幫助的人禱告。九日連禱是文化盛事。

楷瑟琳再也沒有力氣閱讀了，必須靠阿湯唸給她聽，所以她大概沒有讀週刊上所刊登的禱告——但是玻爾．潘的姻親有讀。「我建議妳們女工全都寫信給奇恩神父。」她勸進道，「我確定妳們全都會獲益良多，就算在現代，『奇蹟』還是會發生，玻爾，不要放棄希望。」

楷瑟琳沒什麼好損失。跟瑪莉．珍和小湯在一起的每分每秒，她都感覺心在碎裂，她需要更多時間……她需要多一點時間跟他們在一起。因此，在好友玻爾的引導下，一九三八年六月二十二日，楷瑟琳全力鼓起勇氣與信心，由衷寫了一封信。

親愛的奇恩神父，

醫生說我會死，但是我不能死，我必須活下來照顧家人——愛我的丈夫，還有我愛的兩個孩子。但是，醫生說，鐳中毒正在吞噬我的骨頭，害我的皮肉萎縮，醫學已經放棄我，認定我是「活死人」。

醫生說我已經無藥可救——除非有奇蹟。而那正是我想要的——奇蹟……不過如果那不是上帝的旨意，或許您的禱告能幫我獲得賜福，死得喜樂。

請您幫幫我。

楷瑟琳・伍夫・達諾胡太太敬上

那句「請您幫幫我」道盡了一切。楷瑟琳在求救，她現在顧不得羞恥或自尊了——她只想要活下去，再活一個月，甚至再一個星期，或是再一天。

由於她是活死人協會的領導人，名聲響亮，因此這封信成了報紙頭版新聞，民眾對她的信反應熱烈，就連受歡迎的九日連禱都相形失色。「全國各地反應熱烈」，全國各地每天都有人為楷瑟琳禱告；數十萬民眾在雨中排隊為她禱告，楷瑟琳自己收到將近兩千封信。「我好想全部都回覆，」她心潮澎湃地說，「但是我實在沒辦法。」

雖然對新聞報導不能全信，但是禱告確實奏效了。下一個星期日，楷瑟琳幾個月來第一次坐起身子跟家人一起用餐。

「醫生今天告訴我，」七月三日雷納．果思曼說，「他們不知道她是靠什麼活著，實在幸運，楷瑟琳在禱告中找到慰藉，幸好她是基督徒，能夠寬恕——但是她永遠不會忘記。」

楷瑟琳數著度過的每一天；七月十日沒有那麼遙遠了。她不只為了孩子和阿湯活下去——也為了正義。她一心禱告正義能獲得伸張。

一九三八年七月六日——提早四天——上帝回應了她的禱告。在這一天，伊利諾州工業委員會駁回鐳表盤公司的上訴，維持楷瑟琳勝訴的判決；不只如此，還多判賠七百三十美元（折合現在的一萬兩千兩百七十一美元），支付她從四月起所給付的醫療費，這是裁決小組五位成員一致同意的判決。「這是，」楷瑟琳欣喜若狂寫道，「美好的勝利。」

「我替楷瑟琳感到非常開心。」玻爾得知喜訊後，興奮地寫信告訴果思曼，「我由衷希望她能立刻獲得賠償金，好獲得一些醫療照護，以及她真正想要的東西。」

但是楷瑟琳唯一真正想要的是——恢復健康——儘管她不斷禱告，似乎無法獲得。七月中旬，她「嚴重發作」，必須找醫生救治，但是楷瑟琳．達諾胡還沒打完仗。隔天奧莉薇順道來探視她，發現阿湯上完夜班在睡覺，但是楷瑟琳坐著吃午餐，穿著玻爾送她的漂亮睡衣。「她穿著那件睡衣真好看。」奧莉薇疼惜地說，「可憐的孩子，我好心疼她。」

楷瑟琳狀況很好，因此，七月十七日，女工們決定團聚，慶祝她們的成就；她們「欣喜雀躍地」聊著不可思議的勝利。其他的女工對自己的案子做好萬全的計畫，由於楷瑟琳在法庭上獲得勝訴，她們現在也能向伊利諾州工業委員會提出告訴；果思曼說，會馬上開始打夏洛特的官司。

其他人紛紛到芝加哥做醫學檢查，為自己的官司準備證據；玻爾開始找達利奇治病。「我個人認為，」她寫信給果思曼，「是上帝親自派你到渥太華幫楷瑟琳．達諾胡打官司。」

最近玻爾出現了一種陌生的感覺；她有些訝異地發現，那是對未來的歡喜期待。「我活著，」她坦率地說，「就是盼望能夠活下去。」

楷瑟琳也是一樣。但是生活並不順遂。七月二十二日星期五，阿湯非常擔心她，於是請貴分神父來主持臨終聖禮。楷瑟琳虛弱地躺在床上，「哀傷地」問丈夫：「有這麼嚴重嗎？」

阿湯無法回答，但是，其實，沒有那麼嚴重。楷瑟琳繼續活下去，一天又一天，法庭的判決似乎鼓舞了她，讓她再活一個鐘頭，再活一個黎明，再活一天，讓她早上能跟阿湯打招呼，晚上能親吻瑪莉．珍道晚安，能看小湯用水彩再畫一張圖。楷瑟琳繼續活下去。

接著，七月二十六日，鐳表盤越過伊利諾州工業委員會，向巡迴法庭再次上訴，聲稱委員會沒有審慎考量鐳表盤的「法庭論述」。

這著實令人震驚：楷瑟琳拿在手上灌滿希望的快樂氣球被刺破了。這一擊打得她再也無法恢復。「她一直用盡全力抓住，」果思曼說，「一條細細的生命線，但是昨天鐳表盤企圖剝奪依法屬於她的正義，讓她再也無法承受，只能放手。」

一九三八年七月二十七日星期三半夜兩點五十二分，楷瑟琳．伍夫．達諾胡死了，就在鐳表盤二度提出上訴的隔天。她逝世於東優等街的家中，阿湯和孩子在她身邊，她在死前不久才失去意識，接著就去世了。「陪她到最後的人都說她死得安詳。」

她的體重不到六十磅，約二十七公斤。

家人依照傳統，把她留在家裡陪伴他們。家人幫她淨身，穿上漂亮的粉紅色禮服；在她靜止不動的手指上套上她珍愛的玫瑰經念珠。素灰色的棺木開著，裡頭襯著象牙色的絲布，蓋著一層紗。她躺在棺木裡安息，看起來確實很安詳。她在她稱為家的這個地方度過最後幾個晚上，棺木周圍擺滿花環和長蠟燭，燭光照亮了黑暗。

現在，鄰居來了。有些人以前避著她，但是現在來幫忙。管家依麗娜整天都在收別人送的救濟物資和各式食物。「每個人都非常熱心。」她說，或許有些緊繃。要是楷瑟琳在世時，他們就能這麼熱心，效果肯定更好。

楷瑟琳的朋友也來了，她們帶了鮮花；她們帶了疼愛與悲傷。玻爾來弔祭所穿的那套服裝，在好久以前的一個夏日她就穿過，那天她和楷瑟琳去芝加哥，懇請果思曼接她們的案子；或許這是具有象徵意義的選擇，用來搭配比較快樂的時光。但是沒有用。玻爾跪在朋友的棺木旁為她禱告時，想到失去她，「幾乎歇斯底里」。

阿湯似乎異常不動聲色，儘管低著頭，兩頰凹陷。觀察家說他的精神似乎「崩潰」，但是為了孩子，他必須繼續撐下去。為了表達對楷瑟琳的敬愛，他穿黑色西裝和領帶，但是鞋子磨損，沒有擦亮；或許以前這種瑣事是妻子負責打理的吧。他和依麗娜幫孩子整理儀容，用緞帶幫瑪莉．珍綁頭髮，把小湯的頭髮梳得平滑（但是怎麼都梳不平；還是有一撮撮頭髮翹起來）。阿湯全神貫注地照顧著他們，讓瑪莉．珍亂摸他肩膀上的陌生西裝外套；抱了小湯一下，小湯羞怯地用一隻手臂搭著他的脖子。

孩子站在母親的棺木前面，但是不懂發生了什麼事，他們對母親說話，納悶她怎麼都沒有回應。

「媽咪怎麼不說話？」瑪莉．珍天真地問。

阿湯沒辦法，他實在沒辦法回答。他試著回答，但是話被淚水哽住了。他靜靜地帶孩子走開。那個沒有楷瑟琳的第一個夜晚，她就讀的聖哥倫巴教區學校的修女來訪，在她身旁念誦《玫瑰經》。她們吟詠禱告文，那是一首關於失去與哀悼的歌，送她的靈魂上路。孩子在這個沒有母親的第一個晚上，乖乖做平日該做的事，接著也跪下來禱告，此時修女們還在那裡。

當時才三歲的瑪莉．珍用「又尖又小的聲音」禱告，傳遍安靜的屋子。母親躺在樓下——或許年幼的她以為母親只是在睡覺——瑪莉．珍用從小所學的方式禱告。

「上帝保佑媽咪和爹地。」

楷瑟琳葬禮的前一晚，根據伊利諾州的法規，對於中毒身亡的案件，必須舉行死因調查聽審。阿湯和楷瑟琳的朋友都有出席；果思曼也在場，他認定楷瑟琳的死是「冷血算計，謀財害命」。

果思曼說得慷慨激昂，但是最強而有力的是阿湯的證詞，因為他的情緒自然；聽審在楷瑟琳死後的隔天舉行。有人這麼描述他：「個子矮小，一臉疲憊，滿頭灰髮，悲痛欲絕」——但是不論他有多悲痛，還是得在聽審會作證。「他說起話來非常困難，每每講到妻子的死就哽咽。」一名目擊者說，「他的呼吸變得相當費力，本來要繼續詢問他，最後只好作罷。他淚流滿面地離開證人席。」

不只有阿湯，還有唐醫生和拉夫樂醫生作證的時候，陪審團的六名陪審員從頭到尾都保持沉默。驗屍官向陪審團說明，他們「只需要判定死因，追究達諾胡太太死亡的責任歸屬，不是他們的職責」。

但是他們還是判了責任歸屬。「我們，陪審團，判定楷瑟琳・達諾胡死於鐳中毒，她是在渥太華的工業工廠工作時攝入毒物。」依照果思曼的提議，正式判決直接指出鐳表盤公司的名稱。「達諾胡太太一生就只有在那間工業工廠工作過。」他厲聲說。

陪審團的判決出爐後，楷瑟琳的死亡證書便正式簽核。

死者死亡與職業是否有任何關聯？

是。

楷瑟琳・伍夫・達諾胡在一九三八年七月二十九日星期五下葬，她的孩子年紀尚小，不適合參加喪禮，但是有數百人聚集，向這位最了不起的女性致敬：她安靜謙虛，只想要認真工作，疼愛家人，但是她面對個人悲劇的方式，影響了數百萬人。伍夫家和達諾胡家各種親疏遠近的親戚把她抬離家，這趟最後的旅程，終於，不再讓她疼痛。

朋友們在她家外面的街道上排成一列，陪她到教堂；只有夏洛特・波瑟缺席，她在芝加哥隔離，照顧孩子，她的孩子得了猩紅熱。女性穿著最漂亮的服裝，不是黑色的服飾，是有花朵圖案的洋裝和彩色的禮服。楷瑟琳的棺木被抬過面前時，她們旋即低下頭，接著跟在她後頭：走過分隔街，走到哥倫布街，緩慢行進的送葬隊伍在這裡左轉。她們跟著她一路走到聖哥倫巴，聖哥倫巴始終是她的心靈寓所：她在這裡受洗，她在這裡嫁給阿湯，現在，她將在這裡最後一次謝幕。

她從生病後就沒有再回到這裡，但是在喪禮這一天，達諾胡再次慢慢走過教堂的中央過道，再次在上帝的恩典中安息，上方是她這輩子再熟悉不過的高聳拱形天花板，她沐浴在從彩色玻璃窗照進來的彩色光線中，她丈夫的家人也有捐錢蓋那些彩色玻璃窗。

貴分神父帶領彌撒，他「說達諾胡太太勇敢承受漫長的磨難，死亡終於讓她獲得解脫」。對阿湯而言，這場儀式似乎太短了——因為彌撒結束後，就只剩下葬禮；葬禮結束後，他就只剩下沒有楷瑟琳陪伴的餘生。他跟妻子告別時，「差點癱倒」。

其他的弔唁者也跟他一樣悲痛不已。「在短暫的肅靜中，」一名目擊者寫道，「楷瑟琳最要好的朋友——跟她在工廠共事、同樣中毒的女工——向她道別。這一幕令人想起輝煌的古羅馬角鬥士所說的話：*Moritamor te salutmamus*——我們這些即將要死的人向妳致敬。」

她們腦海裡和心裡想的都是楷瑟琳，即便離開了教堂，還是只想著她，完全沒看見街道對面的舊高中校舍，她就是在那裡被毒害。她們一心想著她，玻爾那天後來寫信告訴果思曼：

我從楷瑟琳・達諾胡的喪禮回到家後，心裡一直想著她，還有想著您在死因審判法庭與巡迴法庭中的出色表現，我覺得我必須寫這封信，讓您知道，每每想到您正代表我們這些女工，發動這場英勇的戰役，我實在滿懷感激之情。

她結尾寫「我將祈禱與祝福您更上一層樓」。

因為就連楷瑟琳的喪禮那一天，果思曼也在法庭，幫她打官司。即便上訴權利遭到駁回，鐳表盤仍舊繼續上訴，一而再、再而三上訴。其實，鐳表盤把這個官司一路打到美國最高法院。

要是換作別的律師，可能會說沒資金，推掉案子——果思曼仍舊繼續自掏腰包支付費用——但是雷納·果思曼發誓要捍衛這些女工，他沒有讓她們失望。「他為了這個案子操勞過度，累倒了。」他的妻子楚竇說。或許鐳表盤就是希望他或女工們放棄抗戰，比方說耗盡資金，但是她們現在為了追憶楷瑟琳而戰，這是強而有力的動機。

果思曼必須取得特殊執照才能到最高法院辯論。「那張執照裱框起來，一直放在我們家裡。」他的兒子說，「他喜歡談論這個案子，他引以為傲，剪貼簿始終放在書架中央。有些故事我反復聽過好幾遍；我是聽這個案子長大的。」

「這個案子打到最高法院的時候，」他繼續說，「我爸媽都到華盛頓打官司。我查過了，在法庭口頭辯論之後，新聞只用一句話來報導結果：『由於缺乏實質問題，駁回上訴。』這個判決依法維持了低階法院的判決，終結了這樁訴訟。」

楷瑟琳·伍夫·達諾胡打贏官司了，她總共贏了八次，但是最後的勝利在一九三九年十月二十三日才到來。

報紙說她為正義而戰，是「對抗工業職業危害最精彩的一場戰役」。現在，這場戰役結束了——終於結束了，贏得乾乾淨淨，沒有被疑雲或可能翻盤所玷汙。

沒有和解。沒有醫師委員會進行詳盡的檢查後，卻說沒有鐳中毒這回事；沒有公司違反善意達成的庭外協議。現在再也沒有法律詭計，沒有律師曲解文字；沒有語意不清的法律，把人搞得一頭霧水。這是澈澈底底的正義，清楚且合法。證據證明了女工是受害人，表盤畫工獲勝了。

最後帶領她們獲勝的，是楷瑟琳．伍夫．達諾胡。

「如果世界上有聖人，」一位評論家說，「如果各位相信世界上有聖人，我認為楷瑟琳．伍夫．楷瑟琳就是其中一位聖人，我真的這樣認為。」

她被葬在聖哥倫巴墓園，墓碑簡單樸素，低調內斂，乾淨整潔，就像她一生的為人。

後記

鐳女孩沒有白死，雖然女工們無法救自己的命，消除骨頭積滿的毒物，但是在無數方面，她們的犧牲救了好幾千人。

楷瑟琳・達諾胡的案子獲得最後勝利的五十天前，歐洲爆發戰爭，這意味著夜光表盤的需求將再度大增，好讓軍事機械的儀表板以及戰場上的軍人的手錶能夠發出夜光。但是由於楷瑟琳和桂思以及她們的同事勇敢說出發生在她們身上的事，塗畫表盤現在變成年輕女性最害怕的職業，政府再也不能坐視不管：必須回應鐳女孩的死。

政府完全根據從前一代表盤畫工的身體取得的知識，訂定安全標準，保護全新一代的表盤畫工。標準訂得差點就太遲，因為七個月後美國就正式參戰。美國鐳表盤塗繪工業大盛，光是美國鐳企業，員工就增加了十六倍。鐳表盤的生意比第一波還要大：美國在第二次世界大戰期間，使用了超過一百九十公克的鐳來繪製夜光表盤；相較之下，第一次世界大戰期間，全世界只使用不到三十公克。

此外，名叫格倫·西博格（Glenn Seaborg）的化學家受聘執行一項最高機密的任務——曼哈頓計畫——他在日記中寫道：「今天早上我巡視實驗室時，腦海裡突然出現鐳表盤塗畫產業員工的恐怖畫面。」製造原子彈需要廣泛使用具有輻射性的鈽，他立即發現，執行曼哈頓計畫的人也面對類似的危險。西博格堅持對鈽進行研究；結果發現鈽跟鐳的生物醫學特性非常相似，意思就是說，人若接觸到鈽，鈽就會沉積到骨頭裡。曼哈頓計畫直接根據鐳的安全標準，對員工訂定沒有商量餘地的安全指導方針。西博格決定，不讓為了打贏戰爭而努力的同仁跟表盤女工一樣成為亡魂。

同盟國戰勝之後——投擲曼哈頓計畫所製造的原子彈幫了大忙——政府澈底承認國家欠鐳女孩的人情，美國原子能委員會（US Atomic Energy Commission）的一位官員寫道：「要不是那些表盤畫工，曼哈頓計畫的管理階層可能會不顧我們強烈要求，據理拒絕採取最嚴密的防護措施，數千名員工很可能已經身陷嚴重的險境，而且可能還會繼續發生。」官員們說，那些表盤畫工是「無價之寶」。

即便在戰爭結束之後，世界進入原子能時代，表盤畫工的遺產仍舊繼續拯救人命。「當時我們將要活在鈽的時代，」一九五〇年代在美國長大的一名男子興味盎然地說，「我們運用鈽的車子、飛機……多不勝數。」大規模生產輻射物質似乎無可避免。「在可預見的將來，」消費者聯盟寫道，「數百萬勞工可能會受到游離輻射影響。」

消費者聯盟說的對。然而，幾乎立即變得清楚明瞭，有風險的不只有新原子產業的員工：整個地球都有風險。第二次世界大戰結束不到五年後，核子武器競賽就展開了；接下來十年間，全球各地進行了數百次地面上原子試爆。

每次爆炸，炸彈殘骸形成蕈狀雲衝入天空，最後變成輻射落塵，飄回地球上：不只落到試爆地點，還會像雨水般降落到長著綠草、小麥和穀類植物的田野，落塵裡的放射性同位素會透過這些植物進入人類的食物鏈。這些同位素會開始沉積在人的骨頭裡，與鐳對表盤畫工造成的傷害一樣，鍶九十是新創造出來的同位素，格外危險。「我們每一個人，」消費者聯盟驚慌寫道，「都可能會受害。」

原子能委員會認為這是杞人憂天：它說，相較之下，「這些風險非常小，要是我們在核子防禦競賽中落後，我們可能會面對恐怖的未來」。但是他們的話不足以讓憂心的大眾冷靜下來；畢竟，「鐳表盤畫工的苦難讓世界警覺到，體內輻射污染會造成多可怕的危害」。「她們成為借鏡，」消費者聯盟警告，「提醒世人輕忽與失察看似微不足道的隱憂……會造成什麼後果。」

一九五六年，越來越多民眾惶惶不安，促使原子能委員會成立委員會，研究原子試爆的長期健康風險，尤其是鍶九十的影響。但是研究人員認為，面對這種未知的物質，他們該如何展開這項保護未來人類健康的研究呢？他們其實只知道鍶九十的化學性質跟鐳類似……

「只有一小群人，體內遭受過輻射污染，」一位輻射專家說，「如果即將到來的核子時代發生任何事，我們就只能以這些人作為研究起點。」

我們需要表盤畫工再次提供協助。

她們擁有像卡珊德拉（Cassandra）的能力：能幫科學家預測這種新的輻射危險可能會對健康造成什麼樣的長期影響。「很久以前發生的事，」原子能委員會的一名官員說，「能讓我們一窺很久以後的未來。」他說那些女工「具有不可估算的價值」：她們的苦難能提供「至關重要的洞見，關係到全球數億人」。在一封準得令人毛骨悚然的預言信裡，玻爾．潘曾經寫道：「我的歷史非比尋常，未來的醫界人士或許會感興趣。」她當時絕對沒有料到自己說得那麼準。

醫學研究立即展開，包括在紐澤西州和伊利諾州；後來，這項研究合併成「人類輻射生物學中心」（Center for Human Radiobiology），設立於一間斥資數百美元建造的臨床診所，稱為「阿岡國家實驗室」（Argonne National Laboratory），距離渥太華七十五哩。這裡建造了襯鉛的特殊地窖，埋在三呎的混凝土和十呎的泥土下面，在地窖裡測量表盤畫工的身體負荷量（體內的鐳量）。這項研究是用來幫助未來的世代，被認為「對於國家安全不可或缺」。「如果我們能夠確定鐳的長期影響，」一位科學家說，「我們十分篤定能預測低階落塵的長期影響。」科學家試圖「研究他們能找到的所有表盤畫工，為世人提供精確的輻射安全方針」。

有些表盤畫工還活著——不過骨頭裡都有一顆不斷滴答倒數的定時炸彈。馬藍醫生已經解釋過為什麼她們能活到現在，根據所知，鐳會沉積在女工的骨頭裡，造成遲發性肉瘤，但是這種致命的腫瘤什麼時候會開始長大，依舊成謎，活像黑暗戲法。鐳還沒揭露自己的所有祕密。

政府現在開始認真尋找那些還活著的表盤畫工：「協尋：咆哮二〇年代的鐳工人。」報紙標題寫道。搜尋人員取得工作記錄，找出很久以前美國鐳企業所拍的野餐快照；鐳表盤在階梯上拍的公司合照，變成重要的線索來源。科學家說：「她們每個人對科學都價值非凡。」女工們被稱為「科學資訊的蓄水池」。政府雇用私家偵探來追尋女工，這跟她們告前東家時受到的對待，詭異地不謀而合。

被找到的女工通常願意配合。「她說很樂意幫忙（為了科學做什麼都可以）。」一份備忘錄記載。還在幫美國鐳企業工作的表盤畫工匿名參加，擔心丟飯碗。

有些人不想要把事情鬧大。「安娜·凱拉翰（Anna Callaghan）小姐不曉得自己鐳中毒了，她的家人不想要她知道。」一份記錄寫道。還有一位女工不願意接受鐳檢測，科學家「也沒輒」。

連女工的家人也參加，桂思·傅來爾的弟弟亞特就是其中一人。他們檢驗他，「因為他跟桂思在一起的時間很長，而且基本上桂思體內有輻射。」他的兒子說，「我猜政府是想查清楚他會不會出現任何不適的反應。」

雖然亞特沒有問題，但是這樣擔憂並非誇大。史班·凱在筆記中記錄一位表盤畫工的姊妹死亡：「根據報告，她是死於接觸輻射，但是她從未在美國鐳企業的工廠工作。感染源似乎是她的姊妹，表盤畫工，她跟姊妹睡同一張床。」

當然，最初那批女工大多不在人世了，沒辦法幫忙參與研究。愛娜·赫斯曼死於一九三九年三月三十日；據說她「直到最後一刻都保持好心情，勇敢承受」。她死於股骨肉瘤，她的丈夫路易斯在四十歲時成了鰥夫。

雅爾碧娜·雷瑞斯也去世了。她在五十一歲的時候死於一九四六年十一月十八日，也是死於腿部肉瘤。照片顯示，她在臨終時仍面帶笑容，臉上沒有緊繃的神情。她去世的十四天後，本來她和詹姆斯要慶祝二十五週年結婚紀念日。

不過就算是去世的表盤女工也幫得了科學家。馬藍醫生在一九二〇年代，從鐳女孩身上採集組織和骨頭的樣本，發現了開天闢地的結果——這些發現最後被存放到研究檔案庫。幫助世人更加了解輻射的人包括莎拉・梅勒佛、愛拉・艾克、愛琳・勒・波特等，族繁不及備載……研究人員甚至前往庫克郡立醫院，帶回夏洛特・波瑟被截斷的手臂；他們發現手臂仍存放在地下甲醛儲藏室，因為症狀前所未見，所以被保存了數十年。

一九六三年，或許至少有一部分是為了回應關於表盤畫工的研究，甘迺迪總統簽署國際《有限核子禁試條約》(Limited Test Ban Treaty)，禁止在地面上、水面下和外太空進行原子試爆。畢竟，經過確認，鍶九十對人類實在太過於危險，這項禁令無疑拯救了生命，甚至很可能救了全人類。

原子能仍舊是世界的一部分，即便在今日，原子能還是我們生活的一部分，有五十六個國家操控著兩百四十座核子反應爐，還有更多核子反應爐用於驅動核子船艦和潛艇。但是多虧鐳女孩的經歷直接促成立法，規範輻射工業，現在整體而言，我們能夠安全地駕馭原子能。

核子戰爭的威脅消失時，對表盤畫工的研究並沒有停止，這項研究的領導人物羅伯利・艾文斯(Robley Evans)「強烈認為，盡量去了解輻射的影響，是深謀遠慮的作法，更是對未來世代應負的道德責任」。原子能委員會認同，因此透過人類輻射生物學中心，對表盤畫工進行「終身」

研究。

數十年來，鐳女孩定期前往人類輻射生物學中心接受檢驗，她們同意接受骨髓切片檢查、血液檢查、X光檢查、身體檢查；接受檢查前，女工必須禁食，並且穿著「穿脫容易」的服裝。女工必須填寫調查身心健康狀況的問卷，接受呼吸檢測，當然，還有在容易導致幽閉恐懼症的鐵製地下室，測量身體負荷量。有些人甚至在死後接受驗屍；結果身體揭露了科學家在她們活著時無法得知的祕密。有數千名女工協助這項研究，到四十幾歲、五十幾歲、六十幾歲，甚至更老；她們對醫學的貢獻無法估算。我們每天生活都受惠於她們的犧牲和勇氣。

為了人類福祉而接受檢驗的女工裡，有幾張熟面孔，玻爾．潘就是其中一人。「我相信我很幸運，」她曾經談到自己的生還，「鐳沒有沉積在無法移除鐳的那些骨頭上，許多女工就是因為那樣而死掉。」

玻爾不在乎死亡，反而更加熱愛生命。她會用縫紉機縫製窗簾和洋裝，還會用剛從後院樹上掉下來的水果，「親手製作美味可口的派」。她活了下來，表示妹妹需要幫忙的時候，她能夠陪在妹妹身邊。「我爸拋棄我媽的時候，」玻爾的外甥藍迪說，「我們無依無靠，沒有人幫我們。所以玻爾阿姨和霍霸姨丈是我們一生中最大的恩人。她們會照顧我們。」

還有一位表盤畫工前往阿岡實驗室，那就是瑪麗．羅希特。她記得每次阿岡的人來接她去接受檢查時，都會由衷懇切地說，她能活這麼久，實在是十分罕見的案例。但是瑪麗活下來了——看見兒子比爾娶了鄰家女孩朵樂瑞絲（Dolores）；也看見孫女佩蒂（Patty）長大變成舞者。瑪麗大半輩子都因為鐳而雙腿「腫得很大，長滿斑疹」，而且走路一跛一跛，儘管如此，她還是喜歡跟佩蒂一起跳舞。「她總是喜歡跟我一起跳舞。」她的孫女開心回憶道，「我們沒有跳得很好，但是我們喜歡一起跳舞。她十分熱愛生命。我以前總以為她什麼都辦得到。」

瑪麗就是拒絕讓鐳宰制她的人生。「她承受疼痛。」朵樂瑞絲回憶道，「走路痛。光是站著也痛，有時候，痛得很厲害。」不過瑪麗還是有難熬的時候──「我求死不能，」她曾經這樣說，「痛得那麼厲害，我怎麼會想要活下去？」──她堅忍地補充說：「我經歷過難熬的時候，終究會熬過去。」

她的一個朋友也熬過難熬的時候：夏洛特．波瑟。一九三〇年代時，醫生告訴她，繼楷瑟琳．達諾胡之後，她是渥太華最可能死的表盤畫工，但是三十年後，她依然活著。瑪麗．羅希特歸因於上帝出手干預，暗示是上帝幫了夏洛特──救了她一命──因為夏洛特幫過楷瑟琳。

夏洛特在一九三四年得了肉瘤，但是勇敢決定截肢，無疑救了她的命。她牙齒掉光，兩腿一長一短，但是她跟瑪麗一樣，拒絕被擊敗。「我現在覺得很好，只是關節炎有點煩人。」她在一九五〇年代對一位記者說，「好幾年前我經歷了那一切，我不喜歡去回想。」雖然她想要忘記那段人生，但是科學家邀請她到阿岡，她還是響應號召。醫生們告訴她，那樣做能幫助別人，夏洛特．波瑟從來就不會拒絕幫助別人。

在阿岡的研究揭露楷瑟琳．達諾胡贏了測試案件之後，渥太華女工的官司發生了什麼事。在法庭贏得那場勝利之後，許多人在果思曼的協助下繼續奮戰──不過只剩一小筆賠償金可以分，這表示賠償金額不高；索賠的人每人只獲賠幾百美元。夏洛特獲賠三百美元（折合現在的五千美元），這個微不足道的總額令阿亞．波瑟「非常火大」；大概只能支付截斷手臂的費用。有些人一毛錢都拿不到；瑪麗到阿岡時，接受招待吃午餐，用餐時她說：「我們最多大概只能拿到這麼多。」有些人撤銷官司，像是葛雷辛斯基氏姊妹和海倫．曼奇。或許她們曾經為了楷瑟琳而聯手，但是她死後，她們就失去鬥志，反正賠償金非常少；說不定，最後，看起來似乎不值得打官司了。她們爭取的是判決結果，而她們已經得到了。

至於那些公司，最後終於被繩之以法——不過當時傷害已經造成。一九七九年，美國環保署（Environmental Protection Agency）發現，奧蘭治的美國鐳企業舊址，輻射量高得無法接受，危害環境：超過安全值二十倍。污染範圍很廣——不只有舊址，還有美國鐳企業傾倒掩埋輻射廢棄物的那些地點。輻射廢棄物上方蓋了差不多七百五十戶住家；他們也需要消除污染，在奧蘭治有超過兩百英畝地受到影響，有些深度超過十五呎。

環保署命令美國鐳企業的繼承公司進行清除工作，但是該公司拒絕，只答應架設新的安全圍籬（他們就連這個也沒做好；環保署被迫幫忙完成）。法院可沒有寬恕他們；一九九一年紐澤西州最高法院判美國鐳企業必須「永遠」承擔污染的責任，認定美國鐳企業在那裡營運的時候，就「推定知道」鐳的危險性。居民控告美國鐳企業；七年後，官司最後庭外和解，美國鐳企業賠償大約一千四百二十萬美元（差不多折合現在的兩千四百萬美元）。根據報導，美國政府花了一億四千四百萬美元（折合現在的兩億零九百萬美元），清理紐澤西和紐約遭到鐳污染的各個地方。

至於鐳表盤，儘管戰時生意興隆，依舊在一九四三年破產。然而，鐳表盤在渥太華中心留下的那棟建築，還遺留了其他的遺產。一家冷凍肉品公司後來在那裡的地下室營運：員工死於癌症，還有一個家庭在那裡買肉，結果「每個兄弟都罹患結腸癌，彼此罹癌的時間相隔都不到六個月」。那棟建築本體在一九六八年拆除。「他們直接把它拉倒。」小佩・路尼的外甥女達琳回憶道，「把殘骸拿到各處填地。」建築裡頭的廢棄物被傾倒在鎮上各地，包括一處學校操場周圍。後來研究顯示，工廠附近和鎮上各地的罹癌機率都高於平均值；居民發現寵物狗都無法活到成年，當地的野生動物長出了引發病痛的腫瘤。「我注意到，」小佩的另一個姪女說，「我長大的那個鄰里，幾乎家家戶戶都有一個人得癌症。」另一名居民說：「沒有受到影響的家庭不多。」

但是鎮公所的官員，重新顯露他們對楷瑟琳和她的朋友們的那種態度，沒有解決這個明顯的問題。影片製作人卡蘿・藍格（Carole Langer）拍了一部記錄片，《鐳城》（*Radium City*），突顯鎮上的輻射問題，鎮長說：「那個小姐想要毀掉我們。」他命令「所有人都不要去看那部影片」。「唉，」瑪麗的媳婦朵樂瑞絲說，「那樣說就錯了。結果放映室爆滿，還得加開一間。」有將近五百位居民來觀看影片，只能站著看。

「居民分裂。」達琳回憶道，「有些人不想要聽到這件事；他們不想要相信。有些人則認為：『好，咱們把污染清乾淨吧。』」

最後，污染物確實被清理乾淨了。環保署插手，找到資金，開始清理鐳表盤留在渥太華的危險輻射遺產。跟奧蘭治一樣，輻射破壞深達地下好幾呎，清理行動將費時數十年；二〇一五年，清除工作還在繼續進行。

*

人類輻射生物學中心研究表盤畫工數十年，科學家發現鐳是一種狡猾頑固的元素。半衰期一千六百年的鐳入侵人體後，有很長的時間可以讓受害者知道自己遭到鐳攻擊，在數十年間造成特殊的傷害。這幾十年來，研究人員追蹤女工，親眼目睹體內輻射到底造成什麼樣的長期影響。

因為倖存的表盤畫工並非毫髮無傷——其實傷痕累累。有些女工很早就患病，但是忍受半死不活數十年；有一名沃特伯里的女工臥病在床五十年。女工畫表盤時的年紀比較大，而且工作年數比較少，死於初期的機率就比較小——所以她們繼續活下來，但是鐳也跟她們一起活下去：這樁婚姻是不能離婚的。

許多患者骨頭出現嚴重的改變與斷裂；大多數病患牙齒掉光。罹患骨癌、白血症、貧血的人異常多，有些人必須長年進行輸血。鐳把女工的骨頭腐蝕得千瘡百孔，導致，比方說，夏洛特・波瑟後來整個脊椎都出現骨質疏鬆症，以及部分的脊椎骨塌陷。她跟之前的桂思・傅來爾一樣，最後都得穿背架。

瑪麗・羅希特至少接受過六次腿部手術——腫起來的腿開始變黑——最後她把腿截掉。「她說，」朵樂瑞絲回憶道，「切斷！馬上切！我不需要回家再考慮。」

瑪麗剩下的那條腿，用一根金屬棒從膝蓋到腳踝固定住；她這麼說，她雖然瘸了——但是仍舊沒有因此慢下來。她後來住進看護中心，變成那裡的靈魂人物，坐著輪椅到處跑。

人類輻射生物學中心的科學家起初尋找著輻射暴露的神奇門檻，低於門檻的輻射不會造成傷害，研究輻射的這些長期影響後，最後認同馬藍的見解。馬藍在數十年前就提出警告，說「不應該增加人體內的正常輻射量」。

有多少表盤畫工被工作害死，這沒辦法說得準：許多人被誤診，或者始終沒被找到，根本沒有留存紀錄。有時候前畫工在晚年罹患癌症，卻始終不曉得肇因是十幾歲時的工作，即便癌症是鐳直接造成的。死亡也只是其中一部分；有多少女工因為鐳中毒而殘廢，或無法生孩子，承受莫大的痛苦，這也是不得而知。

阿岡的檔案裡有好幾百個表盤畫工的姓名，確切來說是編號。每個女工都被編號，大家永遠只知道她們的編號。「阿岡注死名單」(Argonne List of the Doomed) 讀來令人背脊發冷，超然冰冷地條列每位女工的病痛。「雙腿對稱截肢；右膝截斷；死於耳朵腫瘤；腦部腫瘤；髖部腫瘤；死因：肉瘤；肉瘤；肉瘤」在檔案中反復出現。有些女工存活四十年以上——但是鐳最後總是會來索命。報紙追蹤一些死亡病例：「鐳，潛伏的殺手，再度行凶。」那幾年新聞經常出現這樣的標題。

據說梅賽德絲・瑞德死於一九七一年，當時八十六歲。「我澈澈底底相信，」一位研究員說，

「她骨頭裡的含鐳量相當高，據說她死於結腸癌，但那可能是誤診。」早在鐳表盤破產前，瑞德氏夫婦就沒有繼續跟鐳表盤牽扯了。「最後，瑞德先生被工廠解僱，根據了解，他對此懷恨在心。」研究員發現。有人可能會說，他對鐳表盤忠心得不可原諒，被鐳表盤解僱之後，他到基督教青年會擔任維修工。

瑞德的前總裁喬瑟夫．凱利死於一九六九年左右，他經歷一連串中風，「心智能力衰退……身體日益虛弱」。在最後幾年，他經常說：「你最近見過某某人嗎？」老問一九二〇年代跟他共事的人。他在公告上簽名，告訴表盤畫工她們很安全，就等於是判了她們死刑。但是他跟表盤畫工距離遙遠，他受損的心智似乎不可能是被鬼女郎糾纏。

至於他以前在渥太華雇用的那些女工，有些人克服重重困難，活得長壽又開心。玻爾．潘活到九十八歲；她和霍霸珍惜意外獲得的額外時間。「她們環遊世界。」她們的外甥藍迪透露，「她們去耶路撒冷、英格蘭……她們去過美國的每一州。」

在死之前，有一天玻爾把藍迪叫到家裡。「她請我上去閣樓，拿幾個盒子下來。」他回憶道。他在玻爾收藏在閣樓的東西裡尋找，包括一輛嬰兒推車和一個嬰兒床，一個老婦人把這些東西收藏在閣樓，著實古怪，但是或許玻爾發現自己無法丟掉這些最後的遺物，畢竟它們證明了她曾經想要許多孩子，卻始終沒辦法擁有。藍迪找到了她說的那些盒子：裡面裝滿關於楷瑟琳．達諾胡的剪報，以及跟她的案子有關的信件和文件。

「這就是我們發生的事。」玻爾急切地告訴藍迪。她加強語氣說：「必須保護這些東西，這些很重要。如果我有什麼三長兩短，一定要把這些交給玻爾（她的女兒）。」

霍霸和玻爾「兩個人都非常好」。藍迪說，「我通常不祭拜墳墓，但是我會去祭拜她們的墳墓。我告訴你，每次去那裡，我都會跟她們道謝。她們就是那樣的人。」

夏洛特．波瑟活到八十二歲，孫子們都好喜歡她。「她大概是我在這個世界上最喜歡的人。」她的孫女真（Jan）大讚，「在我這輩子認識的人裡，她是數一數二勇敢、受喜愛、具有影響力。祖母教我的道理就是：不管人生遭遇什麼困境，我們都能夠適應。

「我請她教我跳繩，她說：『唔，我想我沒辦法教妳，因為我只有一隻手臂。』我猜我當時聽了應該是很難過，於是她趕緊說：『嘿，等等。』她把一條繩子綁到鏈條圍欄上，接著用一隻手臂跳繩，教我怎麼跳繩。」

真的兄弟唐（Don）補充說：「她總是讓我覺得，她少一隻手臂，一點都沒有不正常。」孩子們會齊聲說：「告訴我們妳的手臂怎麼被切掉的！」

「她會把故事再說一遍。」真回憶道，「她不斷重複說，只要我們拜託，她就會說。」

「我年輕的時候，」夏洛特．波瑟開始講故事，「我的工作是塗繪鐘錶上面的數字，薪酬優渥。「我們當時不知道塗料有毒。

「我辭職之後，我的朋友楷瑟琳．達諾胡生了重病，還有很多女工也紛紛生重病。毒跑到我的手臂，但是我的朋友楷瑟琳全身都被毒入侵，結果死了。她死了，留下她的丈夫，她的孩子沒了媽媽。」

每次故事說到這裡，她總是「非常難過」。

雖然夏洛特當時沒辦法參加楷瑟琳的喪禮，但是她的兒子記得母親的人生中發生過一件事，想像力豐富的人可能會猜想，那是兩姊妹在跟彼此道別。「天氣好的時候，」當諾回憶道，「我媽都會到外頭的門廊上，坐在她們擺設的搖椅上，盪來盪去。她坐在那裡的時候，有一隻黃黑相間的小金絲雀會來站在她的左肩上（她這邊的手臂截斷了），待在她身上大約三十分鐘才離開。那種情況發生過幾次。鳥通常不會親近人類。」

女工們沒有跟家人談論她們留給世人的寶貴遺產，鐳女孩不只制定了安全標準，對科學作出無可計數的貢獻——她們也在立法上留下了痕跡。一九三九年楷瑟琳．達諾胡的案子結束之後，勞工部長法蘭西絲．博金斯聲明，就勞工賠償而言，這場仗「離獲勝還很遠」。因此，立法機關以女工們在人生中達成的成就為基礎，進一步修改法律，保護所有勞工。表盤畫工的案子最後促成制定《職業安全與健康管理法》（Occupational Safety and Health Administration），該法現在在美國全國施行，確保工作環境安全。企業必須告知員工，工作中是否會接觸危險的化學物質；雇主絕對不敢再跟員工說，那些具有腐蝕性的元素會讓人臉頰紅潤。企業現在建立了安全處理、訓練、保護等程序，員工現在依法也有權利知道任何醫學檢查的結果。

然而，令表盤畫工喪氣的是，阿岡沒有把檢查結果告訴她們，之所以這樣保密，很可能是因為研究人員進行檢測的技術十分複雜；或許他們認為女工無法了解，但是女工們仍舊想要知道。「他們從來不告訴瑪麗任何事，這讓她很生氣。」朵樂瑞絲回憶道。到了一九八五年，到那裡檢查幾十年後，夏洛特・波瑟忍無可忍了。那年研究員請她過去，她說身體不適，「我為什麼要討論——你們又不幫我——做檢查我什麼都得不到——我甚至沒有錢可以去看醫生。」她拒絕再去。

瑪麗也是。她火大不只因為科學家保持沉默，也因為家鄉對於女工所承受的苦難持續反應冷漠。她本來一直以為整個醜聞「會被刻意隱滿……永遠不會曝光，大家永遠不會知道真相」。最令她震驚的莫過於卡蘿・藍格來渥太華拍她的電影。瑪麗當時說：「上帝把我丟在這裡。我始終相信有人會走過那扇門，我最後一定會有機會說出我的故事。」藍格把那部電影獻給瑪麗，讚賞她對抗重重難關，還能始終保有幽默感與信心。

一九九三年瑪麗死了，她跟許多表盤畫工一樣，把遺體捐給科學。「她認為說不定能幫得了別人。」她的孫女佩蒂說，「或許他們可以查明到底發生什麼事，找出解藥。或許她幫得了其他女工。」瑪麗的遺體不是最後一具用於研究的渥太華表盤畫工遺體，也不是第一具，第一具是瑪格麗特・路尼的。

小佩的家人一耳聞戰後關於表盤畫工的研究，立刻表示希望把她的遺體挖出來檢驗。然而，當時研究只限於活人。到了人類輻射生物學中心設立時，限制放寬了。終於有人準備調查到底是什麼害死小佩。

她的九個兄弟姊妹都簽了必要的表格。「這能幫助別人康復。」她的妹妹金說，「我們當然要讓他們研究。」

一九七八年，研究人員從聖哥倫巴墓園挖出在父母身邊安息的小佩，他們發現她的骨頭裡有一萬九千五百微居禮數量的鐳，在發現的數量裡，這是數一數二高的，比當時科學家認為的安全值高出超過一千倍。

他們不只發現鐳，他們還發現鐳表盤的公司醫生，在她死後把她的顎骨切除。路尼家大概此時才知道真相。

「我很生氣。」小佩的一個妹妹說，「他們早就知道她渾身都是鐳，但是卻說謊。」

「家家戶戶都有悲傷哀痛，」金冷靜地說，「但是大姊沒有必要死。」

這真是悲劇。從一九〇一年起就有人知道鐳有害，在那之後死去的人都沒有必要死。

研究人員挖出超過一百名表盤畫工的遺體；許多檢測都毫無疑義地證明，女工真正的死因是鐳中毒，不是梅毒或白喉。科學家們對其中一名已故的表盤畫工特別感興趣：楷瑟琳·達諾胡。

一九八四年，人類輻射生物學中心寫信給她的女兒，請求挖出她的遺體。

他們寫信給瑪莉·珍，因為，當時楷瑟琳摯愛的丈夫阿湯已經死了，他在一九五七年五月八日去世，享年六十二歲。他餘生都住在東優等街五百二十號，從來沒有離開他曾經和楷瑟琳共住的這個家；楷瑟琳在法庭獲勝的消息傳來時，他和家人就在這個家裡慶祝，有什麼食物就吃什麼。「我們全都去他家，跟他一起慶祝。」他的姪女瑪莉回憶道，「因為那是道德的大勝，從來沒有人做過這種事。」

雖然錢幫了大忙，但是錢不能讓楷瑟琳死而復生。「我想楷瑟琳死的時候，他崩潰了。」一名親戚說，「他的心都碎了。」

家人都伸出援手；有一段時間，阿湯的姊姊瑪格麗特搬過來幫忙照顧孩子，阿湯溺愛孩子。「他只剩下孩子。」瑪莉坦白說。

「隨著時間過去，」她補充說，「他漸漸傷癒，變得笑口常開，看到他那樣，我們真的好開心。」他鮮少談論楷瑟琳，但是，瑪莉說：「那段回憶很痛苦，因為楷瑟琳死得很痛苦。」

阿湯．達諾胡始終沒有再娶，沒有人可以取代楷瑟琳．伍夫．達諾胡。

至於瑪莉．珍的哥哥小湯，他去打韓戰——最後順利回家。他娶了來自史錐特的一位少女，在一家玻璃工廠上班，跟父親一樣。但是一九六三年三十歲生日過後不久他就死了，死於何杰金氏症：一種癌症。瑪莉．珍現在孤苦無依好長一段時間了。

她一生過得並不順遂，這個在一歲生日時只有十磅重的小女孩始終長不大。「她簡直就像小孩子。」她的親戚瑪莉回憶道，「她很矮小。」

但是瑪莉．珍展現母親的風範，面對挑戰，勇敢克服。「真的很了不起。」瑪莉說，「她那麼矮小，還能保住工作。她長大後非常討喜；每個人都喜歡她，每次家裡有聚會，我們都會邀請她，因為她沒有家人。」

瑪莉．珍收到來自人類輻射生物學中心的請求，她仔細斟酌之後回信。「我真的出現許多病痛。」她告訴醫生們，「我現在才明白，大部分的病痛可能是母親的疾病造成的。如果你們希望我前往阿岡實驗室，而且方便的話，我很樂意去，我認為這對我自己和研究都很重要。」

瑪莉．珍似乎有接受檢查，自己也對科學提出了貢獻。一九八四年八月十六日，她准許研究人員挖出母親的遺體。「如果這樣能夠幫助到一個人，」她說，「那就值得了。」

因此，一九八四年十月二日，楷瑟琳·達諾胡離開聖哥倫巴墓園，展開一段意想不到的旅行。科學家們進行檢驗，楷瑟琳對醫學知識作出了獨一無二的貢獻。楷瑟琳在一九八五年八月十六日重新下葬——直到今日，她還在丈夫阿湯身旁安息。

瑪莉·珍寫信給人類輻射生物學中心，結果竟然跟母親寫給奇恩神父的最後一封信，產生不可思議的共鳴，她說：「我無時無刻都在禱告，祈求上帝讓我活得長久。我真的非常努力，時時刻刻奮鬥不懈，希望人生過得充實又開心。」

但是她的人生並不如意。瑪莉·珍·達諾胡一生飽經身體病痛折磨，在一九九〇年五月十七日去世——根據親戚的說法，她死於心臟衰竭。享年五十五歲。

有很長一段時間——太長了——鐳女孩的遺產只記錄在法律書籍和科學檔案中，但是二〇〇六年，伊利諾州一位名叫瑪德琳·皮樂（Madeline Piller）的八年級學生，讀了一本關於表盤畫工的書，作者是羅斯·穆樂（Ross Mullner）醫生。「從來沒有人豎立紀念碑來紀念她們。」他寫道。

瑪德琳決定改變這一點。「我們應該紀念她們。」她說，「她們的勇氣催生了聯邦健康標準。我要大家知道，有個紀念碑在紀念這些勇敢的女性。」

她開始為了這個目標而努力，最後發現渥太華終於願意稱頌家鄉的女中豪傑和她們的戰友。渥太華鎮舉辦炸魚募款活動，安排戲劇表演，募得需要的八萬美元。「鎮長大力支持，」藍·果思曼說，「局勢澈底轉變，看到這樣，實在很開心。」

二〇一一年九月二日，州長在伊利諾州的渥太華幫表盤畫工的青銅像揭幕，那座塑像是一位一九二〇年代的少女，一手拿著畫筆，另一手拿著一朵鬱金香，站在一個鐘面上，裙子擺動，彷彿隨時可能會從滴答計時的台座上走下來，變成真人。

「鐳女孩，」州長說，「值得我們致上最高的敬意與讚許……因為她們面對必死無疑，仍舊挺身對抗不誠實的公司、冷漠的產業、置之不理的法院和醫界。本人謹此宣布二〇一一年九月二日為伊利諾州的『鐳女孩日』（Radium Girls Day），以表彰鐳女孩在奮戰中展現了不起的堅毅、奉獻和正義感。」

「如果瑪麗今天看到那座紀念塑像，」瑪麗．羅希特的媳婦說，「她一定無法相信。每當我到市區走過塑像，心裡總會想：『嘿，婆婆，總算有人做事了！』如果現在她還活著看到塑像，她肯定會說：『終於。』」

那座塑像紀念的不只是渥太華的表盤畫工，還有「全美各地承受苦難的表盤畫工」。這座鐳女孩青銅像，永遠年輕，永遠存在，代表著桂思．傅來爾和凱薩琳．蕭；代表馬賈和卡羅家姊妹；代表海澤和愛琳，還有愛拉。她代表所有表盤畫工：不論她們是生或死，不論是在奧蘭治、渥太華、沃特伯里或其他地方。用那座紀念塑像來表揚功績十分合適，畢竟，要感謝女工們的地方太多了。

「關於鐳表盤畫工的研究，」羅斯．穆樂醫生寫道：「構成了現在全球的巨大知識基礎，讓我們了解輻射對健康造成的危險，這些女工的苦難和死亡，大幅增加了科學知識，最終拯救了未來世代的無數生命。」

「我一直很佩服她們的堅強，」楷瑟琳・達諾胡的曾姪女說，「能夠挺身團結。」

她們團結奮戰，最後獲勝。鐳女孩透過友誼、透過拒絕放棄、透過十足的勇氣，為我們所有人留下了不起的遺產。她們沒有白死。

她們把生命的每分每秒都變得重要。

附筆

「我們女工，」一名女工說，「圍著大桌子坐，一邊說笑，一邊畫表盤，在那裡工作很有趣。」「能在那裡工作，我覺得好走運。」另一名女工透露，「那個工作給女性的酬勞在這個地區是最高的。我們所有人都相處融洽。」「我們把鐳當成蛋糕奶油霜一樣亂砸。」

女工穿工作服；一個星期洗一次，跟家人的衣物一起洗。她們在上班時間會去作坊的販賣機買罐裝汽水，打開來喝。她們赤手工作，用物質塗指甲「找樂子」；公司准許她們把鐳帶回家練習塗繪。

工廠裡到處都有鐳——外頭的人行道上也有。受污染的抹布堆放在工作室裡，或拿到外頭的院子燒掉；輻射廢棄物倒到男廁的馬桶裡；通風井把氣體排放到附近的兒童遊戲區上方。女工下班前沒有清潔鞋子，所以她們走著走著，把鐳帶到鎮上各地。

員工記得，在工廠工作，不可能不被鐳覆蓋：「我晚上下班回家，看著鏡子，會看見頭髮裡有微量的鐳在發光。」一名表盤畫工回憶道。女工試著把那些超自然的亮光洗掉，結果刷到流血。

一名女工說：「公司總是讓我們相信一切都在掌控之中，安全無虞，但是我認為他們根本不在乎。」

她說得對。不久後，女工就開始得病。「我的嘴巴動過一次手術。」一名女工說，「但是現在我的牙齒鬆動得很厲害，八成會全部掉光……我有血液疾病，似乎治不好。」女工注意到腳掌、乳房、腿上出現了腫瘤，一名女工記得，同事的腿被醫生一點一點一直切掉……直到最後整條腿都沒了，沒得切。那名同事叫蘿絲（Ruth），最後死了。

女工去找總監，擔心得要死。「有一個男人從紐約總部來這裡，」一名鐳女孩回憶道，「告訴我們說我們的工作不會對我們造成傷害。」

「專家認為，」那名高階主管說，「乳癌是賀爾蒙所造成的，不是輻射危害物質。」

但是他說錯了。一位國立癌症研究機構的專家說，乳癌與輻射關係密切，眾所周知。

那位高階主管繼續咆哮：「不能全怪那位工廠主管，員工也要對安全負責。」

但是工作室裡面沒有警告標誌。女工被告知，只要別舔尖，絕對安全。

這些女工在伊利諾州一個叫渥太華的小鎮工作。

這些女工在喬瑟夫・凱利的公司「夜光加工」工作。

那年是一九七八年。

最初那些鐳女孩確實擁有像卡珊德拉的能力；而且跟卡珊德拉一樣，她們的預言別人不一定都會聽。唯有你任職的公司採用安全標準，安全標準才能保你平安。渥太華的工廠引發擔憂數十年，但是一直到一九七八年二月十七日，這間危險的作坊才終於關閉：檢查員發現輻射值比安全值高出一千六百六十六倍。那棟廢棄的建築變成渥太華居民的鬼屋，居民害怕得不敢走路經過，甚至連開車經過都不敢。那裡被人塗鴉寫上標語：死亡夜光表盤。

「我們很多人死了。」一名夜光加工公司表盤畫工率直地說。在她提到的一百個女工裡，有六十五個死了；罹癌比率是一般人的兩倍。

但是夜光加工公司毫無歉意，想方設法逃避支付清理費用，只捐大約六萬兩千美元（折合現在的十四萬七千五百美元），但是總清理費高達數百萬美元。每當女工要求答案時，高階主管就用「摸稜兩可的說詞」來拖延。員工只獲得一百美元（折合現在的三百六十三美元）遣散費。「他們完全不重視女工的健康。」一名夜光加工公司的女工咬牙切齒地說，「他們只關心把工作做好。」

「夜光加工公司，」當地的報紙報導，「似乎把利益擺在員工前面。」

我們忘得可真快呀。

謝詞

我有幸導演《這些閃亮的人生》（These Shining Lives）這齣戲劇，演出渥太華表盤畫工的經歷，這本書就是在這個時候誕生的。我想要大大感謝編劇Melanie Marnich，把她們的故事介紹給我，也要感謝那批優秀的演員——Anna Marx、Cathy Abbott、Darren Evans、David Doyle、James Barton-Steel、Julia Pagett、Lionel Laurent、Mark Ewins、Nick Edwards、Sarah Hudson和William Baltyn——把這齣戲演得活靈活現。TSL團隊，我們都渴望說出這個故事，這股熱情不斷鼓舞著我。感謝你們的才華、付出與持續支持。

我將永遠感激表盤畫工的家人，慷慨為這本書出力；你們讓內容變得無比豐富。感謝你們為我敞開你們的家、你們的心和你們的家庭相簿；感謝你們帶我到處參觀和拜訪墓園；感謝你們的好客友善。能認識你們所有人，實在是我的榮幸，希望我有如實描寫你們的親人。由衷感謝Michelle Brasser、Mary Carroll Cassidy、Mary Carroll Walsh、James Donohue、Kathleen Donohue Cofoid、Art Fryer、Patty Gray、Darlene Halm、Felicia Keeton、Randy Pozzi、Donald Purcell、

Dolores Rossiter、Jean Schott、Don Torpy和Jan Torpy。你們全都跟我分享了寶貴的洞見和資訊，我萬分感激你們每個人，特別感謝Darlene和Kathleen，熱心提供額外的協助。

Len Grossman——你實在是慷慨大方。感謝你跟我分享令尊的法律摘要和剪貼簿，以及陪我去Northwestern，提供無數的線索，做進一步研究；也感謝你的寶貴訪談。也感謝Alex、HanaLyn、Dena Colvin，提供關於Raymond Berry的洞見，非常感謝他們對這本書的支持和熱情。特別感謝Christopher和William Martland，讓我引用Harrison Martland在著作和信件中所說的話。

感謝比我還早踏上這趟旅程的那些作者，Claudia Clark和Ross Mullner，他們的書是寶貴的資源；也感謝Ross跟我分享研究資料，以及答應接受訪問。（得知Claudi Clark和她的研究對象一樣，英年早逝，我十分難過。）全美各地的圖書館員和檔案保管員提供莫大的幫助：感謝奧蘭治公共圖書館的Alice；紐華克公共圖書館的Beth Zak-Cohen；國家檔案局的Doug、Glenn和Sarah；拉薩爾郡歷史社會博物館的Ken Snow和Erin Randolph；以及渥太華瑞迪克公共圖書館、國會圖書館和伊利諾州祕魯鎮西鐘博物館的員工。最感謝的是Rutgers的Bob Vietrogoski，為這本書提升了不可估量的價值；Bob，你是傳奇人物。感謝協助我完成研究的所有人，包括Rainy Dias、Gordon Dutton、Stephanie Jaquins、Stacy Piller、Cindy Pozzi、Amanda Cassidy、D. W. Gregory、Eleanor Flower和Jeralyn Backes。還要感謝讓我使用照片的每個人，以及我的所有美國東道主。

寫這本書的經驗提升了我的人生價值，帶我遊遍整個世界。感謝John和Beth Gribble不斷鼓勵我；感謝我的姊妹Penny和Sarah支持；感謝Jo Mason展現紐約人好客的榜樣；感謝Anna Morris的智慧金言，感謝所有朋友對這項計畫的無盡熱情。也感謝Natalie Galsworthy、Ed Pickford和Jennifer Rigby，慷慨分享專業建議。

對外子Duncan Moore，「謝謝」實在不足以表達你為這本書所做的一切，謝謝你的愛和支持，最要感謝的是，你一如往常，發揮與生俱來的創意智慧，提供別具洞見的指導。感謝你為我和女工們所做的一切，也感謝你當我的第一位讀者。

最後，我想感謝Simon & Schuster的整個團隊支持這本書，尤其是Jo Whitford在編輯上的回饋、耐心和辛苦工作；Jamie Criswell的公關事務；Sarah Birdsey和Flavia Esteves的版權事務；以及Nicki Crossley在出版社內部爭取支持。最要感謝的是美國Sourcebooks的團隊，包括優秀的Grace Menary-Winefield、Liz Kelsch、Valerie Pierce和Margaret Coffee（以及他們的整個團隊）。鐳女孩的故事能在她們的祖國出版，意義非凡，很高興能由Sourcebooks這麼有熱情的出版社來出版。

最後還有一點很重要，一定要特別感謝高級組稿編輯Abigail Bergstrom，跟我一樣渴望說出這個故事。Abbie，簡單說，如果沒有你的出版眼光和對這本書的信任，這本書就不會存在。十分感謝你為我以及表盤畫工所做的一切。她們的故事現在被說出來了——要不是你，故事就沒辦法被說出來，由衷感謝你為她們發聲。

凱特・穆爾，二〇一六年

更多資訊，請至：www.theradiumgirls.com

國家圖書館出版品預行編目（CIP）資料

鐳女孩：二十世紀美國最黑暗的歷史與一群閃亮的女孩改變世界的故事/凱特・穆爾（Kate Moore）著；高紫文譯. -- 初版. -- 臺北市：商周出版：英屬蓋曼群島商家庭傳媒股份有限公司城邦分公司發行, 2021.08

面；　公分

譯自 : The radium girls : the dark story of America's shining women
ISBN 978-626-7012-30-7（平裝）

1.毒理學 2.病理學 3.歷史 4.鐳 5.美國

418.8　　110011339

鐳女孩：二十世紀美國最黑暗的歷史與一群閃亮的女孩改變世界的故事

The Radium Girls: The Dark Story of America's Shining Women

作　　者　凱特・穆爾（Kate Moore）
譯　　者　高紫文
責任編輯　劉憶韶

版　　權　黃淑敏、吳亭儀
行銷業務　周丹蘋、劉治良、黃崇華、賴晏汝、周佑潔
總 編 輯　劉憶韶
總 經 理　彭之琬
事業群總經理　黃淑貞
發 行 人　何飛鵬
法律顧問　元禾法律事務所　王子文律師
出　　版　商周出版 台北市104民生東路二段141號9樓
電話：(02)25007008　傳真：(02)25007759
Email：bwp.service@cite.com.tw
發　　行　英屬蓋曼群島商家庭傳媒股份有限公司城邦分公司
台北市中山區民生東路二段141號2樓
書虫客服服務專線：02-25007718 02-25007719
24小時傳真專線：02-25001990 02-25001991
服務時間：週一至週五 9:30-12:00 13:30-17:00
劃撥帳號：19863813　戶名：書虫股份有限公司
讀者服務信箱Email：service@readingclub.com.tw
香港發行所　城邦（香港）出版集團有限公司　香港灣仔駱克道193號東超商業中心1樓
Email：hkcite@biznetvigator.com
電話：(852)25086231　傳真：(852)25789337
馬新發行所　城邦（馬新）出版集團　Cite(M)Sdn Bhd
41, Jalan Radin Anum, Bandar Baru Sri Petaling, 57000 Kuala Lumpur, Malaysia.
Tel：(603) 90578822　Fax：(603) 90576622　Email：cite@cite.com.my

設　　計　顧力榮
排　　版　黃雅藍
印　　刷　卡樂彩色製版印刷有限公司
總 經 銷　聯合發行股份有限公司 新北市231新店區寶橋路235巷6弄6號2樓

2021年8月7日初版
定價550元

ISBN 978-626-7012-30-7